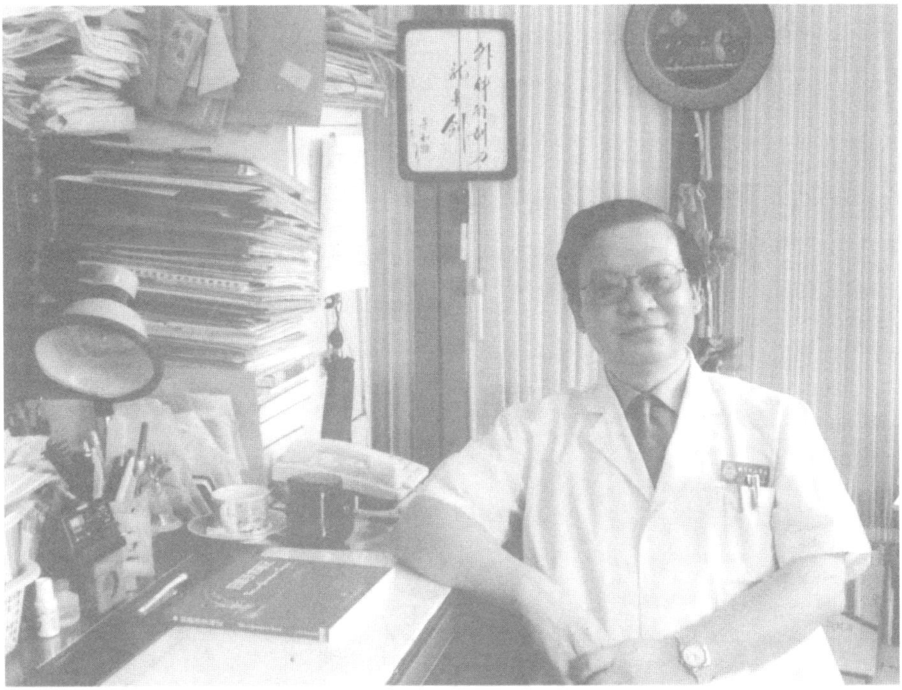

外科解剖刀就是剑
是郎景和先生的座右铭

一个医生的
外科修

景和
二〇二二年五月

一个医生的外科论

郎景和 著

中国协和医科大学出版社
北 京

图书在版编目（CIP）数据

一个医生的外科论 / 郎景和著. -- 北京：中国协和医科大学出版社, 2025.7. -- ISBN 978-7-5679-2701-8

Ⅰ. R6-53

中国国家版本馆CIP数据核字第2025FN3403号

著　　者　郎景和
策划编辑　张　凌
责任编辑　孙雪娇
封面设计　邱晓俐
责任校对　张　麓
责任印制　黄艳霞
出版发行　**中国协和医科大学出版社**
（北京市东城区东单三条9号　邮编100730　电话010-65260431）
网　　址　www.pumcp.com
印　　刷　北京中科印刷有限公司
开　　本　710mm×1000mm　1/16
印　　张　21.5
字　　数　310千字
版　　次　2025年7月第1版
印　　次　2025年7月第1次印刷
定　　价　149.00元

前言

这是一部关于外科的论述、著文的辑集。

我是一个稍许年长的妇产科医生，在协和医院工作长达60年。

从一般范畴而论，妇产科属于外科，甚至在某些肿瘤医院，把它归到盆腔外科；有些妇产医院和妇产科，也把泌尿生殖及乳腺外科划入妇科。因此，妇产科和外科关系密切，我们几乎也是每天动刀子的。人们对外科的基本理解是做手术，其实外科的观念很广泛，其历史久远，希波克拉底的名言，“药治不好的，要用铁；铁治不好的，要用火。”现今我的理解是，铁就是外科器械，而火就是我们目前所谓的能量应用。几千年前医圣的预言，于今得以实现。

其实，在很多基本不动“刀枪”的内科或其他科，也逐渐有了一定的“外科化”，比如导管等其他介入技术。因此，学科与技术融合的趋势日渐突出。

当代外科的基本观念依然是遵从“请不要损伤！”或者“首先，不要损伤”的基本宗旨。现代医学的发展又使我们逐渐形成了外科的新观念，即“少做手术，做小手术，做微无创手术，或者不做手术。”窃以为，完全不做手术或者完全“去外科化”，大概是不可能的，因为外科毕竟是医疗诊断治疗的重要手段之一。医学的发展，特别是科学技术进步的推动与渗入，使外科展现出新的面貌，比如各种内镜手术操作及精巧工艺器械应用，各种数字化的诊断和处理，从影像数字化，及至外科操作的数字化管理和操控，都使外科发生了革命性的变化。

因此，深刻理解、正确对待和灵活掌握这些变革非常重要。大型科学文献纪录片《手术二百年》，描述了一个令人振奋而又耐人寻味的历程，当然外科的发展不止200年，200年又何止外科。

本书遴选的数十篇论文，就是试图从各方面表达对于外科观念、技术实施的理性认识。因此，所遴选的论文虽然以妇科手术为主，但又费尽心思地兼顾其他外科医生的需求，使之更具外科之普遍性。这也使本书不同于作者以前所写的《妇科手术笔记》《妇科肿瘤学》等专著，而希冀成为一部“外科论”。

本书分三个部分。

第一部分，外科如战场——决策胜负，技巧有殇。表述一台成功的手术，决策占75%，技巧占25%。决策决定胜负，显摆技巧乃铸痛殇。

第二部分，外科如刀剑——锐利锋芒，创刃双向。讲述外科的具体技术、外科的误区及外科并发症的预防和处理。

第三部分，外科如文苑——哲艺双飞，情文齐扬。强调外科医生的哲学理念和人文修养的重要性，此乃外科或者外科医生的基石。

因此，我们要表达的就是“外科解剖刀就是剑”，还是一把双刃剑。外科医生，从手术台到日常的诊治活动，都体现一个人、一个外科医生的品格修养。

我企望，将这部书奉献给年轻医生，或者资深医生；妇产科医生，或者其他外科医生，甚至不仅仅是外科医生，权作参考。如若能够引起大家对外科学理论和实践的讨论，亦是著者之不揣冒昧。

郎景和

二〇二五年夏

目录

外科如战场

决策胜负　技巧有殇

004 《孙子兵法》与外科手术
007　外科手术200年
010　外科手术的临床决策
021　外科手术的决策与实施
032　解剖学是真正的主角
036　解剖学是临床医学的基础
039　“解剖别人”与“解剖自己”：论解剖、外科和妇产科医生
046　重视临床病理　提高诊治水平
050　临床医生要懂病理
062　新技术是天使，还是魔鬼
070　开展微无创技术，推行诊“四化”
075　再论微创
078　外科是技术、是艺术、是哲学
084　临床医学不仅需要技能，也需要管理
092　产科手术的特点是急、危、重

094　医疗的"陷阱"与规避
098　如何分离粘连
101　妇产科手术的患者体位
104　腹腔镜手术箴言
107　乳腺与女性生殖系统的交互作用
113　重视和发展青少年妇科学
117　邦尼和他的书
120　全世界第二本最好的医学书

外科如刀剑

锐利锋芒　刨刃双向

126　关于妇科复发性疾病与疑难性疾病的若干问题
135　妇科肿瘤诊治的几个关系与观念
141　妇产科手术的小技法与大道理（采访录）
157　你可知道5个女人中，有1个患子宫肌瘤
159　略谈子宫内膜异位症的疼痛
163　保留子宫的子宫颈癌根治术
165　复发性卵巢癌的手术之一——基本考虑和选择
168　复发性卵巢癌的手术之二——手术的实施
171　卵巢恶性生殖细胞肿瘤诊治中的守正与创新
177　腹膜后——一个要重视的空间
179　腹部横切口
184　来秋氏间隙（Retzius Space）
186　道法自然
189　重提阴道手术

191　经阴道手术是开腹手术的“母亲”

外科如文苑

哲艺双飞　情文齐扬

200　医生的哲学理念和人文修养
215　医学与哲学、文学和美学
221　做德艺双馨的外科医生
227　医学的观念与医学的发展
232　医学的认识与实践
236　郎景和院士谈妇科肿瘤诊断与治疗的现代观念
251　妇科手术大家
257　培养青年医生：品质比成就更重要（采访录）
264　论外科医生
269　三种外科医生
271　外科医生的塑造
274　试论外科医生的“台风”
280　外科医生与烟、酒、咖啡和眼镜
284　妇产科男医生
291　手术是劳苦的，手术是快乐的
293　“内异症”之歌
296　缓和医疗之理解和责任
300　念孟达
305　纪念林大夫，学习林大夫
309　随林大夫“南下”
312　求善　求真　求实　求学

321　做医生真好（诗）
324　我读威廉·奥斯勒

外科如战场

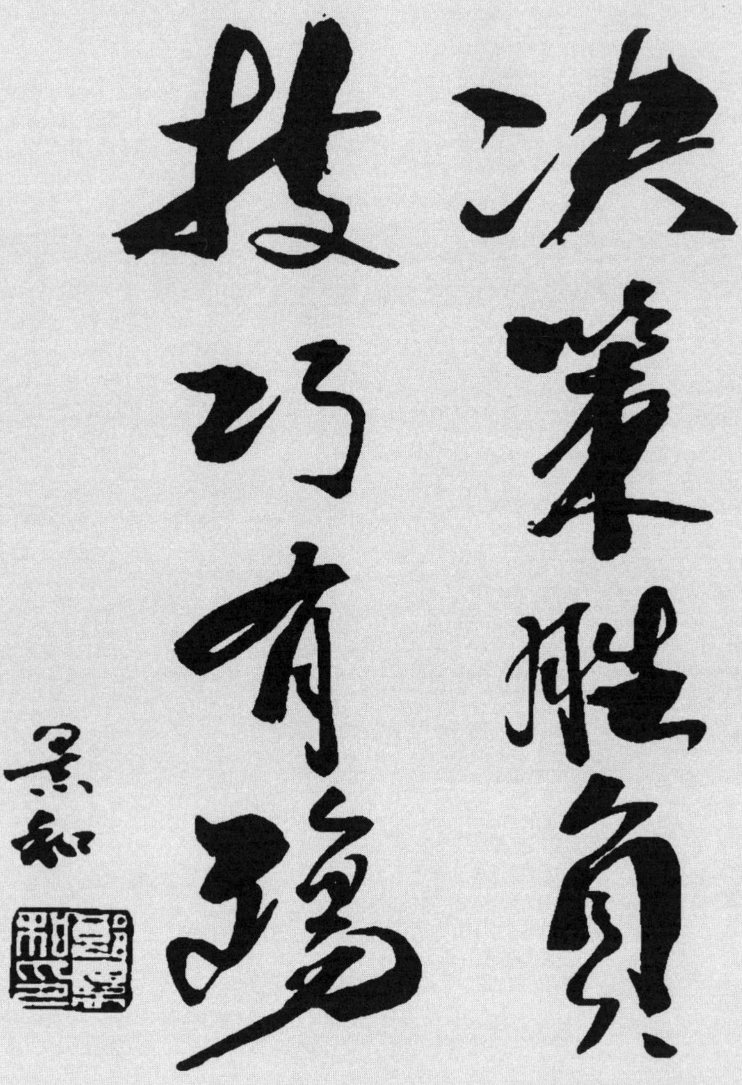
决策胜负
景和

决策胜负
技巧有殇

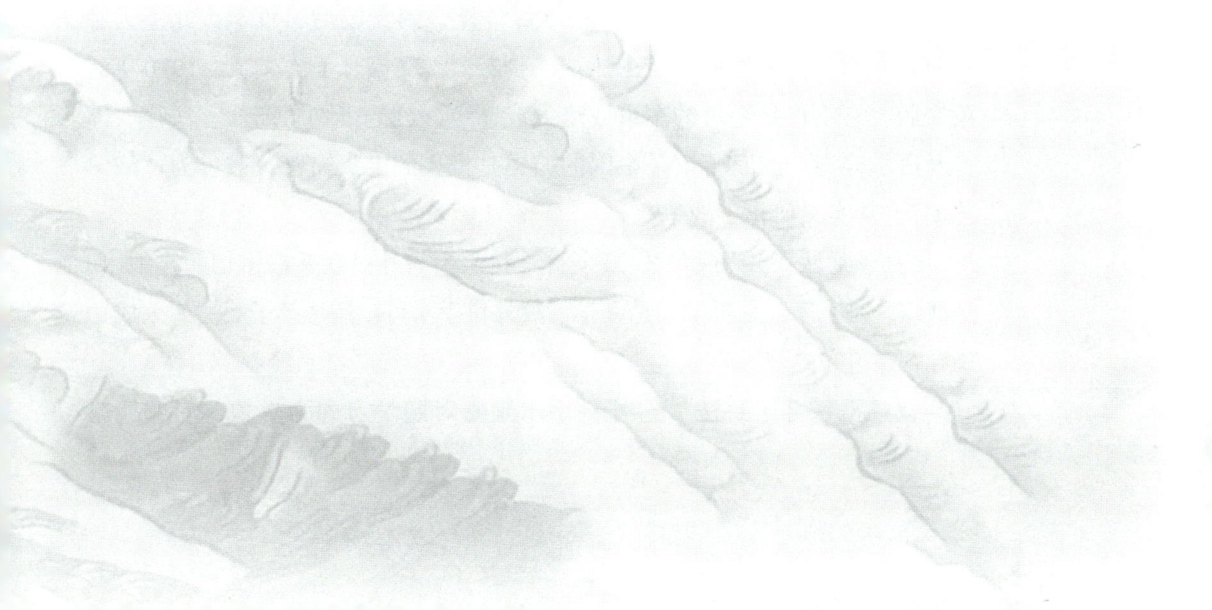

《孙子兵法》与外科手术

小时候读《孙子兵法》，只是看着玩，懵懵懂懂。长大后再读，有点兴趣，觉出点道理，其实不甚了了。近年又读，感受大有不同。

想写一篇名为《〈孙子兵法〉与外科手术》的文章，始于前年在美国奥兰多的一次国际学术会议。一位美国学者讲妇科肿瘤的治疗，专门作为“战争艺术”引证了《孙子兵法》制胜策略的“何战何避，部署兵力，一心一意，准备不测，将领有力”几个战法。讲得不错。全世界人民都来学《孙子兵法》也令人高兴，但心里还有一点别的滋味——这个内容，我们来讲不是更合适嘛！

于是，回来后，陆续买了几本不同版本的《孙子兵法》。一次在大英博物馆的书店里竟然发现四种不同版本的英文《孙子兵法》，全部拿下。

《孙子兵法》是最古老、最杰出的兵法，为古今中外的兵家秘籍，将帅必读之书。《孙子兵法》富含策略、计谋，内含政治、哲学。此书为春秋时孙武所著，后世修（定书于唐）。早于1772年有了法文版，1910年有英文版，它不仅是绝对的军事战略大成，也深刻地影响了商业、法律、体育及医学等专业。它不仅是中国的，也是世界的宝贵财富，被誉为“战争艺术”。其实又何止于战争！

《孙子兵法》共13篇，仅万余言。我认为与外科联系最密切的是战术，是战略，是艺术，是哲学，是人学。故外科手术可以用《孙子兵法》来成功指导，臻善完成。

权且把《孙子兵法》与外科手术紧密对照学习列为八款，形成战略战术、战局战法两大部分。第一款，孙子战略——“五事”；第二款，孙子战术——“七计”；第三款，知彼知己——百战不殆；第四款，审势利害——有备无患；第五款，团队精神——约束申令；第六款，孙子知胜——“五道”；第七款，兵败六遭——为将箴言；第八款，修道保法——道素为民。

《孙子兵法》开宗明义（《始计第一》）即亮出孙子战略“一曰道，二曰天，三曰地，四曰将，五曰法”。这“五事”完全可以认为是医事大观，我们可以诠释和理解为：道——医学命题，规范指南；天——疾病规律，时机时制；地——患者病情，所悲所愿；将——主管主刀，主导立军；法——技术路线，细枝末节。进而总结为：道——恩信民，天——顺天时，地——知地利，将——任贤能，法——行法治。

如果我们再往下读，孙子战术的“七计”就是我们外科手术的“手术诡道”——包括对主、将、天、地、兵、士、赏的具体要求和管理。孙子主张“经之以五事”“校之以七计”，即十二诡道，强调把道放在第一位，分析主客观条件，强调将帅之主导作用。

我们也一如既往地强调，对于成功的外科手术，决策占75%，技巧占25%。当然，这25%也很重要。

有些警示是我们所熟悉的，但重读《孙子兵法》，我们的理解会更全面、更深刻。如“知彼知己，百战不殆；不知彼而知己，一胜一负；不知彼不知己，每战必败”（《谋攻第三》）。关于“责人”与“择人”之观点，颇为睿智。“故善战者，求之于势，不责于人，故能择人而任势”——“责”与“择”用得何等精妙！选势、施术，不是着意责备于人，而强调选择于人。

此外，关于“兵败六遭”“知胜五道”，即是掌握好手术适应证、非适应证和禁忌证，以及避免并发症的外科箴言。

阅读和学习了《孙子兵法》，反思和领悟我们的外科手术，形成以下五条小结，也是欲求难（结）解矣。

外科手术如同战事一样——紧要残酷。

外科手术如同用兵一样——战略战术。

外科手术如同疆场一样——令行禁止。

外科手术如同布阵一样——知彼知己。

外科手术如同运筹一样——道法天行。

医者亦如同——“兵者，国之大事，死生之地，存亡之道，不可不察也。”

外科手术200年

大型科学文献纪录片《手术两百年》热播后。千百万人为之震撼、惊叹！作为医生，或者外科医生，为之振奋、激越！

几次看过，难以平静，我甚至都是正襟危坐，目不暇顾——有对生命与人体的无限敬畏，有对医学与发展的深思熟虑，有对先哲与大师的顶礼膜拜……

外科手术200年，不仅于200年；外科手术200年，不止于外科。

医圣希波克拉底早已有言："药治不好的，要用铁；铁治不好的，要用火。"这铁，便是外科；这火，便是能量。现如今，我们都已用上。

20世纪80年代，我在国外的图书馆里看过一本《外科的历史》，那书的封面竟然是"关公刮骨疗毒"——正在专心对弈的关公，庄严神圣。枣红的脸庞，美髯如仙。舒展开右臂，任郎中处置。同样的图画，我在2016年伦敦大英博物馆外的书店里又一次看到，那是英文版《孙子兵法》的封面，书里讲的却是外科学，题签乃是：高屋建瓴的外科哲学，现代观念的实践策略。

因此，当我们在回顾外科发展史时，我们思忖的不仅是医学的发展与医生的塑造；还有中国和世界的历史、文化与哲学；当然，还有我们的今天与明天。

诚如《手术两百年》给我们演绎的，外科发展的基石是解剖（身体结构）、麻醉（镇痛）、消毒（抗感染）和止血（或输血）。从盖伦、维萨里、哈维讲起，解剖学发展初期甚至有悖伦理，如同最初输血的想法一样荒唐可笑，而传说中的麻醉也曾是一场闹剧。而揭示产褥感染的塞麦尔维斯却遭到当时世人的嘲笑和反对。20世纪60年代，我作为医学生时，看过记述他的电影《革命医生》，那时我还未曾想做一名妇产科医生。几年前，当我到美丽的布达佩斯时，我特意去瞻仰了这位伟大先驱的雕像。

可以看出，医学包括外科学的每一个发展，每一步前进，都是坎坷艰辛的。这不仅体现在医生的辛勤工作上，有时甚至涉及患者的鲜血和生命。医学的初始和洪荒时代是这样，传统与发展时代是这样，现在与未来时代仍是这样。

1949年的诺贝尔生理学或医学奖获奖者之一的莫尼兹（Egas Moniz，1874—1955年，葡萄牙）提出施行前额叶脑白质切除术治疗狂躁性精神病。然而，在1942年至1952年，美国有几万名患者在接受这一手术后出现了严重并发症，最终，该手术方法只好叫停。

医学是有悲剧的，主要源于医学认知的局限性和医学实践的风险性。正如我们每年都要面对的新型病毒，从SARS（2003年）到COVID-19（2020年）。我们不得不承认，疾病不可能被人类完全征服，它们总是伺机反扑，甚至提升其危害性，将人类推入困境。医学的真相或真理，不过是我们对于何谓真实的共识，而这种共识其实是一种社会和历史状态，并非科学和客观的绝对准确性。

作为医生，我们当然要寻求疾病诊断与治疗的方法，以延长寿命。但更应关注的是终极关怀（不是临终关怀），即对生老病死、苦痛欲望的理解，应有哲学的深度、科学的诠释和人性的尊重。治疗并不总意味着完全治愈某种疾病，常常是关爱、体恤与慰藉。医生、患者，甚至公众、社会，都应该如此理解和对待。

新世纪以来，医学和外科学发生了很大的变化：手术途径和方法日益增多，除了各种开放手术（如开胸、开腹、开颅）之外，内镜技术几乎成为各学科的基本手术方式；手术范围不断扩大，包括根治、超根治、廓清术等；器械和材料越来越高级；能量应用越来越复杂，涉及光、电、波、水、高能超声聚焦（HIFUS）等；人的角色越来越简化，人使用机器，人按机器的指令来思考和行动。先进的科学技术与现代医学相结合，电子信息、数字智能、光导工艺及能量传导等技术相结合。这是发展、是好事；但也未必全是正途，全是好事。也许，它模糊了疾病的全貌，迷失了诊疗的方向，特别是摒弃了医学的本质。可能出现了，或者已经出现了“新的技术官僚主义”“技术异化”或“畸化”。那些现代技术的发展，可能是未来的科学，但不一定是未来的医学和外科学。机器人操纵一切，谁来操纵机器人？更可怕的是，如果人像机器一样地思想！

公众或医界如何看待外科和外科医生。

看过《手术两百年》后，我写道：作为手艺、艺术和科学的外科学，讲究的是灵活的手，依靠的是会思考的脑。外科是神圣的，外科医生有特权进入人体，只有敬畏与爱护！不可有任何器械和技术的炫耀。

必须遵循孔夫子的训导：君子不器。

君子不是器，君子有良知、道德、修养、理想，要善于用器而不为器所限。器不是君子，器只限定于工具、技术和专业，它缺乏良知和判断。君子用器而非器也，更不能做器械和技术的奴隶！诚如法国著名医生D.Dangent所说：外科医生的职责并不是创造吉尼斯纪录，而是让他们的患者相信他们自己，并为患者提供最适宜的治疗手段。

所以，外科医生除了专业知识、技术的学习和实践经验的积累，还应该有良好、健全的自我修养，包括哲学理念、人文思想和美学观念等。

我写过一本《外科解剖刀就是剑》的书，如是说，外科医生就要把自己的生命精华都调动起来，倾力锻造，像干将、莫铘那样，把自己炼铸进这把剑里去。

纵然“十年磨一剑，百岁难成仙”。

我们矢志不渝，满怀壮心去迎接外科的未来世纪！

本文摘自《手术两百年》序，2020年3月

外科手术的临床决策

一、临床决策的概念、原则与意义

决策就是决定的策略。对于手术而言，就是制订围手术期的诊治策略，包括正确的诊断、适宜的手术选择，以及相关问题的讨论、评估和对策，以期达到良好的手术结局。

我们常说，一台成功的手术，决策占75%，技巧占25%。足见决策之重要！当然，手术技巧也是完成决策的重要组成部分。

临床决策的基本原则是：①充分的事实或证据；②周密的设计；③审慎的实施；④灵活的应变；⑤全面的考量。

值得强调的是，决策形成的严格性、严密性和可行性，是由多方面因素组成的，它包括以下方面。

（1）临床材料。包括病史、常规检查、专科检查、实验室检查、特殊检查等。

以此得到充分的科学证据。

（2）实施者。包括人格修养、哲学理念、洞察能力、辩证思维、逻辑推理、经验与技能等。

以此得到周密的设计和审慎的操作。

（3）被实施者。包括患者的疾病状况和全身状况、患者与家属的意愿与要求等。

以得到全面考量。

（4）其他条件。包括医院与科室、设备与功能、助手与团队等。

以此得以适应环境，并可灵活地应变。

如此的原则，达到的主要目标是：①安全诊疗，即更好地把握适应证和禁忌证，减少损害和不良反应；②优化诊疗，即提高临床诊治效果，最佳的病变消除、最快的术后恢复和最理想的健康效果；③节约诊疗，即尽可能节约医疗资源和成本，不论对于患者还是国家，减少不必要的检查和干预。

由此可见，手术的完成过程也许与画家、书法家、雕塑家完成一件艺术品相似。但不同的是，外科医生是在一个活的机体上完成的，其“成品”是不可“重复”和“修改”的。那“画面”也许不算美丽，但却完全可以达到“美妙”或“完美”的结局。外科手术完成的过程的确是医术—技术—艺术—仁术（人术）最高境界的追求过程。

恩格斯曾说：“建筑师与蜜蜂的根本不同是建筑师在完成建筑之前已经设计好了建筑的蓝图，而无论蜂巢如何精美，只是蜜蜂的本能和习惯使然。”诚然，我们会感慨与赞叹自然和熟练之美！我们也可以反诘相问：你不是蜜蜂，怎么知道蜂王没有设计呢？——这又是新的“濠梁之争”。

二、临床决策的制订

临床决策是诊治程序，也是外科医生的思维过程。“决”是“决定”，首先是“确立”；“策”是路线与策略，方案与方法，首先是“思维”。

外科决策一般包括以下4点。

1. 适应证和禁忌证

这是确定要不要做手术的关键因素，至关重要，显然是方向路线问题。具体疾病、具体手术的适应证和禁忌证会有许多详细叙述，但关键考虑四个主要因素：患者与疾病、医者和医法。不应仅考虑什么病适合什么手术两个因素。若某位患者和其所罹患的疾病适合某位医生采用的某种手术方法，则为适应证；若其中任何一个因素不适合，则为禁忌证（相对的或绝对的），就应进行调整和重新选择。

2. 时机和方式

手术犹如一场战斗，仓促上阵或者贻误战机都是不可取的，有时甚至决定胜负成败！譬如，恶性肿瘤手术前先期化疗的时间和疗程；阴道闭锁、剖宫产瘢痕子宫内膜异位症和月经的关系；输卵管妊娠（未破裂型）保守手术的争分夺秒；等等。而对病情了解不周详、手术目的不明确、患者状况不适宜、相应准备不完备等情况下实施的手术，都可以认为是草率、不明智之举，通常会遭遇危险、导致失败。这种情况，甚至在会诊手术、异地手术、演示手术中不乏遇见，还容易发生。

至于手术方式亦如行车路线，先后左右，前进回转，或如履平地，或似高空走丝，均要周全考虑。从切口入路到引流缝合，都需悉心安排，这样才能成竹在胸。

3. 术中诊断和应急应变

我们应该在有100%的适应证之后再实施手术，但术前的正确诊断能达到70%就已经是上乘。外科是一门能够切开亲眼看到的学科，这不同于内科，甚至不同于影像检查。但是，看到并不等于认识（领袖说，感觉到了的东西，我们不能立刻理解它，只有理解了的东西才能更深刻地感觉它）。况且，即使我们认识了，也并不一定正确。这里既有主观偏差性，也有客观偏差性，所谓“好的外科医生相信他所看见的，差的外科医生看见他所相信的”。（The good surgeon believes what he sees，the bad surgeon sees what he believes.）

因此，一个好的外科医生应该具备术中检查、观察、判断与诊断的能力，必要时借助于冰冻切片病理，依此抉择手术的范围，是缩小还是扩大，是继续还是终止。

而术中所遭遇的情况更是千变万化，几乎没有完全相同的手术（尽管手术名称是相同的）。还要制订各种应急应变的预案，并和患者及其家属进行事前的交代和沟通，诸如出血、损伤、心肺功能衰竭、内镜手术的中转开腹等。

4. 效果与总结

完成了手术并不等于完成了处理和治疗，要有近期及远期的随访检查及效果评估，也有继续治疗的安排，还包括生活起居、工作劳动注意事项的医嘱。

每一例手术都应该有总结。个人的反思、集体的总结、经验与教训，这些都弥足珍贵，要作为程序形成制度。

三、临床决策制订的基本要素

当制订临床决策时，需要考虑的问题很多，包括基本原则（或规范化）和灵活性（或个体化）。基本要素有以下8个方面。

1. 证据及循证

循证医学是遵循证据的临床医学，即依靠证据建立诊治策略，也是外科决策的基础。医圣希波克拉底早有名言：“生命是短暂的，艺术无止境，机会稍纵即逝，经验是不可信的，作出判断是困难的。”时至今日，不仅有经验医学向实验医学的转换，循证医学亦如日中天。

因为我们（个人或少数人报告）的观察有缺憾，经验有局限，循证医学是取得客观的指标和证据的方法。如现行的多中心大样本有随机对照试验（RCT）及荟萃分析。循证当然很重要，决策要基于证据，但证据还不是决策的全部，决策还要有其他的考量因素。从临床医学而言，循证也不能完全代替临床经验，强调循证是为了更好地进行临床实践。其实，临床经验就是证据的来源，有时临床经验是实践和决策唯一能够依靠的一个证据。一个没有临床经验的人，即使十分熟悉证据，也没有办法给人看病。至于外科手术的实施则更是要靠经验和技术的。

2. 考量与平衡证据

决策必须考量与平衡证据，比如资源、价值取向等方面因素，还有经济（国家投入、个人支出，能力与意愿）、社会（地域、民族、习俗）、伦理（宗教信仰、道德标准）等社会与人文因素。医疗消费完全依照市场经济模式会有失偏颇，但从卫生经济学考虑是必要的，昂贵的检查方法和治疗手段并不是对所有人都适宜的最佳方案。

3. 家属与患者的意愿与要求

医学及医疗的社会性、群体性日趋强化，人们的医疗卫生知识日益普及，患者的法治观念与自我保护意识与日俱增，这无疑是社会进步及现代文明的表现，也给医院和医生提出了新问题和更高的要求。我们应该考虑和尊重患者和家属的意愿和要求。

医学要遵循两个原则：一是科学原则，即针对病情—疾病的病理、诊断治疗方法和技术路线；二是人文原则，即考虑患者的心理、意愿、生活质量，以及患者和家属的意见和需求。在选择诊治方案时，应兼顾这两个方面，既要保证有效性，又要保证安全性。

4. 规范化

规范是根据循证医学证据，由权威专家制定的诊治准则，具有权威性、普遍性和可行性，也应具有一定强制性，即要规矩办事，诚如维特根斯坦所言“规则之后无一物”。例如，各级宫颈上皮内瘤变（CIN）及各期宫颈癌的治疗（或手术）方案，子宫内膜癌的手术要求，子宫内膜异位症的保守、半根治及根治性手术适应证及手术范围等。我们已制定了不少规范，亦有国际组织［如世界卫生组织（WHO）、国际妇产科联盟（FIGO）等］和学术团体［如美国国立综合癌症网络（NCCN）、美国阴道镜和宫颈病理学会（ASCCP）等］定期修正并推出的规范可供参照实施。

5. 个体化和人性化

在规范与原则的基础上，根据患者的年龄、婚育状况、症状、病情（包括全身状况，疾病分类、分期、分级）、患者和家属意愿与要求，以及经济水准，并考虑就医单位和实施者等因素，正所谓“没有完全一样的疾病，也没有完全一样的治疗”。同时，在规范化和个体化的前提下，注重人性化，如保护或保留生理及生育功能及美学观念。

6. 微创化

“以最小的创伤达到最佳的疗效”是外科的宗旨。微创是一种观念，是一项原则，应成为外科医生的终生信条，贯穿于所有手术之中。从切口小、创伤小、干扰轻、时间短、恢复快、效果好等方面考虑，选择的顺序是阴道手术—内镜手术—开腹手术。同样重要的是，不能以一种手术方式代替其他手术方式，或以一种手术方式完成所有手术。只有微创原则是不变的。各种手术方式要相辅相成，扬长避短。外科医生的经验、特长，甚至偏好会左右手术选择，但外科手术不是器械和技术的炫耀。手术室里最重要的是患者。

7. 正确认识实验室检查和新的医疗技术

实验室检查无疑为临床医生提供了客观证据，但医生要综合病史、主诉、症状、身体检查，参考各仪器检查、实验室检查（包括各种先进的检验技术）进行全面分析后，方可下诊断、作结论、定处理。不能盲目地、一意孤行地、绝对地认定一种检验结果。新的医疗技术也无疑扩展了外科医生的视野和手臂，但对其掌握仍靠外科医生自己，而且无论其如何精巧，也总有不足和局限性。临床医生永远要走到患者床边去，须知实验室检查和技术是桥梁而不是屏障。正如希波克拉底的名言：“医生的岗位就在患者的床边。”离床医生不是好医生。

8. 安全性

决策中的安全性指在争取治疗高效的前提下的安全保证，保证安全其实是治疗的一个目标。脱离安全性的手术是无效的手术、失败的手术，甚至是手术的灾难。因此，在制订决策时必须将其作为关键问题予以考虑。实际上，上述七项不仅是决策制订的基本要求，也是手术安全性的基本保障。这里还应该强调的是：①术前对患者状况的全面评估，特别是不安全因素，如全身状况、心肺功能、对手术耐受性及并发症的处理等；②手术可能发生或带来的损伤、并发症与意外事件，以及防范和处理措施；③医生个人知识、技术及经验的评判、缺陷与局限，以及团队状况；④医院整体条件，手术室的设备、仪器及器械条件，如应急及抢救设施，加强监护单位等；⑤创新技术（新术式、新技术）可能的风险，如内镜操作也可能发生“微创”变“巨创”；⑥对安全性的考虑是一种积极的态度，而不是消极地为安全而安全（是为治疗而安全，是要安全而治疗）。瞻前顾后、裹足不前、贻误时机也是不可取的；⑦术前与患者、家属的谈话交流，术中发生情况时的必要交代，对其意见的考虑也是安全性的重要因素，并履行必要的文件签署；⑧医疗安全同样也是医生职业安全的保证和保护。

四、临床决策制订的误区

在决策制订过程中，通常要遵循提出问题、寻找证据、评价证据、运用循证和决策治疗等关键步骤。如前所述，决策的制定和实施是受医学发展、医疗诊治水平、医院资源及医生专业能力等多重因素的制约。其中，医生，尤其是决策者的思维模式、专业知识与技能及实践经验扮演重要角色。人们普遍认为，外科不仅是一门科学，更是一种艺术与创新，它与医生的个人经历、勇气、想象力、心理素质、品格修养，以及情感世界、理想追求紧密相连。作为外科医生，我们不是完人，亦非完美无缺。因此，在深思熟虑、制定决策时，难免会陷入某些误区，具体可归纳为以下几点。

1. 主观性和随意性

仅凭个人主观想象作决定是非常危险的。材料的不完整或偏颇，思维和判断的失准，若仅靠主观臆断，错误必定发生。外科的特点是：隐瞒难以持久，真相终将大白。多数情况下会有一个明确的结果（当然也有个别情况，即使手术后也不甚清楚，甚至病理诊断也难以确定）。因此，必须避免主观随意性，不仅在术前，术中的判断也要客观全面，如同区分良性肿瘤和恶性肿瘤，结核、内膜异位症和癌症等。客观全面地思考与谦逊谨慎的态度，是外科医生必备的品格。

2. 盲目性和偏向性

有的学者将其称为思维的“顺性”和“惯性”。缺乏深入的独立思考和判断，接受他人或他院的诊断与处理方案，可能会误入歧途。“惯性”可能表现为固守陈旧的程序，包括个人的偏见，有时会因此而重复犯错，仿佛总是进入一个不正常的穿孔或窦道。外科医生应该培养独立思考的习惯，即使自己不是主刀，也要把自己当作主刀进行思考和准备。而主刀医生就更应该是头脑清醒（指思维）、观察敏锐（指观察）的领导者。

3. 局限性和悖理性

这源于医学本身的局限，加之认识的不确切性及真理的相对性。对于疾病的诊断与处理是否正确，往往只是现阶段的共识，或者视为一种历史状态。尽管我们严格遵循规范，个别病例仍然有其特殊性。医学大家张孝骞大夫曾这样评估：大约50%以上的病例能够从病史得出初步诊断或诊断线索，30%的病例单纯通过体征可以得到诊断，单纯通过化验检查（包括现代一些很完备的检查）得到诊断的不过20%。然而这一切都可能被“不典型”“意外”等因素完全颠覆，此类情况并不罕见。所以，他又告诫我们“如临深渊、如履薄冰”。正因如此，在制订决策时应充分讨论，准备多种预案和应对措施。

4. 机械性和乏辩性

这是西医学，甚至现代医学的普遍问题之一，外科医生尤为甚也。无论疾病的发生、发展，还是外科手术的全过程，都是全身各器官系统共同作用、相互影响的。例如，子宫内膜癌可能伴有肥胖、高血压、糖尿病“三联征”，在子宫内膜癌的手术前和手术中，亦应注意是否存在合并的卵巢功能性肿瘤。现今，早已不是“哪有病切哪，哪有瘤子切哪”的时代了。辩证的思维还体现在手术方式的选择，手术范围的确定、手术终止的时机。外科医生虽然可以“能征善战”，但不应是鲁莽的将军。成熟的外科医生知道什么时机应该手术，什么情况要扩大手术范围，什么时候该适可而止。只有辩证，才能应付裕如、游刃有余。

5. 纯科学性和非人文性

我们强调医学并非纯自然科学，而是自然科学、社会科学和人文科学的综合体现。因为我们的研究、工作和服务对象是人，所以要具备极强的人文观念。敬畏疾病、关爱患者，一切从患者利益出发，这并非空谈，而应融入我们的一刀、一剪、一缝、一线中去。我们有“特权”进入人体，这是神圣、庄严且需要极端负责任的。现今，我们要特别注意现代技术带来的数字化、去感情化和“离床化”的阴影。我们也清醒、真诚地践行这三句话：有时是治病，常常是帮助，却总是安慰。

五、良好的思维训练，正确的临床决策制定，做优秀的外科医生

从以上叙述可以看出，思维训练、制定决策的过程，就是一名外科医生成长、成熟的过程。经过五年、十年、二十年乃至几十年的临床磨砺，会收获很多成功，也会遭遇失败；会积累很多经验，也会吸取不少教训；遇到过很多难治的疾病，也遇到不少难相处的患者。那么，如何才能成为一位优秀的、独具风格的外科医生呢?

1. 三个技能

①解剖：解剖如同行车路线，陌生或不明则寸步难行。不仅要对常规解剖了然于胸，还需能识别、分辨和处理各种变异。要不断复习解剖知识、印证解剖理论、研究解剖学。要养成阅读解剖图谱、绘制手术图解的习惯。②技巧：手术技巧是外科医生的“手艺”，自然很重要。多实践以熟能生巧，同时还要琢磨、领悟。技巧的习得需重复练习，但单纯重复并不能催生技巧，唯有手脑并用巧始出。③应急：不仅体现在如何去处理急诊、急救，还体现在手术中如何处理各种难以避免、可能发生或者意外出现的紧急情况，如出血、损伤、解剖结构不清、患者出现危急情况等。这是外科医生成熟度的重要标志，也是其独立性和指导性的基本要求。

2. 三种关系

①主刀和团队：主刀如同统帅，助手如同士兵，麻醉师、护士等合作者共同构成一个和谐的战斗集体。彼此间要密切配合、相互尊重。统帅的主观武断或士兵的疲沓松懈是“打不好仗”的。②大手术和小手术：年轻的外科医生总想做大手术，年长的外科医生又失去了做小手术的机会。但是，每个外科医生都是从小手术做起的，手术本身并无大小之分，只有会做不会做，做好做不好之分。③数量和质量：实践出真知，磨炼长本领。

没有一定数量的积累就难以保证质量，但数量并不等同于质量。外科医生应不拒大小、难易、种类，努力实践，不断积累。避免只看不做，只做不想，只想不学。要认真细致，反思回味，总结提高，这样才能有量有质。

3. 三种“台风”

“台风”指的是外科医生在手术台上的作风或风格。大致可分为三种类型：①沉稳型。这类外科医生沉稳老练，严格认真，踏实有序。动作不慌不忙，手法细腻精巧。善于解决疑难问题，常化险为夷。但有些刻板，过于严肃，不苟言笑，全程无话。幽默感不足，颇显枯燥。②练达型。以快捷流畅为特点，如行云流水，似风卷残云。不疲沓、不犹豫。颇为潇洒，令人振奋。有时会显得粗糙，虽能抓住重点，却不拘小节。手口并重，说个不停，却可能内容杂乱无章（风马牛不相及）。③兼具型。为上述两者之兼有。乃中庸之道。我们很难说孰长孰短、孰优孰劣，因为风格便是人，人各有不同，长短不一，难以求全。但有些作风属于不良，应力戒之，如慌张忙乱、犹豫不决、主观武断、粗暴无礼、指责埋怨等。“台风”不仅影响团队，甚至决定手术的成败。

至于年轻医生，或许还没有形成自己的风格，则应从一开始便树立良好的手术作风。

4. 外科三忌

外科医生有三大忌讳：①“开空”。并不是指某些情况下的探查手术，而是指诊断为肿瘤或其他病变而施行手术时，却未发现任何异样。这不仅使术者陷入尴尬，也使患者遭受不必要的损伤和痛苦。这通常是由于术前资料不全或不准确，决策不慎所致。如今腹腔镜检查很方便，必要时先行镜检，不失为明智之举。②遗留异物。是大忌，不可原谅，是最糟糕、最不幸的事情。没有理由犯这样的错误，一次也不行，一辈子都不要犯。③患者死在手术台上。同样很难堪、很不幸。但原因往往很复杂，不完全是术者的责任。应在术前、术中谨慎处理，充分准备，应急应变。手术要根据情况适可而止。

5. 三种外科医生

也许不该将外科医生进行归类，但实际上的确存在明显差异：①乐于开刀而不疲，手技好，经验多，但不善（或无暇，或不屑）于坐而论道及纸上谈兵。②理论广博，研究高深，长于讲授，但“刀下功夫”并不十分出色。③两者兼具。实则，不应厚此薄彼。无论哪种类型，能居其一也属不易。若能文武兼备，口、手、脑皆灵，则更加难能可贵。

6. 三种快乐

这是作者常引用的美国《读者文摘》的一则征询：什么人最快乐？答案有三：①经过千辛万苦把肿瘤切除的外科医生。②完成了作品，叼着烟斗自我欣赏的画家。③正在给婴儿洗澡的母亲。外科医生居然名列榜首，令人不胜荣幸，自豪之至！

7. 三种境界

最初的外科医生只是将书本上的理论付诸实践去印证，学习正确的诊断处理，训练基本技术操作和处理简单的外科手术。差不多到了主治医师或副主任医师阶段，便真正进入了外科的三个境界。①得艺：操作比较熟练、流畅，通常的手术可以胜任并独立完成，自我感觉很不错，可谓外科入门。②得气：通过大量实践和研究，已悟出外科个中道理，可解决不少疑难问题和有一定应急应变能力，并带领和指导下级医师，已经登堂入室了。③得道：乃为精炼升华，成为有思想和有精神者。精者，心领；神者，神会。为之得气。可举一反三，触类旁通，驾轻就熟，游刃有余。能探微发秘，可灵境神游，而成居中堂者。得艺及得道之初，皆为匠。得道之后，并进而得气，遂成“气候”，则为师、为家。

我们反复强调外科的最高境界是外科决策，外科决策的制定在于正确思维，正确思维来源于外科医生本身的修养。而修养、成熟则非一朝一夕之功，需毕其终生，可谓十年磨一剑，百岁难成仙。如果说，外科解剖刀就是剑，那么，外科医生就要把自己的生命精华都调动起来，倾力锻造，像干将、莫铘一样，将自己熔铸这把剑里……

外科手术的决策与实施

【原编者按】手术是妇科疾病的主要治疗手段之一。外科解剖刀就是剑，如何用好手中的利剑，是每个妇科医生都要严肃思考的问题。中国工程院院士、北京协和医院妇产科名誉主任郎景和教授是著名妇科手术大家，对于手术有很多精辟的论述，著有《妇科手术笔记》两卷。为了帮助广大妇科医生从更高层次领悟妇科手术决策与实施的重要性，《中国实用妇科与产科杂志》编辑部特别委托常务编委、北京协和医院妇产科谭先杰教授对郎景和院士进行了专访。现全文刊发，以飨读者。

谭先杰教授： 郎大夫您好，感谢您接受《中国实用妇科与产科杂志》的年度院士访谈。去年中央电视台和央视网播放过一部大型纪录片《手术两百年》，您参与了纪录片的制作，并为配套的图书作序推荐，让我们深受教育。我也由此向您请教第一个问题：为什么说外科是神圣的？

郎景和院士：《手术两百年》的确是一部很好的纪录片，它是一部全景展现了人类与疾病抗争的医学简史，是手术从“玩命儿”到救命的200年探险，手术从荒诞到精湛，从野蛮到理性的影片。其实，手术何止200年，200年又何止手术？！

回到你的问题，为什么说外科是神圣的？因为外科医生有特权进入人体！我们只有敬畏与爱护，绝不可以有任何的技术与器械的炫耀。我很久以前就写过一个条幅：“外科解剖刀就是剑。”剑可以救人，也可以伤人。记住，要记住希波克拉底的话：首先，请不要损伤！我最近写过另外一个条幅："外科医生最神圣、自信的时刻是在手术台上：作为术者，都得跟你做；作为指导，都得听你做。不是主观、武断，这是战斗！"既然是战斗，既然如此神圣，外科医生就要善用手中的剑，无论是手术决策，还是手术的实施，都很重要。对患者而言，它关系到生命安危；从医者而言，它关系到医疗质量。据我所知，本期杂志讨论的主题正是妇产科手术的质量控制。

谭先杰教授：是的。编辑部也希望通过访谈，请您从更高层次给予指导。您对外科的论述很多，其中一个讲演是《外科三论和三论外科》，开头就提到了数字3、6、9的玄妙，您能给我们稍作解释吗？

郎景和院士：好的！你知道无论在东方还是西方，3、6、9都是大数。《道德经》说：道生一，一生二，二生三，三生万物。我们说三山五岳、三山五湖，不是指三座山，而是指全部的山。我问过一个山西朋友，什么叫三晋大地呀？他说不知道，是不是指晋南、晋中、晋北？实际上三晋大地就是整个山西。再比如三秦大地、三楚大地。6也一样，可以六六大顺，也可以六神无主。9就更大了，九天揽月、直上重霄九、一言九鼎，九可以说代表整个宇宙。在西方，一生拥有700多项发明，其中包括交流电和无线通信技术的尼古拉·特斯拉（Nikola Tesla）说过一句耐人寻味的话："如果你明白了3、6、9的秘密，你就会拥有开启宇宙的钥匙。"因此，3、6、9可以说代表了宇宙万物的规律。从外科而言，有很多事情可谈，我总结为五个三：外科三要素、外科三原则、外科三误区、外科三境界、外科三忌讳等。

外科三要素

谭先杰教授：请您先谈谈外科三要素：决策、解剖和技巧，如何看待它们之间的关系？

郎景和院士：提三要素是为讲演的需要，实际上对于手术而言，主要涉及两个因素：一个是决策，一个是技巧。解剖学知识是决策和技巧的保障。手术中，决策的重要性占75%，技巧占25%。临床诊治过程中的正确与错误，不仅取决于医生的责任心、技术水平和临床经验，还与思维能力和方法密切相关，后两者更是与哲学紧密相连。临床决策是一个涉及思维、判断和设计的复杂过程。

临床决策的基本原则是什么？是充分的事实和证据支持、周密的设计和方案制定、审慎的实施和操作、灵活的应急和应变能力，以及全面的考量和考虑。临床决策需要全面的病史询问、物理学检查、影像学检查和实验室检查，在此基础上，做出诊断和鉴别诊断，并制定治疗方案，包括手术治疗。后者又包括手术范围、手术方式的选择，麻醉方式、手术入径，甚至切口的选择，手术中可能遇到的问题和应急预案，术后恢复中需要注意的问题，等等。对于妇科恶性肿瘤，还要考虑术后的辅助治疗，如放疗、化疗、免疫治疗等相关问题。这些都是决策时需要考虑的。

手术治疗的实施，就是通过技巧来执行临床决策的过程。这里的技巧是外科各种基本手法（如切剪、缝合、结扎、止血等）的娴熟掌握和灵活应用，是由经验和熟练程度升华而成，并融入手术者的个人观念和体验。值得注意的是技巧和动作快捷并不是一回事，技巧是建立在对手术的深刻理解的基础上，常常带有手术者的独特性，资深医师应该形成自己的手术风格。尽管技巧很重要，但正确的决策才最关键。否则就像开汽车，你驾驶技术可能不错，但如果方向不对，南辕北辙，走错了路，就不会到达目的地。

谭先杰教授：说到开车，解剖学就是“行车路线”。

郎景和院士：对！解剖学作为最主要的医学基础学科，是外科手术的理论基础。近代人体解剖学的创始人安德烈·维萨里（Andreas Vesalius，1514—1564）和著名画家列奥纳多·达·芬奇都做过很多实际的解剖工作，充满传奇。王清任（1768—1831）是清代著名医学家，是中国为数不多的解剖学家。他多次做过“以畜较之，遂喂遂杀”的动物解剖实验，还通过实际解剖把他了解的人体内脏绘制成脏腑图，著成《医林改错》。实际上，外科手术的本质就是解剖学的应用，是为了治疗疾病而在活体上进行的解剖操作。解剖学就像行车路线图，如果路线不清晰，可能误入歧途。所以，无论何等技术水平的医生，都要不断复习、印证、研究解剖知识，养成阅读解剖图谱和描绘手术图解的习惯。作为外科医生，要做到：清清楚楚地解剖，明明白白地手术，勤勤恳恳地工作，开开心心地生活。

外科三原则

谭先杰教授：您说外科的三原则是规范化、个体化和人性化。如何理解和协调它们？

郎景和院士：规范化就是诊治原则，是基础、是守则；个体化强调手术过程中要根据患者及其疾病的特点进行个性化治疗，同时也要考虑医生的技能及经验；人性化就是以人为本，包括采用微创等更为温和的治疗方式。在选择诊治方式的时候，要兼顾医患双方的需求，医生要选择最有把握且患者最情愿接受的方式，既要保证治疗的有效性，也要保证安全性。换句话说，应该是这个方法或这个手术适合这个患者及其病情；而不是让患者和他的病适合你的方法或手术。

谭先杰教授：说到规范化，您常常引用“规则之外无一物”这句话，如何理解？

郎景和院士：这是奥地利哲学家维特根斯坦的名言，我是这样来引用的：如果我们的规则已经确定，比如指南或规范，那么就要遵循这些规则。指南或者规范当时可能并不完善，但仍然需要遵守。当然，随着实践的深入，规则也会基于新的循证医学证据进行修订，但任何人随意去修改就不对了。按规矩办事至关重要，国有国法，家有家规，看病、手术也一样。没有规矩，不成方圆。峨眉山万年寺有一个门匾，上书“以戒为师”四个字，这是一个很好的例子。意思是如果住持和师傅不在，小和尚们应如何行事？有戒律，按戒律办，这就是“以戒为师”。

谭先杰教授：在协调规范化、个体化和人性化的关系方面呢？尤其是妇科手术如何选择开腹、阴道手术和内镜，请您详细讲讲好吗？

郎景和院士：对于一种疾病，怎样选择治疗方案，对于一种手术，如何选择适应证，这些在教科书上都会写明，在诊治规范上也会体现。然而，我认为存在一个重大的缺憾，就是过分强调了什么病适合做哪种治疗或者手术，却忽略了两个关键因素，患者和医生。这两个人很重要，如果把他们忘掉了，只讨论某种病适合做哪种治疗或者手术，你不觉得有缺憾吗？

以阑尾炎为例，可能需要手术切除阑尾，早期使用抗生素也可能有效，这是我们都知道的。但实际上，要考虑的问题很多。我得阑尾炎的时候已经60多岁了，切口开在哪里，开多大呢？给我做手术的外科专家想了很久才决定。他考虑到我年纪比较大，又比较胖，需要开一个稍微大一点儿的切口以便全面探查一下腹腔脏器。你看，这就和给年轻人或者小孩做阑尾炎手术时的考虑不同。

再比如，如果患者可以通过腹腔镜手术进行治疗，而你是腹腔镜专家，你会选择做腹腔镜手术；但如果你觉得自己在腹腔镜方面不够熟练，而更擅长开腹手术，你可能会倾向于选择开腹手术。如果患者追求美观，希望做腹腔镜手术，我会推荐他去找你。因为你擅长腹腔镜手术，我可能就不合适。也就是说，同样一种疾病，由于医生不一样，患者不一样，最佳的方案就会不一样。所以，我认为临床决策中需要考虑四个因素：疾病，患者，医生，方案。任何手术都有适应证（indication）和禁忌证（contra-indication），但我认为还应该有一个“不适应证”，或者可以称之为non-indication。有些手术虽然不一定属于禁忌范畴，但也并不一定就是合适的选择。

我希望告诉医学生和医生们，只知道什么病做什么手术是不够的，应该要有完整的、全面的考虑，兼顾规范化、个体化和人性化。

外科三误区

谭先杰教授：外科有三大误区，分别是独一、最好和常胜。为什么“独一”是误区呢？独门绝技，不是“武林高手”们的毕生追求吗？

郎景和院士：这不应是毕生追求！一个人或一个医生，如果说只能用一种方法、一种方式或一种术式来处理问题，肯定危险，这会将你陷入误区。你这个方法好像是独一无二的，对你来讲非常拿手，但可能并不适合患者。你所遇到的情况，可能并不是你擅长的这种方法能解决的。我们每个人都有擅长的领域，也必然有不擅长的方面。因此，一个成熟的外科医生一定不能只靠一种手段或一种方式或一种术式来进行治疗。否则，无论他怎样熟练，也都称不上真正的成熟。

“刀枪剑戟，斧钺钩叉，鞭锏锤抓，镋棍槊棒，拐子流星”，十八般武艺。你可以有自己的拿手好戏，比如你擅长使枪，我擅长使刀，他擅长使剑，但其他武艺也要样样都通。如果你只会做腹腔镜手术而不会做阴道手术，那不行！很多手术需要通过阴道来完成。如果你不会开腹手术，那么做腹腔镜手术时遇到问题就会束手无策。我们有一句话说：“一个做腹腔镜的医生，要随时准备做好转开腹的准备。”如果不会开腹手术，那么即使转成开腹也白搭，只会更加慌乱。如果你擅长内镜手术，但在开腹和阴道手术却不行，那么我认为你就不是一个优秀的内镜专家。

请记住：一个医生应该掌握各种手术方式，同时又善于形成自己的特长。我们不能也不应该用一种方式完成所有的妇科手术，不能也不应该要求所有妇科医生都能用同一种方式施行任何手术！

谭先杰教授：您说外科的第二大误区是“最好”。

郎景和院士：因为，没有最好，只有更好！我们要做到安全诊疗，即更好地把握适应证和禁忌证，减少损害和不良事件的发生；同时，我们要做到优化诊疗，即提高临床诊治效果，确保最佳的病变消除、最快的术后恢复和最理想的健康效果。此外，我们要做到节约诊疗资源，即尽可能降低医疗成本，不论是对患者还是国家而言，都要减少不必要的检查和干预。

谭先杰教授：说到节约诊疗，据我所知，有的地方一些常规的、很简单的妇科手术也用机器人辅助的腹腔镜完成。您对此有何评价？

郎景和院士：这是很有意思的一个现象。一个手术的开展会经历一个过程。在初期，我们可能会尽量扩大其使用范围，以提高我们的熟练程度。例如，一个简单的手术也可能采用机器人辅助的腹腔镜来完成。一位腹腔镜专家曾对我说："郎大夫，很抱歉，我们现在连输卵管手术也用机器人辅助腹腔镜做了。"我笑了笑，明白他也知道这并不太好。我说："刚开始学习机器人腹腔镜手术的时候，从简单的手术开始是可以的，但绝不可以什么手术都用机器人辅助的腹腔镜完成。安装半天机器，切好几个切口，折腾半天，然后再进行手术，何必呢？用传统腹腔镜早就做完了，而且从卫生经济学的角度考虑，也不合算。"孔子说："君子不器。"器不是君子，器是工具、用具，君子要善于用器而不为器。至少，我们不应做器械和技术的奴隶。

谭先杰教授：常有媒体报道某地或某大夫在手术方面创了纪录，比如切肿瘤的大小、手术的难度等，对于这种在手术方面的创纪录的报道，您如何看？

郎景和院士：医生不是去跑马拉松或100米赛跑，追求纪录实际上没有意义。第一，手术是一个非常重要的事情，人命关天。你是在一个有血有肉的活人身上进行操作，而不是比赛或炫耀。因此也无纪录可言；第二，你应该认真地去治病或进行手术，而不是想能切多大的瘤子或用多快的速度完成手术。这种想法本身就不够人道。当然，如果你真把100斤的瘤子切除了，解除了患者的痛苦，那确实不容易，但这并不是一件值得刻意宣扬的事情。

被称为开创了"现代妇科手术典范"（通过根治性子宫颈切除术治疗宫颈癌）的法国医生丹尼尔·达尔让（Daniel Dargent）有一句名言："外

科医生的职责并不是创造吉尼斯纪录，而是让他们的患者信任自己，并为患者提供最适合的治疗手段。”

谭先杰教授：为什么常胜也是误区？如何看待诊疗或者手术的零失误？

郎景和院士：我认为，常胜肯定是误区。常胜根本就不存在，无论是久经沙场的将军还是辛辛苦苦工作的医生，都不可能做到常胜。我前天刚写过一个条幅：一个医生或者外科医生一辈子都没有出过错，无论是自诩还是别人宣传，都不要相信。

我看过一篇报道，讲的是一个影像科大夫几十年没有发生过任何误诊的故事。虽然我尊重这位同行，但我认为这样的报道大概连他本人都不会同意。什么叫没有误诊？影像学检查之后诊断是肿瘤，这大概没错。但具体是什么肿瘤，是良性还是恶性，他的诊断真的都对吗？不一定！我们打开腹腔、剖开瘤子，甚至病理学家们的意见都不一致。我理解这并非那位被表扬的同行的意思，而是宣传报道者的意图，但他们不懂一个基本道理——只要是人，都会犯错误。

我说过，如果你的手术没有发生并发症，也许说明你做的手术还不够多。我很欣赏这段话：“我们都想把工作做好，当我们工作做得非常多的时候，我们所遭遇的危险，就像工作做得非常少的时候一样多了。”这段话出自 William A.Nolen 所著的 *The Making of a Surgeon*，值得我们深思和品味。

大专家和小医生一样，也会犯错误，但后者犯的多半是小错误，前者犯的却可能是大错误。比如腹腔镜手术，小医生顶多是充气不好，造成皮下气肿或血肿。而大专家犯的错误就不一定了，可以是把血管弄破了，把膀胱弄破了，把肠子弄破了，把输尿管弄断了，问题更复杂，后果更严重！

谭先杰教授：说到内镜手术，目前内镜手术开展得越来越广泛，并发症也随之而来。您能否谈一谈您的体会，或者给我们一些忠告呢？

郎景和院士：很好的问题。2000年，中华医学会妇产科分会成立内镜学组，我担任组长。我们的目标是让中国的妇产科医生都能够掌握内镜手术，使其成为21世纪妇产科医生的一项必备技能。20多年过去了，我们可以坦诚地、自豪地说，在妇科内镜技术领域，从理念上，我们从跟随者变成了参与者；在会议中，我们从听讲者变成了讲演者；在手术中，我们从观摩者变成了示教者。包括机器人辅助的腹腔镜手术，虽然起步晚，但是我们的表现相当出色。还有单孔腹腔镜、经自然腔道腹腔镜及各种妇科肿瘤的内镜手术等。

即使如此，我们仍然不能说能用内镜代替一切手术方式。以北京协和医院妇产科为例，无论是普通妇科、肿瘤妇科还是妇科内分泌，内镜手术开展得都不错，但内镜手术的比例也只有60% ～ 70%。有人说你们怎么才百分之六七十，应该百分之八九十才对啊？！实际上并非如此，因为我们患者的病情比较复杂，手术难度较大，有些患者不适合做内镜手术。如果我们为追求这样一个比例，就一定会出问题。

内镜手术的广泛开展的确带来了新的并发症，尤其是各种新的能量器械的广泛使用，导致了各种脏器损伤、瘘、出血、水中毒、空气栓塞等问题。并发症的防治是不可忽视的，不论过去、现在或者将来，无论是年轻医生抑或比较有经验的医生，甚至是内镜技术专家，都有可能遭遇不同的危险。我们要警惕“微创”变“巨创”！

谭先杰教授：说到能量器械，您引用过希波克拉底的话：药治不好的，要用铁；铁治不好的，要用火。

郎景和院士：这句话我引用得很早，但是以前我不明白什么意思，铁是什么？火又是什么？最近两三年我才明白，或者说体会到了这句话的含义：药治不好的要用铁，铁就是外科器械；铁治不好的要用火，火就是各种能量器械。无论单双极、超声刀、百克钳还是能量平台等，都可以归结为火。几千年前，希波克拉底就已经认识到了这一点，也许是我们演绎的，也许是我们杜撰的，或者是我们猜测的。无论如何，我认为他说得很对。

能量器械为手术带来了方便，甚至给医生增加了底气，尤其在止血方面。然而，能量器械同样是双刃剑，也可能导致副损伤。与没有能量器械的“冷兵器”时代相比，肠管、血管、输尿管的损伤发生率增加了，有些损伤甚至让人莫名其妙。因此，关于内镜和能量，我有一句话：成也内镜，败也内镜；好也能量，孬也能量！

回到之前说的常胜的问题，可以说，无论医学和技术如何发展，常胜是不可能的，零失误也是不可能的。当然，我们要尽量避免错误，减少损伤和并发症，保障患者的生命与安全。

外科三忌讳

谭先杰教授：的确，零失误不可能，但您说过，外科医生要绝对避免三类大错误……

郎景和院士：没错！ NOT！强调多少遍都不为过。开空、遗留异物、患者死在手术台上是外科三忌。“开空”表明资料不全，决策不慎；遗留异物，是大忌，不可原谅，是最糟糕、最不幸的事情，没有理由犯这样的错误，一次也不行，一辈子都不要犯；患者死在手术台上是很难堪和不幸的，原因很复杂，不完全是术者的责任，应该在术前、术中谨慎处理，充分准备，应急应变，手术还要根据情况适可而止。

外科三境界

谭先杰教授：您把外科医生修炼的三重境界概括为得艺、得气、得道。但您最初总结的是得意、得气、得道，为什么如此修改呢？

郎景和院士：最初讲三重境界时，我是从得气开始领悟的。气是一个中医名词，很重要，想探讨“活一口气”“生不生气”“风清气正”等概念，都可以写一本书。那么，得气到底是什么呢？我当时理解的是，这个手术做得挺得心应手了，比较自由了，就叫得气了。

那一开始的境界应该叫什么呢？我原来用的是“得意”。手术做得很不错，挺好，做主治大夫10年了，又过了10年，更得意了。后来我想，“得意”一词太主观，于是改称“得艺”——艺术的“艺”，技艺的“艺”。外科也是一种手艺，跟学徒学打铁差不多。师傅说打得不错，可以出师了，就是得艺了。

我对三重境界这样注解：得艺是熟练流畅，排遣疑难，独立胜任，为外科入门；得气则是有领有悟，排忧解难，应急应变，可登堂入室；得道则是有精有神，提炼升华，探微发秘，已位居中堂。得艺及得气之初，皆为匠。得气之后，并进而得道，遂成“气候”，则为师、为家。

还有一句话更重要：十年磨一剑，百岁难成仙。百岁者，一辈子也。我做大夫快60年了，也没有成仙。我们可以往这个目标努力，但穷尽一生，也不过在往这个方向行走而已，成仙只是目标。

谭先杰教授：最后一个问题：作为一名久经沙场的前辈大家，您能说几句话与年轻的妇外科医生们共勉吗？

郎景和院士：当然可以。第一句话：如履薄冰，如临深渊。我曾经以为这是张孝骞大夫说的，后来发现它来自《诗经·雅·小旻》，但张孝骞教授用得最好，我也借此与大家共勉。第二句话：平安是门，平安是福。江苏扬州个园里有一个瓶子形状的门，代表“平安是福，平安是门”。回到我们谈话的主题，对于妇外科医生，只有把好手术的质量控制关——精心决策，谨慎实施，手术才会安全，治疗才会成功，患者和医者才会平安。

本文节选自《中国实用妇科与产科杂志》

解剖学是真正的主角

《临床解剖学》丛书是临床医生和基础研究者的必备书籍，是案头书、是枕边书、是口袋书。而盆腹部的临床解剖学对于普通外科、泌尿外科、妇产科及消化内科、肿瘤内科、全科医生又极具必要性和重要性。

一、临床解剖学是行医路线，是诊治图谱

对于外科医生，我常说要“清清楚楚地解剖，明明白白地手术，勤勤恳恳地工作，开开心心地生活”。这就是我们的工作，这就是我们的生活，我们离不开解剖。

内科医生依照解剖，按图索骥诊治；外科医生依照解剖，描绘活体艺术。心中的解剖不断完善，不断深刻，那就是印在医生脑海里的人体图画。

我还主张一个医生手头应该有各种解剖书，从系统解剖学、局部解剖学，到发生解剖学、比较解剖学、断层解剖学，及至数字化、虚拟人等。医生对解剖有一个充分的、立体的、多维的观念，那才是一个懂得全面解剖学的好医生。一个医生要随时翻阅解剖学书籍，无论是年轻的医生还是资深的医生；无论在案头，还是在枕边，随时可得，随时可阅。

因此可以说，解剖学，特别是临床解剖学对于医生来讲是一个须臾不可离身的宝剑！

二、临床医生的解剖观念

临床医生，无论是内科医生还是外科医生，都要学好解剖学知识，掌握解剖学技能，形成基本的临床经验和能力。而解剖观念是第一位的。就是我们所说的CASE：观念（concept），解剖（anatomy），技巧（skills），应急（emergency）。医生通过一例一例的积累，逐渐成长、成熟。

所谓解剖的观念，就是从解剖的恢复和重建到功能的恢复和重建；从解剖异常引起的症状到恢复解剖后去除病患。这些都是以解剖与功能为中心的。

例如，妇产科疾病的发育畸形、炎症、肿瘤和功能障碍，以及妊娠、分娩等，都与解剖密切相关。女性在各个时期，儿童、成人或生育年龄，以及绝经和绝经后，也都对解剖有重要影响。因此，疾病的诊治、预防及保健都必须有解剖学的观念和考虑，借以形成明确的、强固的、正确的解剖学策略与路线。

发育畸形的治疗是对发育缺陷和异常的解剖学矫正。盆底功能性障碍的治疗是对盆底解剖的结构修复和功能恢复。这些可以说是真正解决解剖学问题的方法。所谓矫治畸形、修补缺陷、重建结构、恢复功能，就是在切除（病变）、修复（缺陷）、替代（异常）和恢复（功能）四大策略和技术上，完成从解剖到临床的完善与完美过程。

三、整合基础医学和临床医学

这是本书体现的一个重要观念，即解剖医学与临床医学的紧密结合。正像本书命名和编撰要旨一样，是把基础与临床有机结合起来，增强其实用性、目的性。

首先是建立一个临床解剖学的新理论系统和体例、表述结构，而不是按惯常的大体解剖学和局部解剖学的框架，更适应于临床医生查阅和研读。像是我们真实学开车，而不是模型练习。书读起来会生发一种亲切感、熟稔感。

其次，《临床解剖学》为了“贯彻”临床和基础的结合方略，编者中既有解剖学家，又有临床专家，这在经典的解剖学书著中是很少见的。这本身就是一种良好的开端。临床医生要从解剖学基础上认识临床问题，解剖学家要从临床上开拓解剖局面。两相结合，互相学习、互相促进、互相提高。这对于基础医学的发展和临床医学的进步都是很有裨益的。

当我参与了几部临床解剖学书的编撰之后，对此深有领悟。对于解剖学，现今已不仅是读书学习与临床应用，而是从心底里热爱解剖学。解剖学铸就医学文明，它让我们领悟天地神圣，生命至上；天道自然，自然如法；形象记忆，逻辑思维；基础促进，临床转化等重要观念。当我们经历了标本和尸检，挂图和幻灯，实验和手术，虚拟人和机器人，绘画和雕塑，等等，之后，我们对解剖的认识倏然间升华——此乃是一种科学、医学和艺术美妙绝伦的结合，它震撼着讲堂、手术室和我们的心灵！

四、解剖学是真正的主角

著名的临床解剖学开拓者钟世镇院士有一本著名的书叫《配角人生》，那是钟老自谦的话。我认为，钟世镇院士和他主持的临床解剖学不是配角，是真正的主角！

从上述内容来看，每一个学医、从医者都非常明确，解剖学是医学基础的基础。解剖学让我们认识机体，解剖学让我们认识正常和异常，解剖学让我们认识疾病的发生、发展及治疗原则，怎样从解剖恢复到功能恢复。

因此，无论是基础医学还是临床医学都是以解剖、生理为中心的，或者说是围着解剖转的。解剖学是核心，解剖学是根本，解剖学是主角。当然，解剖学无论从宏观到微观，也都在不断地发展变化，从而也促进了临床工作的进步。

钟老几十年如一日潜心研究临床解剖学，推动临床解剖学发展。他编撰的临床解剖学一版再版，不断深入，不断扩大。不仅发展了这一重要的基础与临床学科，也造就了莘莘学子。

我也有幸参与其中工作，受教颇多。钟老学识渊博，殚精竭虑；身体力行，诲人不倦。无论是做医生，还是做学问，都为我们做出了榜样。如今，钟老已届99岁高龄，仍勤奋不怠，领导学人们编撰新版的《临床解剖学》。更有丁自海教授操持此事，使工作进展顺利成功。

因此，本书的出版也是对钟老的祈心祝福和献上的珍贵礼物。

愿钟老健康长寿！

愿临床解剖学兴旺发达！

本文是为《临床解剖学》丛书作序，并恭贺临床解剖学之父钟世镇院士99华诞。2024年8月

解剖学是临床医学的基础

我们非常荣幸地参与由钟世镇院士担任名誉总主编，丁自海、王曾涛教授担任总主编的《钟世镇现代临床解剖学全集》之分册——《妇产科临床解剖学》的编撰工作。我们诚笃地认为，这是一项神圣的任务！

作为外科系统的妇产科医生，应该从肤浅的一般解剖认识上升到临床解剖学或应用解剖学研究；从解剖学到功能学的保护、恢复与重建的考虑；从希波克拉底“请你不要损伤”的箴言到深刻理解微创观念与微创原则。于是，当我们以这种指导思想审慎作业时，则禁不住产生对临床解剖学及相应研究的开拓者钟世镇院士的由衷敬意，并增添了编写工作的信心。

解剖学是对人体认识的医学基础，更是外科手术的行动指南。20世纪50年代，天津柯应夔教授在全国22个省、市、自治区的39个医疗单位，主持收集了20个民族的女性骨盆，完成了形态和各径线测量及生理常数值测定。这一工作对人类学、产科骨盆检查测量方法、径线标准及分娩处理都有重要价值。这一工作在21世纪初又由王淑雯与邱琏教授得以继承和发展（《中国女性骨盆图集》，2003年出版）。2001年，钟世镇院士任总主编的《现代临床解剖学》丛书出版，《妇产科临床解剖学》由山东省苏应宽教授主持，并有原林、王兴海主编的《妇产科临床解剖学图谱》相随，可以认为是最系统、最全面的解剖学专著。正是在这些卓越工作的基础上，我们得以再版这部分册。近年来，妇产科临床学和其他学科一样有了长足进步和崭新变化，如内镜技术广泛应用，已经成为21世纪妇产科医师的必备技能；女性盆底学的建立和发展，新生了许多现代盆底重建手术；外阴阴道手术又重新受到重视；生殖道癌瘤的手术更趋于个体化、人性化，保留生理和生育功能的手术（以保留子宫的子宫颈根治性切除，即Darget手术和保留盆腔自主神经的根治性手术为代表）受到青睐；介入治疗成为妇科医师和影像科医师的合作技术；影像技术如断层解剖和数字化影像明显地增强了医生的透视性定位、定缘及判定、治疗能力。凡此种种，都为我们妇外科医生提出了关于临床解剖观念理解与应用掌握的更高更新要求，也需要我们临床医生与解剖学家、影像及介入技术专家更好更密切地合作。正如这部书是多学科合作的产物一样，临床解剖学又推动了各学科的合作与发展。

再版编著这一分册时，我们也无限深情地怀念苏应宽教授。苏老是妇产科前辈，我们有师生之谊，也是忘年之交。再版时，原则上尊重上版作者及其工作，只有个别老作者没有联系上或由于其他原因未参与其中。当然，我们增加了许多新的作者，特别是中青年学者，使得这本书更加具有活力。

手术是在有血有肉的活的生命机体上实施的，外科医生有机会实施这种解剖，庄严而神圣！外科解剖刀就是剑。我们要把自己的生命精华都调动起来，倾力锻造，把自己熔铸进这把剑里。

本文节选自郎景和、张晓东主编的《妇产科临床解剖学》的前言部分

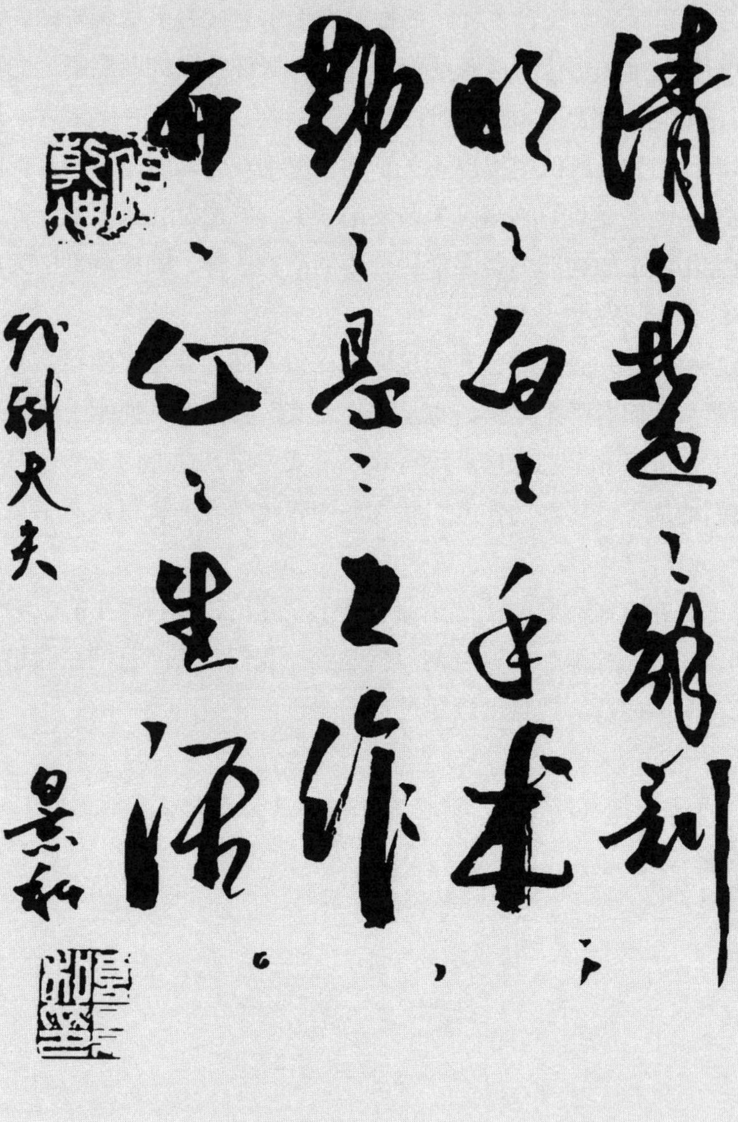
清清楚楚做人，
明明白白做事，
勤勤恳恳工作，
开开心心生活。

“解剖别人”与“解剖自己”：论解剖、外科和妇产科医生

20多年前，我出版了《妇科手术笔记》的第1卷和第2卷，当然后来还有第3卷和第4卷。在书里，我要表达的是：清清楚楚地解剖，明明白白地手术，勤勤恳恳地工作，开开心心地生活。这是作为一个妇产科医生的工作观念和生活观念。实际上，我们每天都要“解剖别人”，就是对待或诊治患者；又要“解剖自己”，就是要求或修正自己。

一、解剖学是医学的基础，是外科医生的行车路线

《外科剧场》一书中写道：“作为手艺、艺术和科学的外科学，讲究的是灵活的手，依靠的是会思考的大脑。”当我们回顾解剖学历史的时候，我们会想象16世纪维萨里（1514—1564）解剖时的庄严和神圣，就像我们后来进入手术室一样。对患者的敬畏、对医学的敬畏，是从解剖学开始的。

有一部大型科学文献纪录片叫《手术两百年》。诚然，手术何止200年，200年又何止手术。但是，外科解剖刀铸就医学文明，除解剖外，麻醉、消毒、输血都是外科，也都是医学的重要里程碑。

中国先秦解剖文明与现代医学路径擦肩而过！当时，华夏生理解剖知识已经与世界接轨，华夏之医学萌芽不该只有阴阳五行、经络学说一树独

大。而清代医学家王清任（1768—1831）的著名论著《医林改错》是对古代中医脏腑学说的再认识。

现今的解剖学已经有诸多分类，如系统解剖学、局部解剖学、比较解剖或发生解剖学、临床解剖学、断层解剖学等，解剖与计算机结合形成的数字化成为虚拟人，成为三维（3D）和四维（4D）的人工智能解剖，使解剖结构变得真真切切、栩栩如生，对于教学、外科实践都有极大的推动作用。解剖学的概念也不断地深入，形成了静止学解剖学、动力解剖学、功能解剖学等。因此，学习和理解解剖学不仅是有用的，也应该是有趣的，在妇产科学也是如此。

对于妇产科学，无论是疾病的诊断和治疗，包括对生理功能和病变特征的理解，特别是妇科手术的设计和实施，解剖都是基础。生殖道畸形的矫治实际是寻找通路、打造通路；肿瘤的手术实际上是解剖器官组织；盆底功能障碍性疾病的各种治疗，实际上是从解剖恢复到功能恢复。妇产科医生要永远把解剖记在心头，才可以“山重水复疑无路，柳暗花明又一村”，才能曲径通幽达坦途。解剖就是行车路线，解剖就是方向和道路。

二、解剖学的发展与外科学的发展

解剖学是外科学的基础，外科学又促进了解剖学的发展。这是基础与临床的密切结合，是相互的促进和转化，是从形象思维到逻辑思维或从逻辑思维到形象思维的循环，是心脑思考与手技操作的美妙链接，是从死记硬背到灵活应用的完善过程。

解剖学的发展已经达到了艺术的高度，从达·芬奇的《爱上人体解剖》开始。解剖学不仅是医学的基础，也是艺术的基础，并且成为艺术，形成所谓解剖的“艺术绘画”。近年，随着医学的发展，出版了很多优秀的解剖学书籍，促进了基础医学和临床医学的结合和发展。值得称道的有完全用生物塑化的解剖（《人体的奥秘》，隋鸿锦、于胜波主编，科学出版社出版，2019），系用先进的生物塑化制成的人体标本，回避了解剖室的冷峻和异味。更有蜡像解剖——《解剖维纳斯》，这是医学和艺术的绝美结合！它是可以等身的解剖尤物，非常细腻精美，从五官、脏器到宫内胎儿，都惟妙惟肖。

从尸检、绘画、塑化、蜡像到虚拟人，也许我们看过手术标本、绘画和雕塑、挂图、幻灯和照片，甚至看过虚拟人和机器人，但也许还没有见过“解剖维纳斯”——那恰是你和我梦境中出现、鬼魅般溢出的幻觉，是科学与艺术美妙绝伦的联袂，是震撼讲堂、手术室和心灵的女神。我们应该成为幸运和敬畏者，达到如此的崇拜和虔诚的修炼。

应用数字化技术于解剖，是解释医学现象，解决医学问题，探讨医学机制，基础临床结合，提高医疗诊治水平的重要发展。它是信息科学、计算机技术和网络技术的综合，是现代解剖学和现代医学的密切结合，使临床工作更加个体化、精确化、微创化、远程化。

经过精密解剖和细微影像得到的数字，再还原为“人”，则不再称之为人，而成为工具，成为虚拟或模拟，形成了非常逼真的，甚至可动的虚拟人，即数字化解剖。也和其他的数字医学一样，分成可视性、物理性、功能性和智能性4个阶段，已逐渐开始广泛地应用于医学的各学科，包括生理解剖、血管重建、骨盆测量、盆底损伤、肿瘤诊治、手术设计、技术培训、损伤风险评估和预防等。

这一领域的开山鼻祖是钟世镇院士，钟先生却经常说他是医学的配角。实际上，我们深切体会到，医生们都是围着解剖转的，他才是我们真正的主角和导师。

三、妇产科医生的解剖观念

妇产科学是重要的临床学科和外科领域。妇产科学中的发育畸形、炎症、肿瘤和功能障碍及妊娠分娩都与解剖密切相关。妇女从儿童、青少年到成年或生育年龄，以及绝经和绝经后，都对解剖有重要影响；妇产科疾病的各种诊断、治疗与预防保健都要有解剖考虑。因此，妇产科医生必须有非常明确的、强固的解剖观念。

女性生殖道发育畸形或出生缺陷就是解剖异常，无论是缺如还是多余。这种异常临床并不罕见，关系重大，分类繁杂，治疗困难。畸形的矫治即是建立正常解剖，形成正常通路，或者至少是修复缺陷畸形、去除改善症状、恢复建立功能，这是畸形的治疗原则。

女性盆底功能性障碍包括盆腔器官脱垂和压力性尿失禁。其主要原因是盆底支持结构的损伤造成的功能障碍，即盆底肌肉和韧带的解剖损伤和功能障碍，是真正的解剖问题。而所谓的“整体理论”就是从解剖恢复到功能恢复，即消除症状、恢复常态。也可以用“4R”来表述：修复（Repair）、重建（Reconstruction）、替代（Replacement）、恢复（Recovery）。

在此，有四个问题值得关注。

（一）妊娠分娩

妊娠、胎儿及分娩，都是对盆底的一个严峻考验。因此，在孕期及分娩过程中，要注意对盆底、会阴的保护与产后康复，盆底功能锻炼应该作为产科工作的一个内容。剖宫产虽然并不是简单、盲目推崇的分娩方式，但剖宫产对盆底的保护作用是毋庸置疑的。

（二）内镜手术

腹腔镜和宫腔镜手术已经成为妇科手术的重要方式。内镜手术改变了思维方法、技术路线、病变图景。虽然似乎没有改变解剖，但需要有解剖观念的跟进。我们要适应内镜手术之眼、手与荧屏的协调配合，要适应单孔腹腔镜（LESS）、自然腔道的手术（NOTES），甚至从自然腔道取出标本的手术（NOSES）及机器人手术，都要求有新的解剖观念和技术调整。

（三）阴道手术

阴道手术包括阴道本身病变的手术和通过阴道施行的手术。通过阴道进行手术，是经过女性身体固有通道施行的手术，应该有其天然的合理性。我们在此重提阴道手术，并强调阴道手术的可行性和重要性，以期成为善于从阴道进行手术的行家能手。阴道手术空间狭小、术野有限、照明不便、暴露困难，器官易于损伤，发生问题处理棘手等。借此，医生就必须有良好的解剖基础。甚至可以说，阴道无小手术，不可小视阴道手术。要想改变从上而下到从下而上的解剖概念和手术技巧，就要有较长的学习曲线及勤于临床实践的训练。近年推出的保留子宫的宫颈癌根治术（Dargent手术）就是现代妇科手术的典范，也应该说是阴道手术的时代标志。正如我们所提倡的，内镜手术是妇产科医生的必备技能，阴道手术也应该是妇产科医生的必备技能。

（四）手术拓展

近年来，妇科手术可以说是向“纵横”与“多维”发展。这是对临床医生的考验，也是对临床解剖学的考验。癌瘤的肿瘤细胞减灭术和根治术、保守性手术、高位淋巴结的清除术、盆腔自主神经保留术、脏器损伤的处理、多学科交叉的手术，以及复杂的、疑难的、广泛病变的各种手术等，使我们对解剖的认识有了很大的开拓，解剖学的临床研究也得到了很大的推进。明晰的解剖观念与和谐熟练的手术操作是对妇产科医生的要求。在这一过程中可能有三种情况：心里有解剖，手头无解剖（是缺乏经验）；手头有解剖，心里无解剖（是理解偏颇）；心里有解剖，手头有解剖（是正确实施）。解剖与手术是认识与实践的功夫，不断地总结思考则是经验积累和技术提高所必需的。

四、“解剖“别人，也“解剖“自己

如果说解剖别人是实施外科手术，那么解剖自己，就是完善自我修养。外科是神圣的，外科医生有特权进入人体，只有敬畏与爱护，不可以有任何技术与器械的炫耀。

（一）遵循手术的目标、目的和实施

手术的目标是最大化手术的好处和安全性，最小化手术的伤害和风险性。手术的目的是切除病变肿瘤，改善病患症状，保护器官功能，减少并发问题，避免意外发生。手术的实施过程，实际是创造、破坏和修复，这与印度湿婆大佛（Shiva）的意念是一样的，所以我们说，“术近仙，心近佛”。并不是迷信，而是一种境界的追求。手术的实施可以是破坏性的，也可以是保守性的；是保护性的，也可以是建设性的。在这一过程中，我们要遵循外科的四项原则，就是规范化、个体化、微创化和人性化。规范化是诊治原则，个体化是因病因人而异，人性化是人文观念、以人为本，微创化是以最小的损伤获得最佳的效果。因此，我们要掌握好适应证、不适应证和禁忌证，既考虑技术和实施者，也要考虑患者和他所罹患的疾病，即医生施行最有把握的、最适合患者及其疾病的方式，又是患者最情愿接受的方式，以期保证诊治的有效性和安全性。

（二）遵循外科三要素

就是决策、解剖和技巧。决策占完美手术的75%，技巧占25%。诊治中的正确与错误的决定因素，包括责任心、技术水平、临床经验、思维能力和思维方法，其实是哲学理念。决策与设计包括确切的诊断、适宜的治疗方案和手术选择，甚至麻醉方法、切口入径，以及对术中可能遇到的问题和相应对策，还应有术后的处理和随诊，都应该得到充分和审慎的考虑。因此，临床策略的基本原则是：充分的事实和证据，周密的设计和方案，全面的考量和考虑，精心的实施和操作，灵活的应急与应变。当然技巧也很重要，它包括各种外科的基本手法，也应有经验和熟练升华的技巧，也有对妇科手术的深刻理解和个人的独特创造。

（三）妇产科医生的三项修养和三种境界

我们利用技术和器械实施治疗，但工具与技术只是手段，“君子不

器”，君子应善用器而非为器所束缚。一个医生应该掌握各种手术方式，并善于形成自己的特长，不能也不应该企图用一种方式完成所有的妇科手术；不能，也不应该要求所有妇科医生实施所有手术。诚然，我们都想把工作做好，但当我们工作做得很多的时候，我们所遭遇的危险就会像工作做得很少的时候一样多。因此，要始终如临深渊，如履薄冰，像张孝骞大夫告诫我们的那样“慎、戒、恐、惧”，避免并发症，避免损伤患者。平安是福，平安是门。一个外科医生的三种修养就是要有：哲学理念、人文思想和美学观念。科学求真，艺术求美，医疗从善，而医学是把真善美结合得最好的职业。

解剖学也是人体美术的基础，它把医学和艺术紧密地联系在一起，外科医生实际上是在活的机体上完成艺术作品。因此一个医生要有深厚的审美观念和审美技术，包括医学绘画，包括对解剖和手术的描述和图解。一个妇产科医生要达到三个境界：得艺、得气、得道。医学是一门科学，是一门技术，是一门艺术，我们应该把这三者结合起来，成为一生探索和追求的真谛。外科解剖刀就是剑，我们要把自己的生命精华都调动起来，锻造进这把剑里！

重视临床病理　提高诊治水平

病理学是重要的基础医学，是临床医学和基础医学的结合部，是临床诊断的主要依据，多数情况下还是最后诊断。现代病理学发展迅速，遗传病理、分子病理、电子病理等纷至沓来；分子生物学、免疫组化学、分子标志物等接踵而来；妇科肿瘤的临床分期、临床病理分期、分子分型、超分期等变化翻新。变化之快，病理科大夫追之唯恐不及，临床医生忙如夸父追日。所以，我们必须加强临床和病理的沟通交流、结合协作。对妇产科医生来讲，病理学知识十分重要，应该是妇产科医生的一个必备知识和技能。D.J. Woodruff说，如果想做一名优秀的妇产科专家，务必懂得病理学的重要性（《Novak妇科学》，第12版序）。

首先，应该避免临床医师不懂病理学语言，甚至看不明白一个病理报告。除了一般的病理学诊断，要了解实验室的新技术；理解病理学的新分期；熟悉免疫组织化学、细胞谱系的标志物，癌基因和抑癌基因，以及电子显微镜的描述等。遇到不明白、不懂的，就要去请教病理科医生，或者查阅文献。比如，子宫内膜癌的TCGA的分子分型已经在临床应用，必须十分清晰相关的分子描述。

其次，细心观察，认真总结，形成和提高术中诊断的能力。特别是妇科手术医生对术中的观察、判断、初步的诊断考虑都是非常有益和重要的，与最后的病理诊断相对照，以不断丰富自己的知识和经验。比如，对于卵巢肿瘤在术中的检查、考虑与判断，包括年龄、侧别、大小、囊实性、表面乳头、活动性，以及是否伴随腹水、粘连、浸润与转移等，初步判断良恶性，进而分析为何种类型的肿瘤。这对于手术方式与范围的选择非常重要，特别是对于冰冻病理不完善、不方便的医院尤为必要。

再次，把妇科临床医生跟病理科医生的交流、沟通与合作形成一种制度。比如，请病理科医生参加查房、讨论、会诊，包括示教大体标本和镜检；召开相应的大查房、多学科综合协作治疗（MDT），甚至形成一个包括尸检在内的临床病理讨论会，所谓临床病理讨论会（Clinical Pathological Conference，CPC），这是北京协和医院重要的全院医疗活动之一，吸引了各科医生；通过门诊、术前、术中、术后，甚至病逝后的讨论，对照总结分析，提高临床诊断治疗水平。

最后，病理科医生和临床医生要相互理解，相互尊重。临床医生提交的病理申请，要有明确的、详细的注明，供病理科大夫参考；病理科大夫提供的病理报告也要尽量让临床医生理解明了。病理诊断也像临床诊断一样，也可以有不同或变化，甚至也会有不确定或缺陷，常常会注明“供临床医生参考”，临床医生亦应理解，相互切磋，相互研究。临床医生对于切除的标本要认真检查，这是必要的，但是要按规矩切开、观察、保存，不可以随意乱切、随意攫取。有一句话就是：标本在手术台上是属于外科医生的，但在手术台下是属于病理科医生的。

妇产科学会和其杂志一贯重视临床和病理的结合。早在1994年到1996年，我们就开辟了“妇产科临床医生要懂病理”专栏，连续3年刊登了11篇由病理科大夫撰写的文章。现在我们又把这个栏目联通起来，先请病理科的专家做一些题目的讲解，同时希望有临床医生的体会。期望这个专栏对于妇产科医生、病理科医生都是有裨益和帮助的。

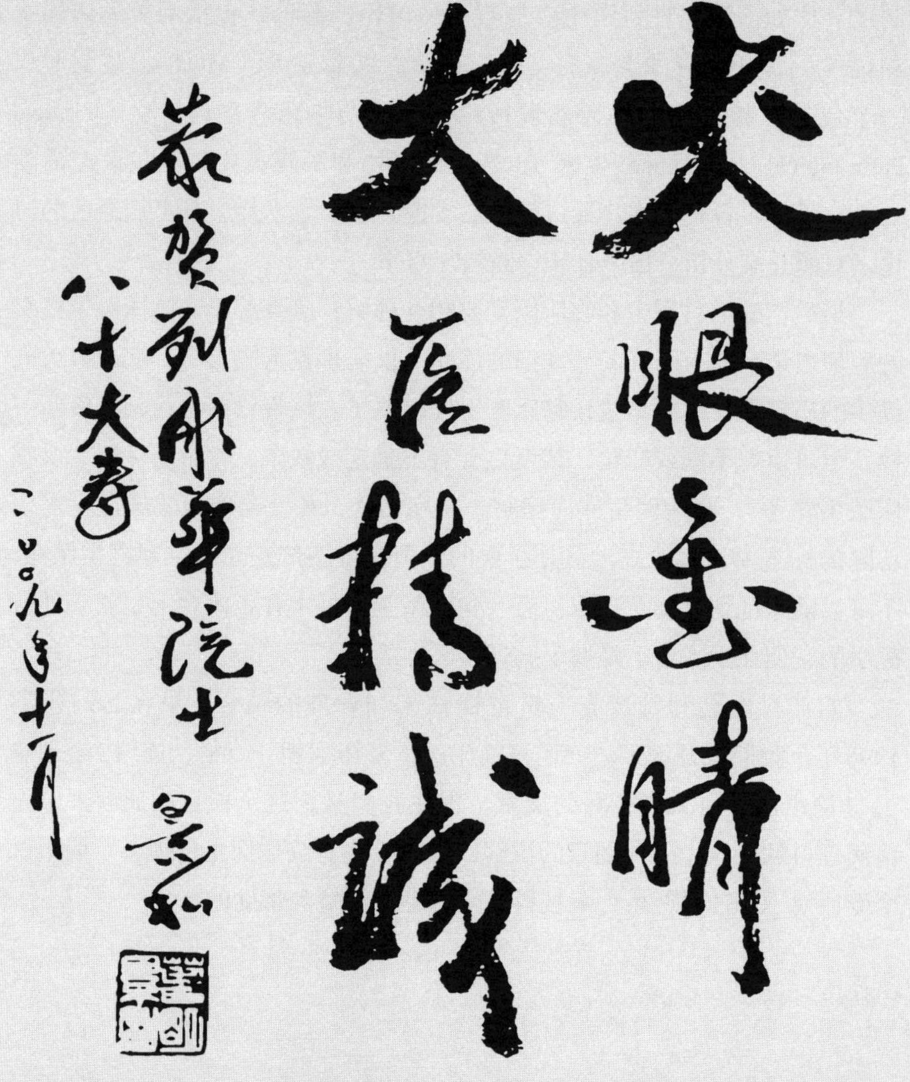
火眼金睛
大医精诚
恭贺刘彤华院士
八十大寿
二〇〇九年十月

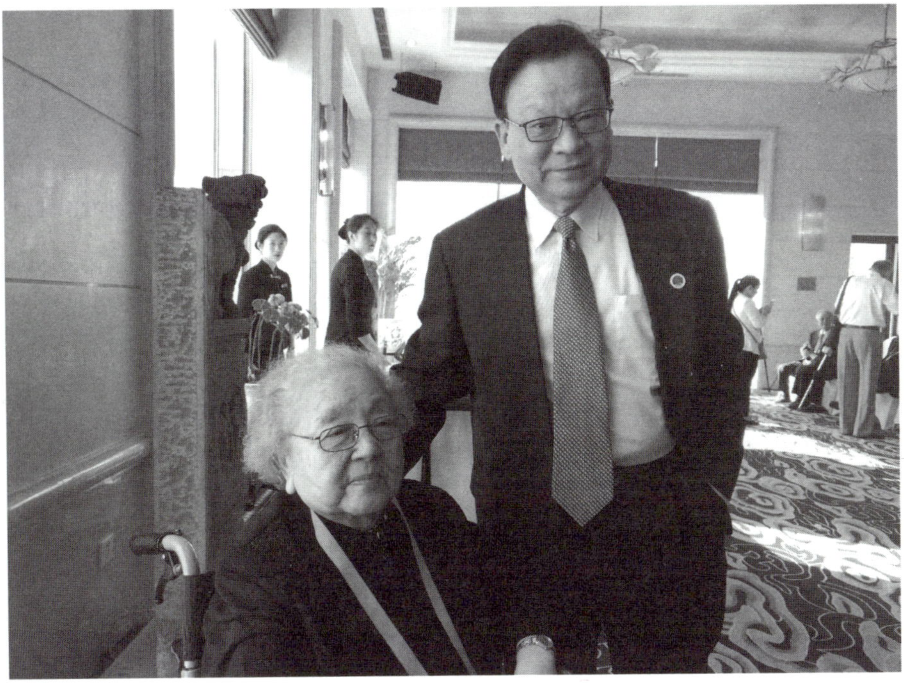

郎景和与刘彤华院士

临床医生要懂病理

J.Donald Woodruff在为《Novak妇科学》第12版所著序言中明确指出“如果想做一名优秀的妇产科专家，务必懂得病理学的重要性”。我国老一辈妇产科病理学家林崧教授也说过：“病理学是妇产科医生的必备知识，一个妇产科临床医生应该懂得妇产科病理学。世界上著名的妇产科专家也是著名的妇产科病理学家。”虽然要求一个妇产科临床医生成为一名病理学家绝非易事，但至少应该具备病理学知识。这包括：看懂或比较清晰地理解病理报告，并以此指导临床诊断和处理；要从病理学角度做术前评估；能根据术前观察、检查、发现作初步判断，以抉择手术范围；知道什么时候应报送冰冻切片，避免估价之偏颇，进而得到重要病理参考；要会正确地保护和处理标本；能根据最后的病理制定临床决策，做出进一步的治疗及随诊。为此，临床医生还要懂得或善于学习病理学知识，与病理学家进行交流和沟通、咨询与会诊，包括通过必要的制度和有计划地到病理科学习与培训。以下简要分述之。

一、妇科疾病的诊断治疗策略

诊断治疗策略，或称临床决策。决策就是决定的策略，对于手术而言，就是制定围手术期的诊治策略，包括正确的诊断，适宜的手术选择，以及相关问题的讨论、评估和对策，以期达到良好的手术结局。

我们常说：一个成功的手术，决策占75%，技巧占25%。足见决策之重要！当然手术技巧也是完成决策的重要组成部分。

（一）临床决策的基本原则

临床决策的基本原则是：①充分的证据；②周密的设计；③审慎的操作；④灵活的应急和应变；⑤全面的考量和考虑。

值得提出和强调的是，决策形成的严格性、严密性和可行性，是由多方面因素、多方面考虑完成的，包括以下4个方面。

（1）临床材料。包括病史、常规身体检查、专科检查、实验室检查及特殊检查等，以此得到充分的科学证据。

（2）实施者。包括人格修养、哲学理念、洞察能力、辩证思维、逻辑推理、经验与技能等，以此得到周密的设计和审慎的操作。

（3）被实施者。包括患者的疾病状况和全身状况、个人与家人的意愿与要求等，以得到全面考量和考虑。

（4）其他条件。医院与科室、设备与功能、助手与团队等，以此得以适应环境，并可灵活应急和应变。

以上考虑，以及设计、制定和实施决策，达到的主要目标或目的是：①安全诊疗，即更好地把握适应证和禁忌证，减少损害和不良反应；②优化诊疗，即提高临床诊治效果，最佳的病变消除、最快的术后恢复和最理想的健康效果；③节约诊疗，即尽可能节约医疗资源和成本，不论对于病家或者国家，都可以减少不必要的检查和干预。

临床决策的制定是个诊治程序，也是外科医生的思维过程。“决”是“决定”，首先是“确立”。“策”是路线和策略，方案和方法，首先是“思维”。

（二）影像外科决策的四个方面

外科决策一般包括以下4点。

（1）适应证和禁忌证。就是确定要不要做手术，至关重要，显然是方向路线问题。具体疾病、具体手术的适应证和禁忌证会有许多具体叙述，其实，关键是四个因素的考虑，即：患者和疾病，医者和医法。不应该仅考虑什么病适合什么手术两个因素。某位患者和其所罹患的疾病适合某位医生和某种手术方法，便为适应证；若其中任何一个因素不适合，则为不适应证或禁忌证（相对的或绝对的），就应进行调整和重新选择。

（2）时机和方式。手术犹如一场战斗，仓促上阵或者贻误战机都是不可取的。有时甚至决定胜负成败！譬如，恶性肿瘤手术前先期化疗的时间和疗程；阴道闭锁、剖宫产瘢痕子宫内膜异位症与月经的关系；输卵管妊娠（未破裂型）保守手术的争分夺秒等。而对病情了解不周详，手术目的不明确，患者状况不适宜，相应准备不完备等的手术实施，都可以认为是草率的、不明智之举，通常会遭遇危险，甚至导致失败。这种情况，甚至在会诊手术、异地手术、演示手术都不乏遇见，并还容易发生。

至于手术方式亦如行车路线，先后左右，前进回转，或可如履平地，或似高空走丝，均要周全考虑。从切口入式到引流缝合，都需悉心安排，这样才能成竹在胸，运筹帷幄。

（3）术中诊断和应急应变。我们应该做到有100%的适应证而实施手术，但术前的正确诊断能达到70%就属上乘。外科是能够切开亲眼看到的学科，这不同于内科，甚至不同于影像检查。但是，看到并不等于认识。况且，即使我们认识它，也并不一定正确。这里既有主观偏差性，也有客观偏差性，所谓“好的外科医生相信他所看见的，差的外科大夫看见他所相信的”（The good surgeon believes what he sees，The bad surgeon sees what he believes.）。

因此，一个好的外科医生应该有术中检查、观察、判断与初步诊断的能力；必要时应该借助冰冻切片病理，依此抉择手术的范围，缩小还是扩大，继续还是终止。

而术中所遭遇的情况更是千变万化，几乎没有完全相同的手术（尽管手术名称是相同的），还要制定各种应急应变的预案，并与病家有术前的交代和沟通，诸如出血、损伤、心肺功能衰竭、内镜手术的中转开腹等。

（4）效果与总结。完成了手术不等于完成了处理和治疗，要有近期及远期的追随检查及效果评估，也要有继续治疗的安排，包括生活起居、工作劳动注意事项等医嘱。

每一例手术都应该有总结，个人的反思，集体的总结，经验与教训，都弥足珍贵，要作为程序，并形成制度。

在临床决策制定的基本要素中，第一位的是证据或循证，即寻找或确认证据，所谓循证医学就是指取得客观的指标和证据，如现行的多中心大样本有对照性、随机对照研究（RCT）及荟萃分析。其中，病理学资料起着重要或决定性作用，如术前活检材料。

二、某些病变的临床判定

临床医生树立病理学观念，对于诊断与处理有重要的潜在影响和力量，不仅深化了对疾病的理解，提高了诊断水平，而且更有利于处理。这种病理学观念是：①疾病表现或表象的病理学基础的考虑；②病变的病理学解释；③病变的病理学诊断的初步估计（哪怕是猜想、质疑，也是一种病理学意识）；④疾病或病变处理的病理学基础，无论是肿瘤抑或非瘤病变；⑤治疗后随诊的病理学考虑。临床医生经过反复的临床病理印证，所积累的经验不仅是临床的，也应该是病理的，这无疑对提高诊治水平、解除患者痛苦和消除疾病是有益的。下面所列当然不是疾病的病理学，也不可能涵盖所有妇科疾病，只是列举几种疾病或病变，以说明上述的病理学观念和意识。

（一）外阴病变

外阴病虽然是看得见、摸得着的，但复杂多样、难以诊断，处理困难，疗效不佳。外阴皮肤发生色泽变化，萎缩或增生，疹块或溃疡，还有畸形和损伤，各种病变表象都可以引起瘙痒、灼热及疼痛等，而对其描述及命名却混乱，亦常矛盾，这不仅使临床医生迷惑不解，也使研究缺乏可比性。

临床医生当然可以从病理学的专著中获得知识，但至少要明了两大类（尽管分类尚未统一）。一是外阴上皮内瘤变（Vulvar Nonneoplastic Epithelial Disorder，VNNED），包括硬化苔藓、鳞状细胞增生和其他皮肤病等。二是外阴上皮内瘤变（Vulvar Intra-epithelial Neoplasia，VIN），诊断名称也有分歧。除一般VIN，还有外阴Paget病、鲍温（Bowen）病等，有人认为是VIN之特殊类型。外阴癌，包括恶性黑色素瘤等却是临床医生较为熟悉的。

外阴病兼具女性外阴及皮肤病的双重特征，临床医生应具有皮肤病及其病理的基本知识。至少，对外阴的斑疹、丘疹、斑块、溃疡、水疱、疣，以及色素变化等有较清楚的认识，能正确地描述和决定采取活检或如何活检，并对病理报告有充分的理解。

（二）阴道病变

阴道病变除发育异常、炎症、损伤等，与病理学关系密切的是阴道上皮内癌变（Vaginal Intraepithelial Neoplasia，VaIN）。人乳头瘤病毒（HPV）感染是VaIN的主要危险因素，也与多中心病变有关。在临床表现上，大多数VaIN患者并无症状，或偶有白带增多、不正常阴道出血等。注意阴道检视，特别是有CIN历史者，80%～90%发生在穹隆及阴道上1/3。异常的阴道细胞涂片常是发现VaIN的第一个征兆，不可忽略。另外，阴道镜下的醋白上皮区或卢戈碘液不着色区行多点活检送病理是明智的。

阴道壁也可以有种类繁多的肿瘤，常见的良性肿瘤有纤维瘤、平滑肌瘤、血管瘤，诊断相对容易；而勃伦那瘤、嗜铬细胞瘤、神经纤维瘤、化学感受器瘤等则主要依靠病理诊断。良性肿瘤界限清楚，或有囊性或囊实性；纤维瘤或平滑肌瘤与子宫肌瘤、卵巢纤维瘤质地、感觉相若。

阴道恶性肿瘤较常见的有阴道肉瘤、鳞状细胞癌、阴道腺癌、恶性米勒管混合瘤及黑色素瘤等。少女的横纹肌肉瘤、内胚窦瘤偶可遇到；绒癌的阴道转移是恶性滋养细胞肿瘤的特征之一，应有警惕，可引起严重出血。

（三）宫颈肿块

1. 宫颈子宫内膜异位症

多由直肠阴道膈或宫骶韧带内异症病灶直接蔓延而来，少数因宫颈手术、物理治疗，或在月经期、孕期、分娩期宫颈有损伤时具有活力的子宫内膜腺体及间质延宫颈下端之间侵入、种植于已有损伤的宫颈。外观病灶一般较小，呈针尖大小出血点或紫红色、紫蓝色结节，亦可为紫黑色小囊肿样突起，月经期增大疼痛，可有出血，月经后肿块缩小，色泽变淡。切除之剖面，可见紫蓝色小点或陈旧积血小囊腔。

2. 宫颈转移性绒毛膜癌

临床通常发生在产后、流产后，尤其是葡萄胎后，有不规则阴道出血，宫颈转移结节未破溃时呈紫蓝色，破溃后可发生阴道大量出血，妇科检查子宫大而软，人绒毛膜促性腺激素（hCG）明显升高。

3. 宫颈平滑肌瘤

根据肌瘤部位表现不同。肌壁间肌瘤可使宫颈呈单侧性肿大而不对称，宫颈管和外口被歪曲失去正常轮廓；黏膜下肌瘤常呈带蒂肿块悬于子宫颈外口，组织不脆，如发生蒂扭转时也可以因缺血性坏死继发感染，应与宫颈恶性肿瘤相鉴别。

4. 宫颈结核

宫颈外观表现多样，可正常、肥大、糜烂、颗粒状、乳头状或息肉样生长，可有边界清楚的溃疡，边缘向内凹陷，基底呈红色，高低不平，常覆有黄色干酪样苔污，也有呈灰白或鲜红菜花样突出表面的乳头，质脆，触之出血。好发于年轻妇女，多为继发性，常有月经异常、结核病史及不孕病史，全身其他部位可能发现结核灶。活检病灶中，可见结核结节、干酪样坏死或朗汉斯巨细胞。

5. 宫颈尖锐湿疣

病灶为淡红色、暗红色或污灰色突起，可融合成乳头状、菜花状或鸡冠状，表面柔软湿润，多伴有外阴及阴道湿疣，亦可合并有宫颈癌及癌前病变，需活检以鉴别。

6. 宫颈硬下疳

为梅毒初期病损在宫颈的表现，为圆形或椭圆形硬结，暗红色，表面溃疡形成，常有浆液脓性分泌物，边缘略隆起，周围组织水肿明显，触之坚硬无痛感。根据血清学检查可诊断，在暗视野镜下渗出物可见典型螺旋体。

7. 宫颈癌

宫颈癌中，80%～85%为宫颈鳞癌，早期可无症状，随病情进展可出现接触性出血、不规则出血、阴道恶臭排液。宫颈肿物呈菜花样，表面可有溃疡或空洞，组织脆、硬，触之出血。如为内生性宫颈腺癌可仅表现为“桶状宫颈”，宫颈表面光滑或仅轻度糜烂状。

8. 宫颈肉瘤

临床较罕见。好发于围绝经期妇女，临床表现为不规则阴道出血，外观肿瘤为息肉样赘生物，可有类似宫颈癌的溃疡孔洞或桶状病灶者，其切面呈鱼肉状或干酪样，可通过活检与宫颈癌相鉴别。宫颈葡萄状肉瘤一般发生于3岁以内儿童，肿物呈粉红色葡萄状或水肿息肉状，常侵及阴道上段或突出于阴道外口，生长迅速。

9. 宫颈黑色素瘤

原发者极罕见。临床表现为阴道分泌物增多，可为“黑带”，或有接触性出血及不规则阴道出血。宫颈病变呈外生型，早期病变多为棕色或黑色斑块，晚期肿块呈蓝黑色，表面有溃疡。诊断时，需排除身体其他部位同时存在的黑色素瘤。

10. 宫颈蓝痣

常为宫颈外口的小而境界清楚的蓝色或蓝黑色斑，表面光滑，偶呈小结节样突出表面。临床通常无症状。

（四）子宫平滑肌瘤与子宫肉瘤

1. 子宫平滑肌瘤

子宫肌瘤是女性生殖器最常见的良性肿瘤，主要为平滑肌细胞增生，其间有大量纤维结缔组织，多见于生育年龄妇女。因与雌激素水平相关，绝经后肌瘤通常停止生长，甚至萎缩。肿瘤呈圆形、椭圆形或不规则形，质地较硬，与子宫肌壁平滑肌间隔一薄层膜样物，系被压缩的平滑肌细胞而非纤维组织，称假包膜，切面呈编织状，色灰白或淡黄。

2. 子宫平滑肌瘤变性

肌瘤的血液供给障碍可引起各种退行性变，常见有透明变性、黏液变性及红色变性，变性后肌瘤质地变软，肉眼可见肌瘤切面失去组织样结构，显微镜下可鉴别。

3. 子宫平滑肌肉瘤

子宫肌瘤肉瘤变多发生于肌壁间平滑肌瘤。子宫肌瘤在短期内生长迅速并伴有不规则阴道出血者，应考虑有肉瘤变可能，也常出现下腹部疼痛。绝经后妇女肌瘤有增大趋势，更应警惕肉瘤变发生。术中可见肿瘤边界不清，呈浸润性生长，切面细腻如鱼肉样，灰黄色，常有范围不定的出血、坏死区。

4. 其他类型子宫肉瘤

其他类型子宫肉瘤包括子宫内膜间质肉瘤及恶性混合性中胚叶肿瘤，临床表现多为不规则阴道出血，手术中可见单个或多个息肉样物突向宫腔或从宫颈外口脱出，灰白或灰黄色，有时部分区域质地硬，常见出血坏死区。

三、盆腹腔病变的术中判定

术前确切诊断有时是困难的，开腹之后并非都能真相大白。对于术中的发现和认识也需要丰富的知识和经验，所谓“感觉了的东西不一定能理解它，只有深刻理解的东西才能感觉它”。以下是术中判定较为复杂而又有意义的5种病变。

（一）腹膜子宫内膜异位症

腹膜子宫内膜异位症（Peritoneal endometriosis）是最常见的一种内异症，广泛分布在盆腹腔腹膜，但主要在接近附件的盆腔腹膜、宫骶韧带和子宫直肠凹窝的腹膜表面上。典型的病变是皱缩的紫色的或黑色的斑结。随着病例的积累、腹腔镜的观察诊断，并有组织学，甚至电镜检查、组织化学检测等，对病变描述愈加精细。根据内异症的病变形态、颜色，特别是腺体和间质的各种病变程度、病损深浅、血管形成、出血及瘢痕化等，可以形成各种表现，多达20余种。

应该说腹腔镜是最好的检查与诊断方法，观察清晰，有一定放大作用，并可取活体组织证实，对内异症的分期分型均有决定意义。此外，还有许多其他腹膜病变，需与内异症相鉴别。

引起盆腹腔病变的原因很多，多数原因会造成慢性盆腔疼痛或不育，或一般物理学检查摸到结节包块，或影像检查发现占位性改变，都难以准确肯定其性质。如仅根据临床检查即按内异症治疗，则不仅无效，而且可能造成错误的治疗或贻误病情诊治。

（二）盆腔结核

因当前人类免疫缺陷病毒在世界各地的传播，结核病有蔓延趋势，尤其是在亚太地区，世界卫生组织称为“全球急症”。盆腔结核通常继发于结核的原发病灶，多发于生育年龄妇女，20～40岁的患者占80%～90%，发病率各地区差异较大。盆腔结核约占所有肺外结核的11.9%。具有典型结核菌感染症状的患者，往往较容易诊断。但对于非典型临床症状的患者，如表现为腹水、盆腔包块、不明原因的发热和血清糖类抗原125（CA125）升高等，则常被误诊为恶性肿瘤、子宫内膜异位症或盆腔炎，故妇产科医生对于这部分病例应考虑结核的可能性。

盆腔结核可以呈现4种表现：①粟粒状腹膜炎（占9.4%）；②附件包块（35.8%）；③粘连和钙化灶（43.1%）；④结节状坏死（11.7%）。对于附件包块型，尤应引起注意，因将其误诊为卵巢癌而施行肿瘤细胞减灭术者亦有之，则成大谬误！

现今，腹腔镜手术已广泛开展，对探查诊断颇为有利。对于特殊类型结核，通过镜检可以进行大体观察，取得满意的组织病理学和/或细菌学证据，提高诊断的准确性，以避免大切口剖腹探查和不必要地扩大手术，因结核主要是抗结核治疗。

（三）卵巢肿瘤

卵巢肿瘤种类繁多，且组织学结构复杂。但通过患者的年龄和肿物特点，可提高判断不同情况下大致是哪一类或哪些类肿瘤的可能性，使临床医师的术中诊断达到80%～90%的准确率。

此外，将切除之标本仔细观察或切开，以检查其内容、切面之颜色及特征也可帮助术者进行判断。

例如，单房、壁薄、内液无色或草黄色清亮，单纯囊肿、浆液性囊腺瘤；多房、黏液，黏液性囊腺瘤；有内生或外生乳头，囊腺瘤或囊腺癌；有实性部分，伴出血、坏死，宫内膜样、透明细胞癌；肾形、双侧、实性半透明胶状，转移性癌；红色、出血、坏死，颗粒细胞瘤、内胚窦瘤、绒癌；粉色，上皮性癌、内胚窦瘤。黄色，泡膜瘤、黄体瘤；灰红、棕黄、橡皮样，无性细胞瘤；巧克力汁样内液，子宫内膜异位囊肿；油脂、毛发、骨、牙齿，囊性成熟畸胎瘤。

根据以上叙述，将临床医师术中判断卵巢肿瘤性质及种类的5个关键问题作一小结。

（1）青春期前无卵巢生理性增大。

（2）35岁以前多见生殖细胞肿瘤，以良性畸胎瘤最为常见；实性者要考虑未成熟畸胎瘤、无性细胞瘤。

（3）青春期后可有卵巢生理性增大，以及滤泡囊肿、黄体囊肿、多囊卵巢、单纯和子宫内膜异位等多为瘤样病变。

（4）生殖年龄之后的实性瘤要注意纤维瘤、泡膜瘤及转移瘤。

（5）更年期后之卵巢肿瘤基本上是上皮性瘤，双侧或/和实性是恶性征兆。腹水，特别是血性腹水当然是恶性征兆。

卵巢癌肿瘤细胞减灭术施术广泛，标本数量多、部位杂，如系统淋巴结清除术，切除的淋巴从腹主动脉至髂淋巴结，组织块可达数10枚，均应标记清楚，可以专设一“标本员”管理标本。对于子宫颈癌根治性切除标本，应按要求将子宫切开，展示宫腔、颈管，以及测量切除之阴道长度、宫旁宽度。对于子宫内膜癌，应认真检视病灶部位、类型及肌层侵犯情况，有助于手术范围的抉择。

四、冰冻切片病理

快速冰冻切片病理报告是临床手术医生十分重视的结果，要掌握什么时候应该送检，什么时候可以不送检（亦即不能什么都送，也不能什么都不送），以及如何正确对待冰冻病理结果。

尽管我们通过临床材料对病变已有初步判定，甚至经手术探查和检视，对病变性质有了进一步的认识，但仍然会有疑惑，或因病变复杂，或因自己经验不足。即时的处理或手术的抉择又非常重要，送检冰冻病理是必要的。如可疑子宫内膜的性质、怀疑子宫肌瘤有无恶变、盆腹腔肿物的性质和来源等，都可做冰冻切片。这也涉及病理学知识，如子宫内膜异位症是个良性疾病，也有1%的恶变概率（主要在卵巢内异症），临床医生应根据如下5项材料对此有所警觉：①疼痛节律改变；②囊肿＞10cm直径；③绝经后又复发；④血清CA125＞200 U/L；⑤超声扫描提示有实性区域或血流丰富等。对此，应在手术中仔细检查“巧囊”标本，或送冰冻病理，以除外恶变情况。

有时，冰冻病理结果并不是我们所期望的“Yes”或“No”，这也是冰冻快速切片固有的问题。因此，冰冻病理结果明确提示我们“作参考”。

手术医师要根据全面材料加以判断。

五、结语

作为临床医生，我们要重视病理学，把病理结果看作一种裁决；我们尊重病理科医生，把他们当作法官。W.A.Nolen在他的*The Making of a Surgeon*一书中写道“实习医生什么都知道，却什么都不会做；外科医生什么都会做，却什么都不知道；病理科医生什么都知道，什么都会做，但是太晚了”（Internists know everything，but do nothing，surgeon know nothing，but do everything.Pathologists know everything and do everything，but too late.）。言之过甚，且有调侃之意。但可以理解为年轻的医生更需要实践，年老的医生不应忘记继续学习，病理科医生的作用不仅在于作结论，也在于积极地指导临床诊断和处理。

我们对病理学的理解当然是有限的、肤浅的，但要有病理学意识，要明白病理学语言。诚如一位病理学家所言:“我们害怕三件事。一是临床医生和病理医生“语言”不相通，相互说不明白；二是病理医师之意见或结果不一致；三是权威病理学家之意见或结果不一致。”这些情况当然是不少见的，唯其如此，才需要我们多学习、多研究、多交流，以期提高临床诊治水平。

新技术是天使，还是魔鬼

我们处在一个科学技术迅猛发展、医学模式发生变化、医疗卫生体制正在进行改革的时代与社会。作为临床医生，我们面临的是新的科学与技术（包括仪器设备、技术方法）及新的理念与关系（包括医疗活动的社会性、人文性）。因此，如何正确、有效地将新的科学技术引入、应用到临床活动与疾病诊治中来，满足病患需求，适应社会现状，促进医学发展，提高防治水平，这是一个非常重要的问题，甚至不仅仅是医疗技术本身的问题。

一、新的科学与技术、新的理念与关系

医学或医疗是以保护和增进人类健康、预防和治疗疾病为研究内容的科学。它是人类善良的情感和行为，是随着人类痛苦的最初表达，和为减轻这种痛苦的最初愿望而诞生的。而它的发展却是在其他学科推动下前行的。因为医学的研究对象或医疗的作用对象是人，人具有生物属性和社会属性，所以医学本身也具有多重性和受多因素影响。

纵观医学发展史，传统中医学历史悠久，而西医学的真正发展是在20世纪以后。这之前最有影响的是解剖学（代表者维萨里，16世纪）和以心脏为中心的血液循环（代表者哈维，17世纪），涉及对人体的最基本认识。1901年诺贝尔生理学或医学奖可以洞察疾病或被改变的生命历程，共有近200名卓越的科学家获此殊荣，他们的贡献、研究发现在于诊断技术、外

科技术、免疫科学、生物科学或生物化学、精神及神经科学及遗传科学和基因科学等。其中，与临床医学密切相关并有巨大作用的有摩尔根（1933年获奖）发现染色体在遗传中的作用，提出其基因学说；及至克里克、沃森、威尔金斯（1962年获奖）等发现核酸的分子结构（DNA的双螺旋）及其在遗传信息传递中的重要性；进而达到人类基因组计划（HGP）的完成（2003年）。还有我们所熟知的CT扫描系统（1979年）、磁共振（MRI，2003年）。还有我们感兴趣的2005年获奖者沃伦和马歇尔发现导致胃炎和胃溃疡的幽门螺杆菌（HP）。

我们可以概括地说，在一百年之前，医学的重点是对人体的认知；近一百年的主要突破是对疾病的认知。虽然关于疾病治疗有了重大进展，如抗生素、抗癌药等，但在致病性微生物和癌瘤面前，我们的“招数”和力量仍然比较有限，这正是21世纪的主攻方向，所谓影响人类的重大疾病的防治。

对医学发展有重要推动力的还有其他学科，包括电子、光学、仪器和工艺等。

涉及妇产科临床诊治的重要理念是规范化、个体化、个性化和微创化。涉及的主要技术有内镜（腹腔镜、宫腔镜、输卵管镜）、介入治疗[超声介入，包括高能超声聚焦（HIFU），放射介入]，以及射频消融、激光环形电切术（LEEP）、超声刀、血管闭合系统（Ligase）、PK刀、螺旋水刀、光动力学治疗等。涉及实验室检查的有各种生化及分子生物学标志物，遗传诊断技术、影像诊断技术[近年应用的正电子发射断层-X线计算机断层组合系统（PET-CT）]，生物治疗技术及疫苗。涉及关系，是指医生与患者（本质是社会政府与公众），还有位于其间的检查与治疗。这些关系当然是老问题，但却发生了巨大的而不是微妙的变化。医生则陷入困惑，彷徨于科学技术与公益功利之间，求索如何救赎仁爱的“诺亚方舟”。

二、新技术应用中的主要问题和对策

（一）实验检查是为了寻求证据，但证据还不是决策

实验医学实际早于19世纪，法国生理学家克劳德·贝尔纳（Claude Bernard）就已经提出，他向世人证明，以实验和事实为基础的医学远远优于仅仅以理论和先例为基础的医学。因为我们（个人或少数人报告）的观察有缺憾，经验有局限。而实验医学是寻求客观的指标或证据，如现行的大样本多中心对照性、随机对照试验（RCT）及荟萃分析等的所谓循证医学（EBM）。循证当然很重要，决策要基于证据，但证据还不是决策。决策还要有其他的考量因素，就是说决策必须考量与平衡证据，比如资源、价值取向等方面的因素，依据实际情况，作出合理的决策，而且涉及经济、社会、伦理等人文因素。此外，循证也并不能完全代替临床经验，强调循证是为了更好地进行临床实践。其实，临床经验就是证据的来源，有时临床经验是实践和决策唯一能够依靠的一个证据。一个没有临床经验的人，即使十分熟悉证据，也没有办法给人看病。所以，经验依然是很重要的，这并不否定循证的意义。

鉴于此，临床医生要综合病史、主诉、症状、身体检查，参考各种仪器检查、实验室化验（包括各种先进的检验），全面分析，方可下诊断、作结论、定处理。不能盲目地、一味地、绝对地认定一种检查结果，无论它如何“先进”！这是因为：

1. 技术本身的技能不完善

所谓新技术，新字虽好，恐难尽善。譬如内镜，工艺精良、功能多样，它是外科医生手臂的延长，但有缺陷，毕竟不如我们的徒手灵活；它是外科医生视觉的扩展，但有局限，毕竟有盲区而非“三维”。即使是“达·芬奇系统”的机器人亦不如外科医生的实地实景操作。此外，一些检验指标，尽管高度自动化、标准化，但也难完全避免假阳性或假阴性。

而用于产前诊断的FISH、染色体分析及其他技术的缺陷、错误亦不乏遇见。

2. 技术本身的“识真”不充分

像任何知识、技术一样，是对客观事物的认识和改造的“阶段性”成果，是对真理的相对认知。正如美国著名哲学家罗蒂所言：真，实际上只是那个历史和阶段人们的共识（或认可），并不一定是事物的绝对真理。甚至包括诺贝尔奖获得者的发现或发明也是如此，典型的例子是1949年获奖者莫尼兹（A.E.Moniz）用额叶白质切断术治疗精神病，当时被认为是最重要的发现和贡献。但数年后，这种治疗却出现了严重的并发症问题。因此，我们现行的新技术都是需要实践和时间的考验。

作为人类抗击癌瘤最具划时代意义的HPV疫苗正风靡于世，这无疑是令人鼓舞的。但疫苗从9～14岁开始应用，要在十年、二十年、三十年才能完全确认其预防宫颈癌的地位。疫苗应用初始，已经有了一些“副作用”的报道，虽然目前尚难断定系疫苗所致，但仍须注意排除与疫苗的关联度。

基础医学家也许会很有信心地说，我们可以预测疾病（Prediction）、预防疾病（Prevention）、完成个体化（Personalization），叫作“3P”医学。这当然是我们的追求，应该达到的目标。但至少现在还做不到，也许我们只能做到这样的“3P”——大概（Probably）、可能（Possibly）、期望如此（Prospectively）。我们在临床工作中应该是“多质疑、少允诺”。

3. 对技术的认识和掌握的不适宜

技术是要由人来认识和掌握的，无论技术如何先进、如何完美、如何高超，但认识偏颇、掌握不当，依然不能体现其先进、完美和高超，甚至滑向其反面。

血清CA125检测是目前用于卵巢非黏液性上皮癌诊治监测的较好的肿瘤标志物，但特异性、敏感性并不十分理想，临床医生不能过分迷信这一指标，否则就会迷失判断方向。因为血清CA125在以下诸多情况下都有一定的阳性率：正常人1%，妊娠3%，炎症及良性病变6%，内膜异位症

80%，子宫内膜癌70% ～ 80%，而在卵巢交界性肿瘤只有50%。因此，对检验的各种指标，均应结合临床进行分析。又比如近年引入的HPVDNA杂交捕获（hC2）检测，对宫颈癌的筛查及宫颈上皮内瘤变的诊治都有重要意义，而且由于其高度自动化、标准化，有很高的阴性预测值（NPV），即hC2（-）就可以认为没有HPV感染。但即使HPV阳性，也只能证明有HPV感染，还要看细胞学和组织学结果，不能以HPV结果下诊断、做处理。现今，单以HPV结果就进行各种治疗的情况颇为常见，也是一种对技术掌握不适当的表现。

我们并不能要求每位临床医生对新技术的操作步骤、检验方法都能细腻全面地掌握，但至少对其设计原理、结果解释、意义与价值应理解、熟稔，否则，就应该请教有关技术专家，不应该单纯依据报告作处理。

从上述的三点分析中，我们至少可以得出这样的感悟：临床医生应该正确认识、正确对待、正确理解、正确应用新的科学技术，并且始终把临床实践放在第一位，把对患者的关爱放在第一位。要像林巧稚大夫告诫我们的，医生要永远走到患者床前去，做面对面的工作。单纯地或仅仅依赖于检验报告做医生是危险的！这就是“ABCD原则”：Attitude（态度）、Behaviour（行为）、Compassion（同情）、Dialogue（对话）。只有在病床边才能重新发现尊严，无论是患者还是医生。

毋庸置疑，我们对实验研究与科学技术、它们的研究者及其研究成果抱有无尽的尊崇。甚至一个手术步骤的改良都可能产生巨大的作用。而工具的发明史也可以说是人类文明史的一部分。因为有了工具，人们就有了超越生物手段去解决现实问题的能力。诚如内镜的发明，使外科进入了一个新的时代。我们也常说，经验医学是医学的“入口”，那么，实验医学应该是医学的“殿堂”，而不是“避难所”。还是贝尔纳说得好：生命科学就像一座富丽堂皇、灯火通明的殿堂，然而想要到达这座殿堂，却必须穿过那长长的、可怕的厨房。是的，人们也许更愿意欣赏华丽的宫殿和美妙的佳肴，而不关注厨房。或许又太关注厨房了！

（二）掌握新技术，避免不适宜的使用及滥用

任何一种新技术，或者一种实验检测都有其一定的应用指征、范围及不适宜或禁忌的方面，还有相应的结果（或技术指标）的解释与判定。

所谓不适应或滥用则指适应证的扩大化、禁忌证的忽略化、使用的非规范化和非个体化，以及缺乏质量控制与保证，缺乏严格的评价、总结与分析等。

适应证的扩大化是屡见不鲜的，如把某一种肿瘤标志物当成“一滴血可以预测50种癌瘤”；一个普通的子宫肌瘤也要做CT检查；用正电子发射计算机体层扫描术（PET）作病瘤的筛查……这不仅会误导患者，造成虚假的平安感或平添恐惧，而且也会造成卫生经济的极大浪费及个人家庭的沉重负担。经济学的评价也是临床决策和技术应用的重要方面，是医生选择考虑患者接受程度、可行性的必要条件。一个有很好疗效的昂贵方案并不一定是最佳方案。现今，多数医生及多数患者更愿意相信或依赖于各种仪器检查和化验，特别是“高级”的检验，这并没有完全错，但过分依赖则会铸成错误。即使是计算机或数字化技术，也必须先输入足够的、确切的信息、材料、数据和经验，否则电脑只有电而没有脑。况且，正如我们前述的，重要的是仪器的掌握和结果的判定。诚如听诊器曾是我们诊病时的常用工具，时至今日已被医生冷落，人们更喜欢用心脏监护仪，哪怕只是多普勒超声。但医生同时也疏离了患者，这正是行医之大忌。

在新技术的应用中，遵循医疗原则，即诊治的规范化、个体化非常重要。一方面，这种治疗技术及施术者必须适合这位患者和她的病，反之亦然。这里是四个要素：病与患者、术与术者。其中任何一个要素不适合都不可以，都应调整。另一方面，技术方式、技术方法的选择必须符合疾病处理的规范要求，不能削足适履，为使用某种技术而勉强为之。典型的例子是内镜的使用，内镜手术符合微创颇受青睐，但它只是一种入径、一种手段，要达到的是治疗目的。对于恶性肿瘤的手术，要达到分期、减灭或根治；对于良性肿瘤，要达到完全剔除或切除；对于修复及重建，要达到

确实、可靠、有效。否则，其选择就是不适宜的，任何时候，都不应该是仪器和技术的炫耀。实际上我们不能，也不应该试图用一种方式完成所有的手术。各种方法是各有所长、相辅相成的。各种手术都是临床技术，患者比手术本身更为重要。我们常常把梦想遗弃，只是为了追逐这时代飞转的车轮。但我们务必看准方向，知道自己要上哪里去。

（三）避免非医疗因素的驱动造成的技术扭曲

在商品社会中，也许任何东西（甚至包括一些人）都打上了商业标记。如果这种商业影响扩展到医疗技术或医疗行为上，则可能造成医疗及技术的扭曲。这里讲的不是医疗活动中正常的、必要的经济学考虑，而是不正常、不应该的经济利益惦记。这已经是近年来社会和公众敏感与热门的话题了，并非本文要叙述的重点。作为医生，必须说的是，要遵循医疗原则和医疗道德，而不为非医疗原则和非道德诱惑所驱动。我还是愿意引用伟大医学教育家一百年前的名言："行医，是一种以科学为基础的艺术。它是一种专业，而非一种交易；它是一种使命，而非一种行当；它是一种社会使命，一种善良人性和友爱情感的表达。"如是想、如是做，我们就会品端行正，就会做出正确的诊断和治疗，也就不怕别人的议论了。

至于对充斥于世的伪科学宣传、铺天盖地的虚假广告、招摇过市的疯狂推销，我们更应保持平和与冷静，开出我们负责任的"处方"。

三、结论和建议

1. 我们要热诚接受新观念、新理论、新技术、新方法。

2. 我们要深刻认识新技术的原理、方法，以及应用的适应证、禁忌证，还有其问题与缺陷。

3. 不要迷信技术，要结合临床实践，综合分析并正确应用新技术。

4. 临床医师要永远走到患者床边去，关爱患者，了解历史，分析现状。诊治过程要规范化、个体化。

5．加强资质（对人、对操作者、对使用者）和验证（对物、对仪器设备、对检查）的质量控制、技术评估、管理与审定。

我们常说，科学技术可以是天使，也可以是魔鬼。让科学技术成为医生手中的利剑，帮助患者驱除病魔吧！

开展微无创技术，推行诊“四化”

一、微无创技术的定义和观念

微无创技术的定义实际很模糊，因为微无创是一种观念，一种原则，而不是特指某些某种手术。一般地说，所谓微创，就是手术创伤小，出血少，费用低；手术时间短，痛苦小，恢复快。这是外科的基本观念，是手术恪守的原则。

我们通过微创技术达到微创目的，达到微创效果。所谓微创手术的术式也是难以界定的，他们是相对的，有条件的。从一般的观念讲，应该是以经阴道的手术—内镜的手术—开腹的手术次第更符合微创观念。开腹手术是最常见的、最经典的手术。阴道手术包括阴道本身病变的手术，以及通过阴道实行的手术。通过阴道进行手术，系通过女性身体固有的通路实行，应该有其天然的合理性，我们叫作自然腔道的手术或自然腔道内镜手术（NOTES）或经阴道自然腔道内镜手术（V-NOTES）或从自然腔道取出手术标本（TOSES）。

而无创的概念就更加的模糊。何谓无创？确切地说，应该是毫无损伤。但我们通过外周血穿刺进行样本的分析，比如无创产前筛查（NIPT）可以认为是无创的。超声扫描、放射扫描，或是通过介入进行诊断治疗，也可以趋向于无创。所以，我们把微创和无创结合起来，统称为微无创技术可能更妥帖。

超声扫描，通过血流显示和三维成像，或与其他影像结合起来，形成更为清晰的图像，然后作为诊断和在超声引导下进行穿刺、注射药物等，已广泛开展。方兴未艾的海扶消融技术（高强度聚集超声，High-Intensity Focused Ultrasound，HIFU）应该属于此类。放射介入是以血管造影和栓塞为目的进行诊断治疗，同样可以认为是一种微无创技术。

在技术操作过程中，我们又启用了各种能量，包括电、水、激光、微波、冷冻等物理治疗及相应器械的应用，还包括宫腔镜和腹腔镜的一些介质作用，目的都是减少损伤。

二、微无创技术与诊断治疗“四化”

无论任何技术都要以临床诊断的“四化”为准则，就是规范化、个体化、人性化和微创化。应该以规范化作引领，完成个体化、人性化和微创化；而又以人性化为宗旨，达到以人为本。

人性化是医学的本源性。医学是人学，学人学，以人为本。医学的对象是有思想、感情、意识、意愿、家庭与社会背景的人。医学本身就具备科学、社会、人文三种属性。因此，我们除了诊治疾病，一定要有人的考虑，包括伦理观念、价值观念、婚育与家庭观念，甚至美学观念。我们必须强调诊断治疗的规范化。规范化，就是按规矩办事，规范是规矩，是指引，是方法，是道路，我们必须以规范化作为诊断治疗的主要手段，选择治疗方法也一定按规范办事。一个病需要做什么样的手术？

一个外科手术要达到四个目标：切除病变，恢复解剖，保护功能，手术微创，实际上是创造、破坏和修复。

我们必须强调诊断治疗的规范化。诊治的方法、手术的目标、手术的范围，都应该符合规范要求，我们还主张个体化，但个体化不是个人随意化。每个医生，特别是资深医生都有自己的经验、自己的擅长领域，但是诊断治疗必须按规矩办事。在手术室里，在诊断治疗过程中，患者总是第一位的，要一切从患者的利益出发，从患者的健康生命考虑。我们的选择也都是从患者出发，任何技术与器械的炫耀都是危险的。

外科医生有特权进入人体，人体是神圣的，外科医生是圣洁的。对于我们来说，每次都必须充满敬意和虔诚，就像我踏入圣殿。尤其不能损害……尤其要对还是正常的组织器官尽可能当心……尤其要格外慎重……因为事实上，在这打开的身体上，除了敬畏，我们没有任何特权！

三、掌握适应证、不适应证和禁忌证

在这里，我们强调4个问题。

（1）适应证、不适应证和禁忌证，所引出的四个因素。不只是疾病和治法两个因素，而是四个因素，即患者及其罹患的疾病，与医生和医生所给予的治病方法，这四个因素完全契合，才是最合适、最明智的选择。除了疾病和治法，还有两个人，一个就是患者，一个就是医生，而这两个人更为重要。

（2）适应证、不适应证和禁忌证是三个不同的概念。在适应证和禁忌证中间加了一个不适应证，这是一个值得讨论的分类和提法。上述四个因素完全切合，才是适应证；如若有一个不切合，都不构成完全地适应证，而成为不适应证，或禁忌证。所谓“不适应证”，是不够适合或恰当的方法方式，或者是药物或者是手术，但并不一定是禁忌，只是说它不合适；而禁忌证就是禁忌的、不准的、不许的。

（3）适应证、不适应证和禁忌证分别包含的几个特性。适应证具有明确性、共识性、标准性，不适应证具有慎重性、周密性；禁忌证则具严格性、严肃性。

（4）适应证、不适应证和禁忌证是可以转化的，是变化的。诚然，适应证的选择实际是相对的、不是绝对的，是有限制的，而非无限制的。一个医生可能面对各种选择，一种技术也面对各种医生；患者或病家当然也有其选择。医生在选择的时候，一定要知彼知己，百战不殆。所谓彼者，就是患者的情况、病变的情况；所谓己者，就是医生自己的经验能力、技术条件。在选择的时候，应该扬长避短、趋利弃弊，不必追求一种方式，不必困守一种方式。最终的选择应该是医生和患者，或者包括病家都接受的方式，那应该是最好的方式。各种技术（包括选择）都有长短利弊，应该取长补短，相辅相成。没有最好，只有更好。

四、更好地发展微无创技术，造福于妇女和人类

海扶消融治疗于1999年开始应用于临床，已有超过19万例的肿瘤患者接受治疗，蜚声海内外。在妇科领域，以子宫肌瘤、子宫腺肌病为主的治疗得到广泛的应用，超过80%的患者认为症状有所改善，并带来生育的希望。重要的是，它带来了中国制造、中国品牌、中国技术、中国指南。

我们想到奥斯勒爵士的另一名言就是:“伤害人体的疾病需要对人体伤害更小的治疗方法。”我们甚至提出“四个保护”，即：保护组织、保护器官、保护功能、保护精神。这对患者十分重要，对医生也十分重要。从侵袭性到保护性，这不仅是技术的革命，更是理性的升华。我们已经为成千上万的子宫肌瘤、子宫腺肌瘤患者保护了子宫，打赢“子宫保卫战”，而不是“一刀切”。

编者发表了一组关于海扶治疗的经验报告，都是很好的结果，也进行了关于真实世界研究的尝试。真实世界研究（Real World Study，RWS，or Real World Research，RWR），即在真实世界环境下收集和处理与患者有关的数据，获得医疗产品的使用价值及潜在获益或风险的临床证据。2018年，中国首个RWS指南《2018年中国真实世界研究指南》发布。2020年1月，国家药品监督管理局发布国内首个《真实世界证据支持药物研发与审评的指导原则（试行）》。据此，RWS已经成为中国科研工作者需要学习、应用、掌握和产出重要科研成果的重要工具。

但是真实世界数据还不等同于真实世界证据。真实世界数据应通过严格的数据收集、系统的处理、正确的统计分析及多维度的结果解读，才能产生真实世界证据，成为RWS。由于RWS可能存在一些内在偏倚，这

些偏倚可能限制了真实世界数据在因果关系上的推理和解读。因此，为了减少潜在的偏倚，需要谨慎而周密的研究设计，并且应该确定研究问题后尽早开始制订研究方案和统计分析计划。此外，RWS是对临床常规产生的真实世界数据进行系统性收集并进行分析的研究，与随机对照临床试验（RCT）是互补的关系，并不对立。RWS和RCT一样，都需要科学合理的研究设计、研究方案及统计分析计划。

在妇产科领域，非常有名的RWS研究包括“百万女性研究”（Million Women Study）、“女性健康启动项目”（Women's Health Initiative，WHI）等，以及美国国立癌症研究所有关宫颈癌微创和开腹手术的分析（Engl J Med，2018，379（20）：1905-1914.），也是比较突出的例子。此外，人乳头瘤病毒（HPV）疫苗的应用效果、母婴健康的促进，以及女性癌症的疾病负荷和发生率，都是出色的RWS。这些都值得我们进一步学习与借鉴，以期加强与提高我们关于海扶和其他有关治疗的真实世界的研究。

现今，我们已经有了在中国医师协会妇产科分会领导下的微无创专业委员会，并且与国际微无创医学会有密切的交流与合作，各个国家、不同专业的同道都携起手来和谐友好、交流互助，这很符合建立人类命运共同体的伟大行动。我们一道提高、发展理念，追求、完善技术，更好地推动微无创技术，造福于妇女和人类！

再论微创

近年来，关于微创手术和内镜手术的专著越来越多，值得称道。现今，李力和向阳两位教授主编的《妇科微创手术学》横空出世，洋洋百万言，更是可喜可贺！

所谓微创手术，正如本书开宗明义所强调的，微创是一种观念，是一种原则。它是外科手术的基本出发点和切实落足点。正如医圣希波克拉底所言："请你不要损伤！"甚至强调"首先不要损伤！"这就是外科学，或者是医学的宗旨。

所谓微创就是损伤小、出血少、恢复快，从入径开始到整个手术的全过程，都要贯彻这一原则，甚至还要包括美学观念和精神心理考虑。这是一个从理论到实践，从技术到方法，从医学到哲学的全方位、立体式策划与完成的科学艺术系统。

所以，外科是神圣的，外科医生有特权进入人体，我们只有对患者的敬畏、尊崇与保护，不可以有任何技术与器械的炫耀。

一般而论，从符合微创要求而论，其顺序可以是：内镜手术—经阴道手术—开腹手术，也就是说内镜手术更符合微创的理念。但无论是内镜手术抑或开腹手术、阴道手术也都应该遵从微创的原则。否则，微创也可以变巨创！

因此，作为外科手术，无论是术式的选择，以及手术的全过程的另一个重要基础，就是要重视技巧，更要重视决策。决策占成功手术的75%，技巧占25%。所谓决策或技巧，也都应该贯穿微创的原则和微创的方法。

而不是只追求一种术式、一种方法，一个医生或者一个成熟的外科医生应该掌握各种方法，并形成自己的特长，甚至不应该囿于自己的特长。

医圣希波克拉底还说：“药治不好的要用铁，铁治不好的要用火。”所谓铁，应该是指外科，那么火是什么呢？可以是狭义的各种烧灼等物理治疗，甚至包括现行的能量；也可以是更为广义的火，从西方的普罗米修斯盗火，到东方的燧人氏钻木取火。火乃是人类文明的始源、光耀和终极。

医学发展到今天，也许我们又得求助于火了。火就是自然，火就是信仰，于是，医学又回归到了它的本源。

哲学始源于医学，医学归因于哲学。外科是科学，外科是技术，外科是艺术，外科更应该是哲学。那就让我们带着这样的信念去读这本《妇科微创手术学》吧！

是为序。

本文为李力、向阳《妇科微创手术学》之序，2024年春

一部有特色的手术笔记

郎景和大夫的《妇科手术笔记》是一部很有特色的书。从内容上，避免与一般手术学相重复，而侧重于特殊的手术、特殊的技法；从形式上，也不同于一般的陈述程式，开门见山，讲重点、讲思考；从文字上，比较轻松、洒脱，不艰涩、不枯燥。值得提出的是，在阐述科学命题和细致技术的同时，注重人文思想和哲学理念，这对青年医师是十分重要的——要见病，更要见人；要治病，更要治人。

作者是妇产科专家，又是科普作家、文学作家，他把医学、文学以及哲学很好地结合起来融入作品中，读来给人一种清新的感觉。他对科学创作的思索和尝试也是值得推崇的。

吴阶平

二〇〇三年四月十日

外科是技术、是艺术、是哲学

《妇科手术笔记》是作者郎景和三十余年（编撰出版时）临床妇科诊治及手术经验的总结。该书以散文笔记的写法，轻松、流畅地阐述了沉重、艰涩的科学命题和复杂的操作过程，亦谐亦庄，不失严谨与求精，于2001年5月由中国科学技术出版社出版，再版5次。本书名曰“笔记”，实际是专业的妇科手术学专著，并不是科普读物。写法特别，不仅妇产科医生愿意读，其他科医生，甚至业外人士也喜欢读。为学术专著写题记，恐怕绝无仅有，也是一种尝试。看看这些题记，琢磨一下手术笔记，会有一种既轻松又隽永的感觉，很好地体现了医学的人文理念。

1. 曹雪芹·《红楼梦》：假作真时真亦假，无为有处有还无。

——人工阴道之造穴

2. 李白·《清平调·其一》：云想衣裳花想容……会向瑶台月下逢。

——人工阴道成形术之腹膜法

3. 泰戈尔·《飞鸟集》：我不能选择那最好的，是那好的选择我。

——人工阴道之魏氏法

我从中学时就喜欢泰戈尔的散文诗，《游思集》《飞鸟集》等的优美诗句至今倒背如流、朗朗上口。在大学时，因为上课时看泰戈尔的书，被同学“告密”，“罢免”了我的团小组长职务。

此句在这里提示我们，给患者选择治疗方案一定得是最好的。另一句，翻译过来的话与此有异曲同工之妙：最好的一开始就给予，一开始给予的就应是最好的。

4．流水不腐，户枢不蠹。

——阴道斜膈

5．外行看热闹，内行看门道。

——一种阴道后壁膨出修补法

6．有时，外科医生的“残酷”，恰是一种仁慈。

——兼治肠疝的阴道封闭术

7．陆游·《游山西村》：山重水复疑无路，柳暗花明又一村。

——从阴道切除大子宫

8．处女膜及其完整与否，终究是个解剖学问题，为此所怀的自豪感或犯罪感都未免太严重了。

——处女膜修补及整形术

9．无意辟蹊径，天然去雕饰。

——小阴唇整形术

此句甚美，犹同禅语。小阴唇修补（太专业了）是教科书及手术学中都没描述的，术中之操作应是自创的。虽无意于此，却也是另辟蹊径。我将外科手术的意境或外科医生的层次划分为三：得艺、得气、得道。得道者方有升华之感觉，举一反三、地作天成。我也说：“十年磨一剑，百岁难成仙”——我们穷其一生亦难达到也。

10．道虽迩，不修不至；事虽小，不为不成。

——阴蒂整形术

11．刘孝威·《都县遇见人织率尔寄妇》：经稀疑杼涩，纬断恨丝轻。

——会阴阴道修补“经纬论”

12. 孔子·《论语·为政》：学而不思则罔，思而不学则殆。

——子宫颈Sturmdorf缝合法

13.《菜根谭》：知机真神乎，会趣明道矣。

——意外发现的术式：卵巢楔切术

14. 败也卵巢，成也卵巢。

——卵巢囊肿剔除术：适应证与切口选择

15. 破坏是单纯的，而建设可以各种各样……

——卵巢囊肿剔除术：止血与缝合

16. 尽管我们有一双眼睛、两只手、两条腿，但谁都知道，每一个都是弥足珍贵。

——卵巢囊肿剔除术：腹腔镜手术

17. 希波克拉底：请你不要损伤！

——输卵管显微镜外科（之一）

18. 建设比破坏难得多。

——输卵管显微镜外科（之二）

19. 过犹不及，多抑或缺。

——子宫畸形的矫治

20.［英］维克多·邦尼：为了半打纯属良性的肿瘤而切除年轻女性的子宫，不啻一次外科手术的彻底失败。

——子宫肌瘤剔除术：最初的考验

21. 在犁过收获后的马铃薯地里，我们总可以挖出遗留的马铃薯。

——子宫肌瘤剔除术：技巧

这是一个再恰当不过的比喻了。儿时，曾跟同学做过这种有意思的活计，土豆地已被犁开，收成过了，但小孩拿着提篮，还能捡到不少“漏网”的小土豆，甚至较大的土豆。肌瘤剔除，特别是多发性子宫肌瘤，常常会有小肌瘤隐匿而未被发现，又不能将子宫切得千疮百孔。所以，要让患者理解，当然，手术大夫要认真仔细地检查，尽量避免遗留。我们曾经在一个子宫上挖出200多个肌瘤（亦难免有遗留！肌瘤愈多，遗留的可能性愈大）。

22. 泰戈尔·《飞鸟集》：神期待着人在智慧中重新获得童年。

——子宫肌瘤剔除术：缝闭瘤腔

23. 看画家作画，点点拨拨，像是随意涂抹；看工人盖房，垒砖抹缝，似乎简单粗糙。画成、楼立，却是浓淡相宜、美轮美奂的艺术品。

——经阴道子宫黏膜下肌瘤去除术

24. 鱼和熊掌有时可以兼而得之。

——筋膜内子宫肌瘤切除术

25. 吴葆桢：卵巢癌手术的最大失误是不做手术。

——卵巢癌的手术：手术种类

26. 自然本身搭起了梯子，缺乏的只是我们攀登的勇气。

——卵巢癌的手术：肿瘤细胞减灭术

27. “明知山有虎，偏向虎山行”和“初生牛犊不怕虎”是不同的。我赞同前者。

——卵巢癌的手术：盆腔包块切除

28. 身体是一尊生命的山，还有流动着的江河、湖泊——血液、淋巴及其他……

——盆腔淋巴结清除术：盆腔血管淋巴解剖

“身体是一尊生命的山……”发挥我们的想象吧！现今的问题是诊治的“去人性化”或“沙漠化”，把身体的器官当作一个部件，放在冰冷的流水线去检查修理，正是忽略了“生命”二字。温暖和关爱多么重要，就算是山、水都需要环保，何况人呢？

我认为，外科医生施行手术应该既合理，又美好。

29.《地道战》：各村有各村的高招……

——盆腔淋巴结清除术：淋巴结清除技巧

30. 清除血管上的淋巴结，就像高空走钢丝。

——盆腔淋巴结清除术：应急处理

31. 像任何以人名命名一样，解剖学上的名词并没有刻在那个部位上，而是刻在外科医师的脑海里。

——股三角解剖及Cloquet淋巴

32. 这和高空走钢丝一样惊心动魄。

——高位腹主动脉旁淋巴结切除术

33. 泰戈尔·《飞鸟集》：创造的神秘，有如夜间的黑暗是伟大的。而知识的幻影却不过是晨间之雾。

——根治术中的两个侧窝和一个隧道

34. 谁都想破译生命之谜，那实在过于宏伟和困难。其实，能把人体的一个区域搞清楚就不错了

——正像农民侍弄好他的自留地……

——骶前区中的解剖和手术

35. 我们不仅要经常读普通解剖学，而且有时要翻阅发生解剖学。

——性发育异常时的性腺切除

36. 妇科泌尿学把大家都不太管的事变成都爱管。

——张力性尿失禁的手术

37. [德] 歌德《歌德谈话录》：凡是合理的，不一定是美的；但是，凡是美的，应该是合理的，至少是合理的。

——一种有意思的阑尾去除术

因为外科不仅是技术，也是艺术，更是哲学。

38.《三国演义》：天下大事，分久必合，合久必分……

——如何分离粘连

39. 世间的许多麻烦是因为位置没有搞对。

——妇产科手术的患者体位

至关重要的是，外科称之摆好体位，却又常常被忽略，包括教科书等多无人问津。在国外，有的手术室有专门的护士管手术床位置与患者体位及照明灯光，使外科医生施术方便、舒适，也使患者安全、减少损伤。

题记另一层意思是在社会生活、工作过程中，也要摆正自己的位置，看清上下左右的位置，使之和谐顺畅，减少拥塞、碰撞、倾轧与伤害。

40. 外（科）事无小事。

——腹腔镜手术铺巾法

41. 在腹腔镜手术操作时，患者的安全是第一位的。

本文节选自《妇科手术笔记·第一卷》题记

临床医学不仅需要技能，也需要管理

《妇科手术笔记·第二卷》作者郎景和，承袭第一卷的体例、写法和风格，作者整理和推出了50个新题目。文字与图表相映并茂，科学与文学融为一体，并将哲学理念注入其中，对科学创作的新思路日臻成熟。该书于2004年5月由中国科学技术出版社出版发行，再版2次。

1. 宋鸿钊：我绝不相信“癌症治不好，治好的不是癌症”的说法。

——一代宗师医界楷模

2. 吴葆桢：我们对癌瘤的态度是殊死搏斗、锲而不舍。用尽最后一分力量，治到最后一分钟。

——与癌魔抗争的斗士

3. 也许，我们学习得很不少，只是实践得不够；也许，我们实践得也不少，只是思索得不够；也许我们不是记忆得少，而是忘却得多……

——妇科手术大家

这是我在《妇产科临床备忘录》扉页上写的一段话。这本书是由一位青年住院医生主编的，她将每天上级医生查房、巡诊及学术活动的精彩及重要部分记录整理，又参阅文献，最后集结成30万字的小册子，条理清晰，言简意赅。我将之命名为“备忘录”，很受欢迎，后再版。这里需要强调，一是学习；二是实践；三是不断复习印证，加深记忆和忘却做斗争。实际是实践—学习—再实践，如此循环不已，形成自己的技能和经验。在这个过程中，还强调要思考，做个“有心人”“用心人”。这位青年医生就是“有心”“用心”、善于学习的医生。

4.“台风”是素养、品格、个性、技术与经验的综合体现，是外科医生个人风格和全部特质的集中展示。

——试论外科医生的“台风”

5. 外科手术，一半是技术，一半是艺术。只有技术，没有艺术，手术难以尽善尽美；只有艺术，没有技术，手术又不能完成。而统率技术和艺术的是哲学，没有哲学，手术便失去方向，没了灵气。

——外科医生与烟、酒、咖啡和眼镜

这是作者对外科手术的基本看法，外科是技术，是艺术，是哲学。之所以放在“咖啡”一节作题记，是想在外科医生劳累之后，或刚完成一台手术，或结束了一天的辛苦，坐下来，喝着咖啡，想想这个手术、这一天的工作是怎样的，我们追求的是什么，我们辛苦劳顿之中蕴含着什么。除了救死扶伤，从外科手术的深层挖掘一点思想，沉淀一点意味。也许我们需要养成这样一种习惯，曾子曰：“吾一日三省吾身”，那是先哲。而我们是凡人，就想想凡人的事也行。

6.［西班牙］毕加索：绘画比我强，它指使我照它的意思行事。

——妇科绘图：8笔画法

7. 凡事，就怕小事不愿做，大事做不来，不大不小的事做不好。

——外阴血肿

这是对外科医生成长、状态的描述。其实。何止是外科手术，任何职业和工作都大抵如此。即如何对待小事和大事，亦如简单和复杂、低级和高级、主角和配角……

我的孩子从外交学院毕业后到美国一个总领馆做副领事，开始管签证。

他觉得挺没意思，收过来申请单，复核材料，掌握几个原则，然后收款、发签证。“每天好像售货员”他说。我很严肃批评他，一方面，你是代表国家的签证外交官；另一方面，你必须弄懂外交工作的最初始、最基本工作，你想当大使，也要非常了解和掌握签证的全过程。正像一个外科教授，也得从住院大夫做起，从写病历开始，从拆线、换药开始。

我认识一位亿万富翁，他的孩子在美国读完MBA回国工作，显然是接班公子，但父亲让他先做3个月清洁工，然后到多个部门轮转，并没有一开始就委任什么总经理、总裁之类。

所以，大事都是从小事做起的，小事里有细节，细节有时决定成败。

8. 不通则痛，通则不痛。

——穿刺、切开与引流

9.《西游记》主题歌：踏平坎坷成大道，……敢问路在何方?

——先天性阴道闭锁手术

10. 子宫颈癌是感染性疾病，是可以预防的，可以治愈的，是可以消除的。

——子宫颈上皮内癌变的检查与诊断

11. 我们缺乏的可能不是技能，而是管理。

——子宫颈上皮内癌变的管理与治疗

12. 如果同样的指征和条件下，一个手术能够从阴道施行，要选择从阴道做；若能够从腹腔镜做，要选择从腹腔镜施行。

——腹腔镜下人工阴道成形术（腹膜法）

13. 方法可以有很多种，技巧也可以有很多样，但原则只能有几点。

——瘘修补的8原则

14. [唐] 王昌龄·《送柴侍御》：青山一道同云雨，明月曾何是两乡。

——来秋氏间隙

15. 出路问题是一种政策，给出路或找出路。

——腹膜后，你可以利用的空间

16. 一位患者或一种疾病适合某种手术或某种方式、方法和途径，并且这个手术或方式也是适合这位患者或她的疾病，这便是最佳的或最合理的选择。

——良好地发展妇科内镜手术

17. 一根绳，无论你打什么结，或者在哪打结，都是可以使它缩短的。

——圆韧带的缩短和悬吊

18. 瓦蓝的海，雪白的浪，海到底是什么颜色？潮退后，海滩上遗留下水母、海星、贝壳……是被海所抛弃，还是它们对海的背叛？

——腹膜外科学：值得关注的亚学科

19. 希波克拉底：疾病是一个自然过程，症状是对疾病的反应，医生的主要功用是帮助身体的自然力量。

——腹膜外科学：妇科中的粘连与预防

20. 可能是两个悲剧，或是两项提防：一是不能随心所欲，二是太随心所欲了。

——压力性尿失禁的微创手术治疗：腹腔镜下Burch手术

21. 看见那条带，使我联想到缰绳，它管住了不驯的烈马；想到雨后美丽的彩虹，它带来了清爽和喜悦。

——压力性尿失禁的微创手术治疗：无张力阴道吊带手术（TVT）

22. 黄永玉：很多年前，我与聂绀弩先生走在街上，我告诉他有个很好的故事。他说故事并不重要，重要的是谁来讲。

——妇科手术，你所要知道的输尿管

我很愿意看永玉先生的书画和文章，其风格特异，其意蕴隽永。这句话也表明了他是多么可爱的怪老头。

这又是一句至理名言，问题是黄先生说得好玩。

一个故事谁来讲，一出戏谁来演，一首歌谁来唱，一个手术谁来做……诚然，这个“谁”非常重要，甚至是决定性的。所谓同样的事可以做起来可能很不相同，结果甚至大相径庭！所以，我们在做事情的时候（具体说到手术），必须选好做事的人（即术者及助手）。

23. 问题是科学技术的发动机。

——子宫切除术的类别与选择

善于提出问题，无论是给自己，抑或给别人，都是科学技术发展的动力。有问题才能有发现，才能有创新。

就怕没问题。

讲完课，征询问题，鸦雀无声，会令人难过。

什么问题都可以：没听明白，深究其源，甚至争辩和反对，都是好问题。

“没有愚蠢的问题，只有愚蠢的回答。”

我们不缺乏讲演者、解释者，我们缺乏提问者、质疑者。

24. 鲁迅·《故乡》：世上本没有路，走的人多了，也变成了路。

——子宫全切术后的输卵管脱垂

25. 子宫内膜异位症是一个让你痛苦，折磨你，又让你不死的精灵。

——子宫内膜异位症的手术治疗：原则和分类

26. 飘飘扬扬的雪落在冰冷的地上，一层一层，一片一片，却不融……

——子宫内膜异位症的手术治疗：腹膜型

27. Sampson是当之无愧的“子宫内膜异位症之父”。他提出了发病学说，他命名“巧克力囊肿”，他指出恶变的标准……

——子宫内膜异位症的手术治疗：“巧囊”

28. ［比利时］J.Donnez：这是第三种子宫内膜异位症，请你们忘掉深部结节吧。

——子宫内膜异位症的手术治疗：阴道-直肠型

29.［意大利］但丁·《神曲》：……我向前走着，走着，看到了花朵，脚步就停了下来。

——子宫内膜异位症的手术治疗：腹壁内异症

我喜欢但丁这句话。

我有一个做文摘笔记的习惯，从中学时代就开始了。一个小本子经常带在身上，我把它称为"知识的篮子"，采撷知识也。扉页上写道：我丰富你，你培养我，我们共同进步。这些本本多达几十册。现今，我改用宣纸线装本，一做文摘、二可练字，不枯燥、不厌烦，始终兴趣盎然。每册的卷头词各有不同，如"字句有灵魂""有书无法集""风花雪月""业（夜）余而为之"……又增加了很多自己有感言、评注、议论，并非仅仅是文摘而已。

做文摘、写笔记，是思想捶打，是前行脚步，要一锤一音，一步一个脚印。

30.［东汉］班固·《汉书·贾谊传》俚谚曰：欲投鼠而忌器。

——子宫内膜异位症的手术治疗：会阴内异症

31. 生殖器官可因其衰老而失去功能，但却不会因太老而不长肿瘤。情况通常是相反的。

——妇科肿瘤诊治纲要

32. 外科不仅是一门技术，也是一门艺术、一门哲学。

——浅谈妇科肿瘤医师的培养

33. 哨兵常常第一个发现敌人，哨兵也常常是第一个牺牲者。

——前哨淋巴结（之一）

哨兵和前哨淋巴结概念太清楚了。哨兵坚守岗位，防范侵犯，我看见部队大院门口就有岗哨及"哨兵不可侵犯"的牌子。前哨淋巴结作为人体的警卫，受到关注。

这是科学，也是社会常识。

无论作为科普，还是学术讨论，要善于将深奥的事理与人们的常识结合起来，这是件有意思、有意义的事情。

不是讲得越深奥、越玄虚，就越高级，恰恰相反，将深奥的东西讲得大家都能懂，特别是局外人也点头才称得上本事。所谓深入浅出，只有深入才能浅出，那表明你对问题理解得透彻。

34. ［唐］张旭·《桃花溪》：隐隐飞桥隔野烟，石矶西畔问渔船。桃花尽日随流水，洞在清溪何处边？

——前哨淋巴结（之二）

35. 毛泽东·《七绝·为李进同志题所摄庐山仙人洞照》：暮色苍茫看劲松，乱云飞渡仍从容。天生一个仙人洞，无限风光在险峰。

——淋巴结清除术的水平分级

36. 内镜伸展了我们的视觉，延长了我们的手臂。

——腹腔镜淋巴结切除术

37. 好与坏的变化，都有个过程。一般地说，不会一下子变坏，也不会一下子变好，可谓“冰冻三尺非一日之寒”。

——癌前病变及交界性肿瘤：概念和意义

38. 勿以善小而不为，勿以恶小而为之。

——癌前病变及交界性肿瘤：诊断和处理

39. ［俄］莱蒙托夫：它寻求什么，在那遥远的异地？它丢下了什么，在自己的故乡？

——根治性全阴道切除术

40. 留得青山在，不怕没柴烧。

——保留子宫的子宫颈癌根治术

41. 妇科肿瘤学的发展只是近100年的事。当我们看到世界发生如此巨大变化的同时，有不少地方、有很多人的基本医疗与100年前没有多少区别。

——妇科肿瘤学纪事（之一）

42. 子宫颈癌仍是女性生殖道癌瘤中的第一杀手。子宫内膜癌的发病率逐年上升。

——妇科肿瘤学纪事（之二）

43. 卵巢和外阴都是是非之地，尤其在多事之秋。

——妇科肿瘤学纪事（之三）

44. 毛泽东·《水调歌头·游泳》：神女应无恙，当惊世界殊。

——21世纪的妇科肿瘤学

45. 有时，要把问题复杂化，以探寻其细微；有时，要把问题简单化，以提挈其纲领。

——卵巢癌治疗提要

我曾戏言：科学家要把问题简单化，政治家却常把问题复杂化。当然，如是说，也有偏颇。只是对问题的认识和处理方式的确有差别。科学家要善于从纷乱复杂的事物或现象中找出有规律的东西来；而政治家则应从平常、简单的表象中察觉苗头和动向，以“青萍之末”至狂风大作。如果将两者结合起来，则如本题记所示，岂不更加完美！

46. 新世纪妇科肿瘤的治疗更强调“以人为本”。强调规范化、个体化、人性化、人文化，谓之“四化”。

——复发性卵巢癌的手术：基本考虑和选择

47. 毛泽东：不打无准备之仗，不打无把握之仗。

——复发性卵巢癌的手术：手术的实施

48. 林巧稚：有时，你把患者的病痛解除了，可是她并不幸福，你还要考虑到她的婚姻、家庭和孩子……

——妇科恶性肿瘤保留生育功能的治疗

本文节选自《妇科手术笔记·第二卷》题记

产科手术的特点是急、危、重

近年，关于妇产科学的手术专著，包括各种内镜手术，出版得很不少，但关于产科手术学却不多，刘兴会、徐先明教授主编的《实用产科手术学》一出版，让人怦然心动，颇感兴趣。

我以为产科手术突出了“急、危、重”三个字，或者这三个字是产科手术的特点。

产科手术当然也有预定性或计划性手术，如选择性（或择期）剖宫产、妊娠期子宫颈内口环扎、妊娠合并子宫颈癌或卵巢良恶性肿瘤等手术，可以在充分准备后实施完成。但相当多的产科手术，如产科出血、胎儿窘迫、子宫破裂、胎盘问题，以及严重感染等紧急情况，可能要立即采取手术处理，都显示了“急”的特点，是对产科医生决策及手术技术的严峻考验！

病情常常是很危急的，危及母亲、危及胎儿，需当机立断，争分夺秒。这时，团队的力量、学科的配合都是成败的要素。

“重”字有两层含义：一是孕产妇的病情通常比较重；二是事关母胎，关系重大。

也许有人觉得产科手术不像某些妇科手术、癌瘤手术那样复杂困难，似乎比较简单，这显然是一种偏见，一种误解。如果我们深刻理解产科手术的“急、危、重”的特点，就会格外重视产科手术的决策和实施。

产科手术也会涉及普通妇科问题、癌瘤问题等，也不仅限于开腹手术，也会涉及阴道、会阴区域的操作。所以，产科医生应该有妇产科学的全面知识、全面技术，才能对产科手术应付裕如。反之亦然，普通妇科医生、妇科肿瘤医生不是也应该掌握必要的产科知识和技术吗？

好在刘、徐两位教授的这部书表达和回答了上述的产科手术特点和问题。该书作者都是国内资深的专家，选题明确而注重临床实际，手术的各种问题和技术描述细腻详尽，无论对产科医生抑或妇科医生，无论对资深医生还是年轻医生，都有重要参考价值和指导作用。

我有幸先睹书稿，感想如上，权作为序。

本文节选《实用产科手术学》（刘兴会、徐先明主编，人民卫生出版社，2013）序言

医疗的“陷阱”与规避

还是在20世纪60年代初，我刚到北京协和医院妇产科做住院医生，遇到了一个不是太大却很麻烦、棘手的问题：一个做了子宫切除的患者术后总有少量阴道出血，经检查，像是比较常见的阴道残端的肉芽或息肉，红色的、细舌样组织，于是采用扭除和用硝酸银烧灼。常规情况下，是可以治愈的，可是这患者经三次手术处理后仍不见消除，好转。我请教了林巧稚大夫。林大夫对此很敏感，十分睿智地沉吟道：“怕是输卵管脱垂吧。”并推荐我去看一本书《妇科诊断与治疗的陷阱》（*Pitfall of Gynecologic Diagnosis and Treatment*）。

我在协和图书馆的地下室里找到了这本书，一本不起眼的小册子，却描述了妇科临床上常见的，特别是不常见的问题：误诊或者漏诊、手术的误区和规避，注重预防、注重诊断、注重处理。全书图文并茂，明确清晰，详细地阐述了林大夫所说的“输卵管脱垂”。我依法处理，患者速愈！

感谢林大夫！感谢这本书！

类似这种医学书籍凤毛麟角，曾有一本杂志叫《误诊误治》，出版不到两期就惹来了不少麻烦，只得停刊，无人再敢有这种念头。

其实，总结经验、接受教训与提高水准是密不可分的。萨克雷说：“如果你从来没有做过傻事情，那么你大概不会成为智者。”毛泽东说过：“错误和挫折教训了我们，使我们变得比较聪明起来。”学习、工作和生活的经验告诉我们，我们从错误和失败中获得的益处，要比从成功和胜利中得到的还多。

临床实践中会遭遇风险和陷阱，是由于医学具有两大特点：一是医学有很大的局限性，医学研究人类自身，而人类自身的未知数最多；二是医学的风险性，医疗是在活的人体上施行的，无论是诊断或者是治疗。

医疗的局限在于认识的局限，认知总是相对的、存有片面的，甚至是错误的。科学或者科学家都不能说“我什么都知道”，医学或医生都不能说“我什么病都能治”。公众也应该如此了解、理解和谅解医学的窘境与无奈，医生的困惑与无力。期望过高与实际之间的落差可能是医患矛盾出现的重要原因之一。

现代科学技术极大地推动了我们的认知能力的提高，提升了诊治水平，促进了医学发展，但是技术是要人来认识和掌握的。无论技术如何先进、如何完美、如何高超，如果对其理解有限、认识偏颇、掌握不当，依然不能体现其先进、完美和高超，甚至会滑向反面。即使是现今流行的大数据、智能医学，也依然会有“数字盖不住的地方在呐喊”！

所谓“循证医学”也一样，循证是为制订决策提供证据，但其本身并不能代替决策，决策还要考量其他因素。一个医生虽然掌握了一些循证材料，如果没有临床经验，也还是不能很好地诊治疾病。况且，对于少见病、罕见病、特殊情况，丰富的临床诊疗经验依然是宝贵和重要的，这时，医生的经验就是证据。诚如，我开始介绍的病例，林大夫有经验，她明确了诊断，还指出了应该查阅的文献。虽然是少见病，却依经验取得了良好的效果。

“艰难的医学”还在于医学的人文性，这是其他自然科学所不及的。人文性的一个重要观念是：其一，诊治疾病不仅考虑疾病本身，还有人的因素，他的思想、感情、意愿、要求及家庭与社会背景；其二，罹患疾病名称是一样，但表现却不相同，所谓“同一种病，一个人一个样”。

因此，医生的诊断治疗，一方面要考虑疾病本身的生理学、病理学、诊断治疗学的规律与规范性；另一方面考虑患者本身的人文元素，并以人文关怀对待之。这需包括医生所共有的哲学理念和思维方法。

所以，“陷阱”的规避和处理，除了丰富的经验、精湛的技术、高尚的医德和负责的精神，医生、公众或患者都应牢记“有时去治愈，常常去帮助，总是去安慰”（特鲁多）。患者该多么需要睿智的医学体恤者，该多么需要理解贫困的医学和乏术无力的医生。我们都有保存、保护生命和健康的期望与乐趣，但我们都需要理解、耐心和安静！

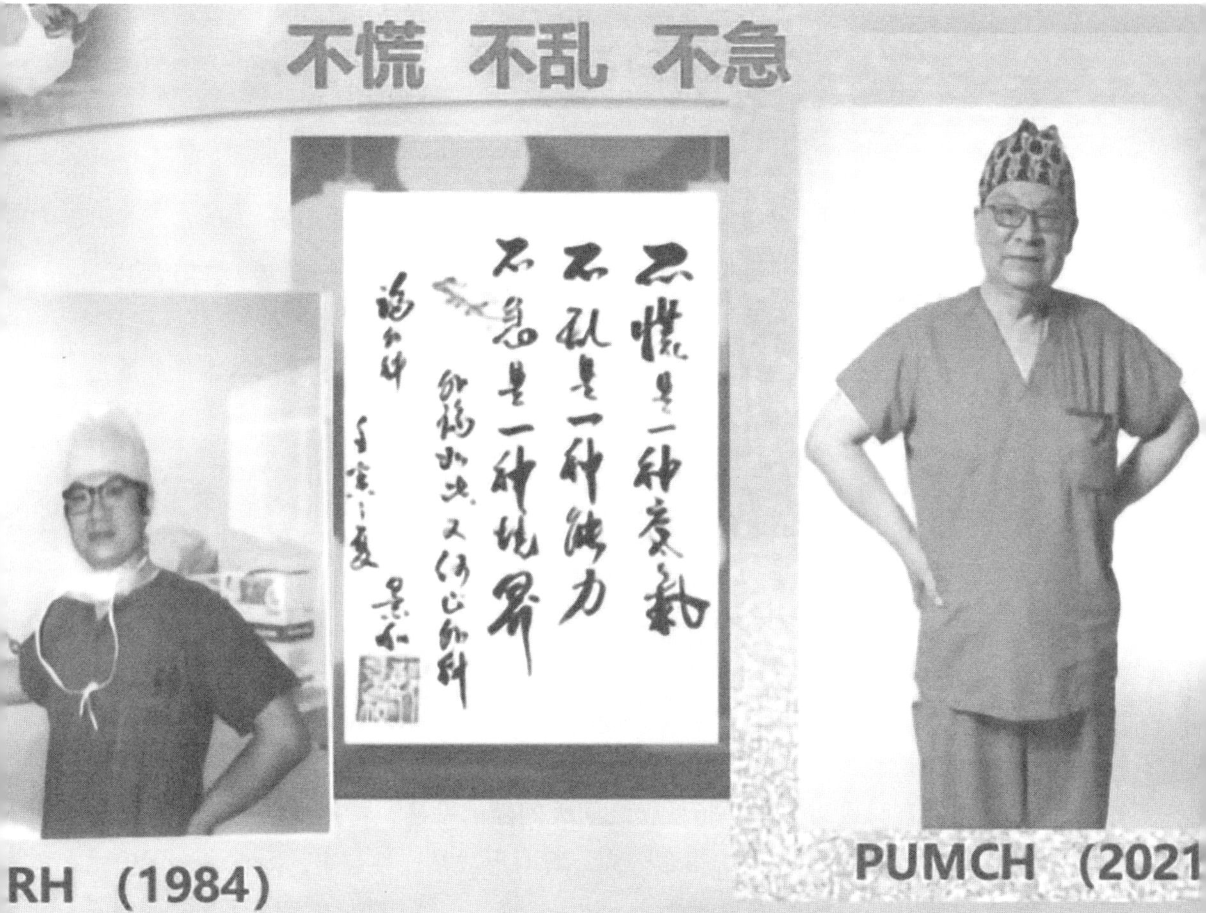
不慌 不乱 不急
RH (1984)
PUMCH (2021

如何分离粘连

天下大事，分久必合，合久必分……

——题记·《三国演义》

粘连是外科手术最常遇到的问题之一，有时一个手术的基本任务就是分离粘连。

一、遭遇粘连的情况

在妇科手术中，遭遇粘连的情况主要有以下6种。

1. 炎症

“新鲜”炎症表现主要是充血、渗出，也有粘连，但这种粘连比较“脆弱”，容易分离。而“陈旧”的或慢性炎症，则是紧密的纤维束或盆腔器官间或与腹膜、肠系膜之间无间隙的粘连，特别是结核，这种粘连有时相当地“牢固”，很难分离。有时形成粘连性包裹，内有渗液，构成包块，如输卵管卵巢囊肿（tubo-ovarian cyst）、结核性假囊（tuberculous pseudocyst）等。

2. 肿瘤

粘连是由于渗出或浸润造成的。浸润是恶性肿瘤的生物学行为，结果是使肿瘤与周围器官组织粘连，肿瘤扩散，有时可以找到正常与不正常的界限，有时则没有清晰的界限。但幸好，癌瘤组织一般比较“糟脆”，只要小心分离并不会损伤正常组织和器官。

3. 创伤

各种创伤、出血，包括外科手术后，在愈合、止血过程中可以形成粘连。这种粘连一般不难分离。符合解剖、细腻的手术会减少粘连的形成，如显微外科、微创内镜手术之一大优点是较少引起粘连。

4. 子宫内膜异位症

这是妇科独具的致粘连疾病，在所谓内异症“晚期”或非活动（inactive）病灶，可以形成非常严重的粘连，特别是在子宫直肠窝，甚至将其完全封闭。在“早期”或红色病变，或活动（active）病灶，则粘连较柔弱，钝性剥离并不困难。

5. 异物

一般形成粘连包裹，组织较疏松。

6. 其他

其他如化学性、放射性因素所致，见于化疗药物、核素腹腔灌注，以及放射治疗，均可造成盆腹腔粘连。例如，放射性核素可使腹膜、肠浆膜及肠系膜形成“铠甲”样粘连，给手术带来不少麻烦。可见，事情总有两面性，有利有弊矣！

二、分离或解除粘连的理论与方法

分离（separation）或解除（relief）粘连可以概括为“16字方针”，即：顺乎解剖、找出界限、动作轻准、宁留勿伤。

这里要给“宁留勿伤”一个备注。这是指在良性病变的情况下，如若是癌瘤，则不妨改为“宁伤勿留”，具体处理方法下面会详述。

方法有锐性解剖，用剪刀或手术刀，可通过腹腔镜，也可开腹进行；钝性解剖是用手指、纱布或纱球等。往往是锐性与钝性解剖之结合。

各种粘连的分离法，选择“Ⅰ”路线还是“Ⅱ”路线。

炎症所致肠粘连是断然不可盲目钝性剥离的，那极易撕破肠管。要造成一个“张力”，用剪刀在其间小心剪除粘连。如果是较新鲜的粘连，疏松而不紧密，则明确肠管走行，顺其解剖，用手指很容易将它们分开。

肿瘤和肠管粘连若非常紧密，可用剪刀或手术刀在距离肠管0.5cm处剪（切）开，锐性分离之，这是所谓较安全的“Ⅰ”路线，是先将肿瘤分开，再处理肠管上的残余肿瘤，或者炎性组织。如若是良性病变，又粘连很紧密，则不主张“非要剥离干净不可”，即为“宁留不伤”，乃为利弊权衡。但在恶性癌瘤，如卵巢癌之转移种植侵犯，将其剔除干净是肿瘤细胞减灭术之要求，即应“宁损勿留”——损伤可以修补，而遗留是为祸患。有经验的医生敢于走“Ⅱ”路线，即紧贴浆膜将肿瘤游离出来，可能伤及浆膜或肌层，但应尽量避免损及肠黏膜，保持肠管的完整性。写到这里，我们会油然想起吴葆桢大夫那看似是戏谑、却是至理名言的话：“对于癌瘤手术时的肠损伤，我们的口号是：一不怕、二反对。”

“巧克力囊肿”以及子宫直肠窝的内膜异位灶和直肠会有严重的粘连，但先用手“抠”“剜”，并不可怕。囊肿破裂是难免的，钝性下手剥离，较少损伤，亦是“能进则行，难进则止”。也可将子宫尽量上提，从子宫后壁（紧靠子宫，而不是相反！）用剪刀将粘连的异位组织剥离，不必急于“彻底”，肠子上的残余灶待分离暴露清楚再小心切除，残留一点也无妨，术后还要用药物治疗。而直肠的损伤始终是要警惕和反对的。

分离粘连需要耐心、小心、用心，是外科医生的一项基本功，也是很有趣的。记得20年前，一组加拿大妇科医生来我院参观，我们正在做一个复发性卵巢癌的手术，差不多用了一个多小时的时间在分离粘连，几个访问者都走了，唯有Dr.Tew还在津津有味地看着，不时还讨论几句。他在回国后写来一封热情洋溢的信，谈及对粘连处理的看法，并邀请我去访问。

这里有一句话要告诉您：在分离粘连时，无论是剪子或者刀子，都要用其尖——眼睛要长在“尖”上；而用手做钝性剥离，有时却是可以闭着眼睛的。

妇产科手术的患者体位

世间的许多麻烦是因为位置没有搞对。

——题记

手术时，患者的体位或称手术体位似乎是不屑一顾，或不值得一提的事。未必尽然，我觉得手术体位无论对术者抑或患者都是很重要的，我在国外一家医院看到手术室里专门有一位护士负责管理灯光和体位管理。

手术体位管理最主要目的是良好的暴露手术野，使之方便手术者操作；也要考虑到患者的舒适度。妇产科的手术种类、方式很多，因此，选择和调整好体位是不应忽视的。

（1）平仰卧位。这是一般腹部手术最常采取的体位。如果患者肥胖、术中有些鼓肠，可使头部略垂（约15°），盆腔得以宽裕。

（2）垂头仰卧位（Trendelenburg）。这不同于上述的头低位，而是使患者仰卧呈30°～40°的倾斜，必须有肩托，以防滑动。此时，也要有很好的麻醉和呼吸道的照顾，因为头部较低，患者会有不适，且衰弱或心功能不佳者则应谨慎。如果同时将两腿屈曲外展，是施行腹腔镜手术的最佳体位，可以从阴道上举宫器，或进行腹腔镜下的经阴道子宫切除术（LAVH）。

（3）膀胱截石位。分娩及外阴、阴道、宫颈手术，经阴道的子宫切除、宫腔镜手术等所特有的手术体位。小腿的屈曲、大腿的外展可以用腿架，也可以用腿带，但要使患者舒适，应避免压挤和过度外展，全身麻醉时尤应注意。在阴道手术时，患者的臀部应略过于床沿，便于阴道拉钩及举宫器之活动。臀下的托盘也是必要之物，很多医院都没有或临时凑合——凑合做手术，就是凑合患者！言不为重也。

（4）胸膝卧位——是膝与上胸部着床的俯卧姿势。我们在纠正臀位时用过此体位；在修补膀胱阴道瘘、尿道阴道瘘时，采取这种体位较膀胱截石位易于操作。只是患者不自在，需要把几个伏俯的部位垫好。

（5）臀部垫高位——无论是平卧位或是截石位，如果在臀下垫个沙袋使股髋部稍高一些，对某些手术会起到特殊效果。①解剖股三角：股血管的定位、显露更加清楚；②Burch手术：即Cooper's韧带悬吊时，秋氏间隙的分离及悬吊缝合更加顺手；③子宫颈内口环扎：治疗子宫颈机能不全之缝合，因要尽量达到内口水平，此体位可防止胎囊下垂损伤。

（6）侧旋位。即将手术台向一侧旋起，使患者一侧稍高。做稍高侧之髂窝部淋巴结清除时，更加便利。完成后，再如是旋高另一侧。

一次手术中，体位会根据术者的要求而变化，如腹腔镜手术有时会调整几次，甚至不调整就无法施行手术，谁也不要嫌麻烦。以德国莱比锡（Leipzing）外科医生Trendelenburg（1844—1925）的名字命名的“垂头仰卧位”闻名于世，不难看出手术体位是外科有意思的一个掌故。

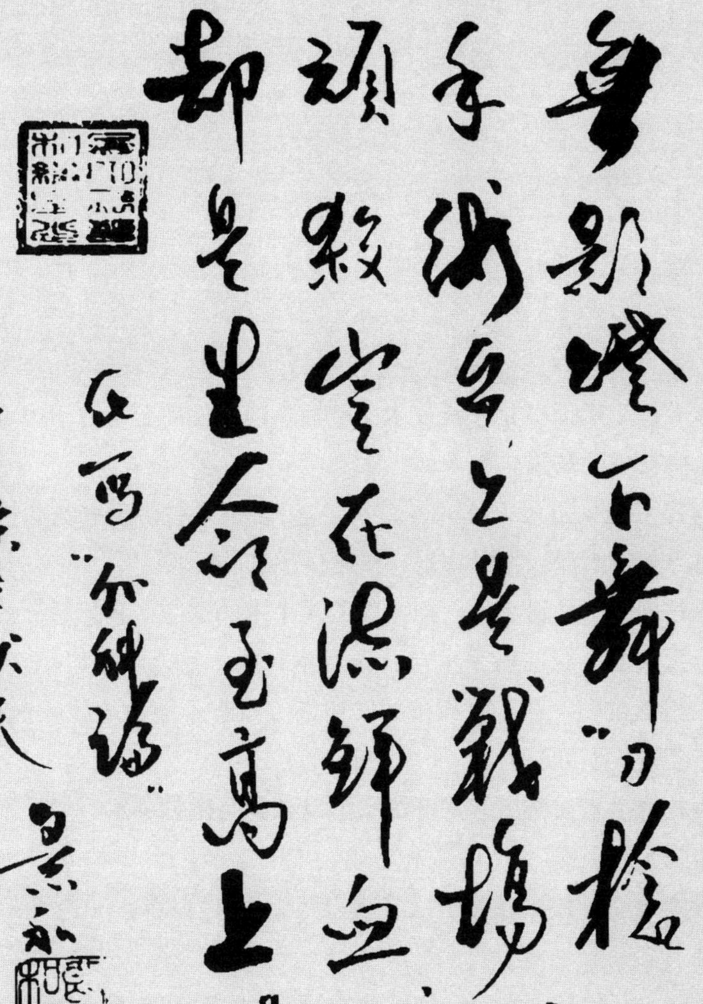
身影燈下舞刀槍，
手術台上是戰場，
卻是生命至高上。

腹腔镜手术箴言

在腹腔镜操作时，患者的安全是第一位的。

——题记

腹腔镜手术无疑是外科技术的革命，但它始终要有益于患者，而不可作为医生技术的炫耀。

内镜将光亮引入人体的各个“角落”，是外科医生视觉的扩展；内镜器械将刀剪钳割深入术野，是外科医生手臂的延长。

像任何一个外科手术一样，腹腔镜手术的适应证和禁忌证的选择依然是十分重要的。腹腔镜手术与开腹手术目标一致，“道路”不同，应取长补短、相得益彰，并非互相排斥。所谓“没有不能做的腹腔镜手术”，多少有点夸张，不可取也。

腹腔镜手术损伤小，恢复快，可以认为是微创手术。但弄不好就是一个创伤更大的手术！

始终要有开腹的准备！无论是医生，还是患者；无论是术前，抑或术中。

良好的气腹是手术安全和成功的第一步，尽管有不充气而靠器械扩充腹腔者。而充气又是第一个可以造成损伤的步骤，所以安全而成功的充气最重要。对于进针的各个部位，以及可能造成的问题都要心中有数。

无论你多么熟练、多么有经验，进Veress针时做“3B试验”仍然是明智和必要的。这就是，以针管抽吸，看是否有血液（blood）、肠液

（bowel）和尿液（bladder）。

术者要对充气系统、电源系统、摄录系统、抽吸冲洗系统，以及各种器械配件非常熟悉，熟练使用及控制。对充气的速度、流量和压力，对电源、单极与双极的掌握，以及手动及脚控的协调，必须得心应手。诚如驾驶一辆汽车，稍有不慎，便会出事。

眼睛永远盯着监视屏，无论你在做什么（以前，没有电视屏幕时，叫作目不离睛）！

用Trocar的秘诀是“四要、四不要”：①要旋动，不要猛刺。②要缓慢，不要急切。③要成“Z”字形进法，不要垂直进入。即进入皮下脂肪层平均2cm左右，再垂直进腹腔。可减少损伤和疝之形成。④要退出棱锥针头后再深入套管，不要以棱锥针头深入腹腔。

双极电凝总比单极安全。

腹腔镜手术＝开腹手术经验＋腹腔镜技术训练。如若你连开腹的手术都没做过，切不可以在腹腔镜下施行手术；如若你未经腹腔镜技术训练，也切不可自恃有开腹手术经验而贸然于镜下试刀。

未发现的损伤比发现了的损伤更可怕。

应该掌握所有镜下止血的技术：双极或单极电凝、钛夹、缝合打结。掌握的方法和本领越多、技术越全面，应付裕如的能力越强。

要进行腹腔镜辅助的阴式子宫切除术（LAVH），必须有相当的阴式子宫切除的手术经验，否则不要做这种手术。

取出一个瘤子，有时要比切除这个瘤子还要困难。所以，你得有几个招法：切缩体积、抽吸囊肿内容，适当延长腹部切口，后穹隆切开等。

在手术前每一个部件都应检查是否好用。哪怕是一个螺丝、一个胶垫都不能短缺，电、光、气、影各系统更不能失灵。否则，不仅狼狈，还会出问题。

每一个细节都要注意：如体位及其变动，肩托是否上好，上臂不能过度外展（对于臂丛神经损伤者），腘窝是否垫好，负极板合适吗（对于皮肤烧伤者）——因为患者在麻醉下进行。操作完毕，缓慢放气，一面抖动，一面拔出套管（以防将网膜、肠管等带入切口发生疝）。尿管是否通畅，膀胱有无膨胀。甚至当腹腔镜手术改为开腹手术时，要重新核点纱布、器械（曾经出现过错误）等都在谨慎小心之列。

像显微外科一样，腹腔镜手术也是湿水手术（wet surgery），术中离不开水的冲洗——清洁手术野、消除烟雾、清洗创面、明晰出血点，甚至进行水分离解剖（water dissection）。

各种部件，如钳、剪、铲等，既是工具，也是利器。

有一句话说得好：并发症的预防是须臾不能忘记的，因为当我们做得非常多时，也会像做得非常少时那样容易出现问题。一位学者的统计报告令人愕然：腹腔镜手术患者的死亡率是十万分之四，实际上不会小于这个数字。请注意“不会小于”这四个字的警示！统计是多么可怕的事，让我们减少这个危险数据，避免进入这个误区。

乳腺与女性生殖系统的交互作用

乳腺与女性生殖内分泌系统存在密切关系。乳腺是性激素的靶器官，在女性不同生育时期和妊娠状态下将会发生重要变化。一方面，这些变化与乳腺良性和恶性病变都存在重要联系。另一方面，针对乳腺和女性生殖系统的相应治疗又会相互影响，呈现复杂的交互作用，需要进行全面考虑。临床医生需将相关风险、收益和发生概率告知健康女性或女性患者并签订知情同意书。这意味着乳腺外科和妇产科需要紧密协作、密切交流和缜密决策。

一、女性乳腺和生殖系统的发育及病变

女性乳腺的发育和外生殖器的发育都是女性第二性征的代表。在青春期乳腺组织对雌激素的结合方式和反应与子宫和阴道类似。在乳腺组织中如果没有催乳素就没有雌激素受体的发生。在灵长类动物中，雌激素主要刺激乳腺腺体系统导管部分的生长，孕激素促进导管腺泡结构的发育（未来则成为泌乳结构）。但是激素本身并不能单独促进乳腺的完美发育。乳腺腺体的完全分化成熟还需要胰岛素、皮质醇、甲状腺素、催乳素，以及生长激素诱导的胰岛素样生长因子Ⅰ（IGF-Ⅰ）等多种内分泌激素的协同作用。在经期乳腺随着雌孕激素的序贯变化而变化，晚黄体期乳腺组织达到最大直径。随着年龄的增长，乳腺腺体逐渐为脂肪所替代。妊娠期和哺乳期是乳腺和生殖系统发生巨大变化的阶段。在孕期，胎盘催乳素和泌乳

素水平持续上升直至分娩；产后，催乳素水平随着婴儿吸吮而上升，没有吸吮的刺激则逐渐降至正常水平。大部分高催乳素血症是由垂体催乳素腺瘤所致，引起泌乳、闭经、不育等乳腺和妇科问题。

女性乳腺的良性病变自然史却与生殖系统并不完全一致，包括早生育期（15～25岁）、生育期（25～40岁）及围绝经期（40～55岁）三个阶段良性病变各有其特征，存在不同的乳腺癌风险。绝经后，良性病变十分罕见。妇产科医师需要掌握乳腺疾病基本的筛查方案、症状学描述、影像学选择和随访计划，了解诸如正常发育和退化中的失常（aberration of normal development and involution，ANDI）分类系统、影像学的乳腺影像报告和数据系统（breast imaging-reporting and data system，BI-RADS）分类系统、Gail模型在内的乳腺癌风险预测系统、青春期发育的Tanner分期等，并知晓三阴性乳腺癌和男性乳腺癌重要的遗传易感因素。这些基础知识能够更好地装备妇产科医师的武器库、知识库，从而为女性及其亲属提供更佳的医疗服务。

二、乳腺癌治疗对于女性生殖系统的影响

（一）乳腺癌保留生育功能

乳腺癌相应的治疗与其他部位、其他癌肿一样，会对女性的生育能力造成不利影响，造成不良的妊娠结局。保留生育功能是乳腺癌治疗的重要课题，需要高度个体化的处理，也有很多可行的方案。以卵巢功能保护为例，已有明确的证据显示促性腺激素释放激素类似物（GnRHa）可以有效地保护乳腺癌化疗患者的卵巢功能，但对卵巢癌化疗患者的保护却非常有限；乳腺癌患者中，在抑制卵巢功能的辅助治疗基础上加用他莫昔芬并不可取，对患者的生活质量和预后生存均无裨益。

需要向乳腺癌患者明确解释的是，乳腺癌后妊娠是比较安全的，乳腺癌患者妊娠并不影响患者的总体生存时间，在乳腺癌诊断后6个月以后妊

娠的死亡率最低。

（二）乳腺癌辅助药物治疗

他莫昔芬和来曲唑都是乳腺癌常用的辅助药物。其中，来曲唑是一种芳香化酶抑制剂，广泛用于辅助生育促排卵、内异症和/或腺肌病的治疗。与他莫昔芬相比，来曲唑的不良反应和安全性都更优，血栓和内膜癌的风险更小，异常子宫出血的问题更少。但是长期应用来曲唑的乳腺癌患者应该定期检测骨密度，因为该药导致的雌激素缺乏问题比较突出。在绝经前女性中应用他莫昔芬要比绝经后应用更为安全，且不需要考虑进行内膜癌的常规监测。

有关激素补充治疗（尤其是雌激素治疗）、乳腺癌后应用他莫昔芬等激素干预对绝经后内膜厚度影响的研究非常少。一项针对绝经后无症状女性进行经阴道检查的研究发现，激素治疗或非激素治疗患者的内膜厚度并没有差异。在没有症状的绝经后女性中，子宫内膜厚度与内膜癌风险并没有显著相关性。如果没有异常子宫出血，也不推荐应用他莫昔芬的乳腺癌患者进行有创性操作以排除内膜癌；来曲唑更是如此。即使如Lynch综合征等遗传性癌症综合征患者，其内膜增厚相关的癌变风险也不高于普通人群。

（三）乳腺癌绝经症状管理

对于乳腺癌导致的绝经症状，雌激素应用存在禁忌，而选择性五羟色胺受体再摄取抑制剂和五羟色胺去甲肾上腺素再摄取抑制剂是减轻潮热反应的首选方案。但是这两种药物和他莫昔芬合用的时候，会降低他莫昔芬的药物效应。加巴喷丁和可乐定也是管理潮热反应的选择。

（四）乳腺癌与卵巢癌风险

乳腺癌个人史和/或家族史是卵巢癌的高危因素，应该根据乳腺癌发病者的情况考虑进行遗传检测以发现携带同源重组修复基因的致病突变，尤其是*BRCA1/2*。*BRCA1/2*的检测不仅为患者及其亲属提供遗传咨询和降低癌症风险的机会，也为乳腺癌和/或卵巢癌患者提供靶向治疗的选择。乳腺癌和卵巢癌的多基因谱检测也日趋成熟，且乳腺癌和卵巢分享数种*BRCA*之外的易感基因。用于判断乳腺癌新辅助化疗的同源重组缺陷模型，目前也应用于卵巢癌PARP抑制剂的治疗效果预测。

有趣的是，乳腺癌有非常成熟的风险预测模型（如Gail模型等），这与乳腺癌的高危因素相对比较明确有关。迄今，对于卵巢癌没有很好的风险预测模型，卵巢癌的预防、筛查和早期诊断仍是充满迷思的重大课题。

三、女性生殖系统治疗对于乳腺的影响

（一）避孕与乳腺癌

由于不同研究的异质性，避孕方式的选择与乳腺癌风险一直存在较大争议。争议主要集中于含雌孕激素的口服短效避孕药。一项队列研究发现，既往有乳腺癌家族史的女性应用复发短效避孕药并不增加乳腺癌的风险。然而病例对照研究发现口服避孕药应用者乳腺癌风险增加。2017年一项丹麦全国性队列研究中，正在应用或既往曾经应用过口服避孕药的女性乳腺癌风险要高于从未使用避孕药的女性［相对风险1.21，95% *CI*（1.11～1.33）］，且使用的时间越长，风险越高。这项研究立即引起广泛的讨论及反驳，可惜目前还没有更强有力的证据推翻这个研究的结论。但是这种风险，会在停药后5～15年内逐渐消失，且口服避孕药总体癌症的相对风险为0.96［95% *CI*（0.90～1.03）］，也许可以为需要避孕的女性提供相关咨询。此外，口服避孕药对卵巢癌和内膜癌均有较好的保护作用，尤其是卵巢癌。

值得注意的是，其他激素类避孕方案，如左炔诺孕酮宫内缓释系统，或其他仅含孕激素的避孕器具，并不增加乳腺癌风险。

（二）卵巢切除与乳腺癌风险

一项回顾性研究发现，预防性卵巢切除可以降低总体患者和携带*BRCA1*突变患者的死亡率。一般认为，既然乳腺为性激素的靶器官，去势术即卵巢切除，势必能够降低乳腺癌的风险，包括携带*BRCA1/2*致病突变的女性。这听起来有道理，但缺少充分的证据。近年的研究发现，卵巢切除对于乳腺癌风险并没有明显影响；一项来自大规模的前瞻性研究发现，预防性卵巢切除并不能降低乳腺癌的风险，包括携带*BRCA1/2*突变的患者。

（三）绝经后激素治疗（MHT）与乳腺癌

MHT与乳腺癌的关系非常明确。因此，国内和国外的指南均对此提出相应的警示，需要对应用者提供充分知情同意。尽管预防性卵巢切除术后短期应用激素治疗可以提高生活质量，但是对于有癌症家族史女性，在预防性双附件切除后行激素治疗仍会导致总体癌症和乳腺癌风险增加。鉴于MHT相关乳腺癌的绝对风险不高，这种风险仍需在MHT提供其他裨益的大背景下审慎衡量。

（四）子宫内膜异位症（内异症）与乳腺癌

内异症也是一种雌激素性疾病，与卵巢癌的关系已经得到确定。内异症与乳腺癌的关系也逐渐得到重视和关注。内异症是否增加乳腺癌风险仍有争议，证据不够充分。有研究者发现，内异症不会增加乳腺癌总体风险，但会增加雌激素受体阳性（ER＋）的乳腺肿瘤风险。目前，发现诊断内异症会增加40岁以下女性乳腺癌的风险，还会增加50岁以上女性乳腺癌的风险。有意思的是，哺乳会降低内异症的风险。

（五）辅助生育与乳腺癌

辅助生殖并不会增加侵袭性乳腺癌或卵巢癌的风险，但会显著增加乳腺导管内癌和卵巢交界性肿瘤的风险。小规模研究发现，乳腺癌患者应用辅助生育似乎并不影响癌症结局。

（六）妊娠期乳腺癌

妊娠期乳腺癌较为少见，但是妊娠期常见的恶性肿瘤之一。在25～29岁诊断为乳腺癌的患者中，约20%为妊娠相关性（指妊娠期或产后1年内诊断的）乳腺癌。人群中妊娠期乳腺癌的发病率为2.4/10万～7.3/10万次妊娠。因妊娠期乳腺的生理性改变，妊娠期乳腺癌的诊断困难、延迟，导致发现后期较晚。近年来，随着乳腺癌发病率的上升和分娩年龄的延后，妊娠期乳腺癌患者不断增多。妊娠期需要警惕并考虑乳腺癌的鉴别诊断。国内已有妊娠相关性乳腺癌的诊疗指南。

总之，乳腺和女性生殖系统在生理、病理和药理等方面的交互作用是影响女性健康的重要课题，跨学科的交流与合作将为女性健康福祉提供新咨询、新策略和新保障。

重视和发展青少年妇科学

青少年妇科学的研究内容包括研究青少年女性发育成长及其缺陷障碍，以及在此时期的内分泌生理、病理，生殖器官肿瘤和其他妇科疾病于青少年阶段的特殊问题的基础与临床特征，包括儿少及青春期的精神心理与性及性教育问题等。

一、青少年妇科学的建立与发展

青少年妇科学是一个重要的医学学科，是儿科与妇科的交叉学科或边缘学科，一个像其名字一样尚处在“发育生长期”的学科，一个需要积极开发和扩展的学术领域。

现代青少年妇科学还属于年轻的医学亚学科，真正的重视始于二十世纪六七十年代。1986年，北美儿童和青少年妇科协会（North American Society of Pediatric and Adolescent Gynecology，NASPAG）成立，并创立杂志《儿童和青少年妇科杂志》（*Journal of Pediatric and Adolescent Gynecology*）。1971年，有《儿童和青少年妇科学》（*Pediatric and Adolescent Gynecology*）问世，可谓青少年妇科学之经典（1971，第1版）；及至2005年再版第5版；郎景和、向阳主译的《儿童和青少年妇科学（中文版）》于2006年出版。

其实，中国学者对青春期内分泌学有着丰富的经验，近年在女性生殖器官之发育、缺陷及其治疗领域已有长足进步，但尚未形成独立的、系统的亚学科及技术队伍。杨冬梓、石一复主编的《小儿与青春期妇科学》于2003年出版，2008年再版。罗光楠出版《阴道成形术》(2009年)，郎景和主编《青少年妇科学》(2011年)，朱兰、黄胡信、郎景和编著《女性生殖器官发育异常——微创手术及图谱》(2015年)，同时英文版*Atlas of Surgical Correction of Femolc Genital Malformation*问世。随着相关的学术会议、手术演示逐渐增多，近年来，我国青春期内分泌学呈现一片蓬勃发展的景象。

尽管我们已经积累了丰富的经验，但作为“学科”，尚不完善；尽管我们已经产生了著名的专家，但作为“队伍”，尚未成熟。2017年岁末，又召开了该问题的专题学术会议和组稿会，不仅是“雪中送炭”，也是“锦上添花”，更是向正在翻犁的“处女地”的集结出发!

二、青少年的妇科学的研究范畴及状况

(1)青少年妇科学研究的年龄期限尚待统一。Susan M Coupey 在其著作*Primary Care of Adolescent Girls*中，将青少年的年龄段分为早期：10～13岁；中期：14～17岁；年青成年期：18～22岁。我们在儿少青年妇科学中涉及的年龄段定义为新生儿至21周岁。

(2)性分化的生理发育及女性生殖道发育异常是非常重要的“事件”。作为我国生殖内分泌学开拓者葛秦生教授提出的“性染色体-性腺-生殖器官”之“发育链”，清晰地阐述了从染色体异常到性腺及性激素异常，及至生殖器官异常的关系与过程。但女性生殖器官异常的分类尚属庞杂纷乱。我国学者对先天性无子宫无阴道综合征、阴道斜隔综合征及阴道闭锁等的诊断治疗都有丰富的经验和独到见解，已得到临床广泛推广。

(3)生殖内分泌在青少年是问题表象，也是问题本质。从乳腺、阴毛及骨骼发育到月经周期建立与发育，涉及性早熟、延迟、功能失调、原发性闭经、原发性痛经，以及多囊卵巢综合征(PCOS)。后者已经成为妇科的热门话题，并有专著发表。其中，亦涉及全身内分泌及代谢问题。

（4）生殖器官肿瘤在青少年时期有其重要性、特殊性，尤应引起注意，儿少时期少有子宫肿瘤，但卵巢肿瘤不少见，特别是生殖细胞肿瘤。不可忽略妇科检查，超声等影像检查也很便捷，甲胎蛋白（AFP）、人绒毛膜促性腺激素（hCG）、糖类抗原CC（A125）等肿瘤检查标志物检测都有所帮助。在治疗，特别是手术治疗中，应注意生理和生育功能的保护，如子宫肌瘤剔除术的选择。此期常见的卵巢恶性生殖细胞肿瘤，保留子宫和对侧卵巢，几乎不受期别限制，PVB、PEB都是有效的化疗方案。卵巢上皮性癌早期交界性瘤亦可行分期而保留生育功能的手术。

三、常见妇科疾病在青少年女性中的特殊问题

所谓“特殊问题”，就是指在青少年时期这些疾病的特殊性或特殊重要性。

（1）结核病有“回潮”之势，青少年女性尤其应注意，累及生殖器官会有严重后果。因为有了人乳头瘤病毒（HPV）疫苗，从2006年开始是“预防HPV感染和子宫颈癌的新时代”。疫苗是从9～14岁开始注射的，因此“HPV疫苗后时代”关乎新生代宫颈癌防治的关键问题。

（2）子宫内膜异位症是生育年龄妇女的常见病，但在青春期亦不少见，且治疗更加困难，并对日后的生育造成影响。生殖道畸形合并子宫内膜异位症的概率是15.9%，可谓“雪上加霜”。

（3）外阴阴道疾病包括外阴皮肤病、外阴阴道肿瘤、外伤、阴道异物等，其诊治均需要一定经验和深入研究。

（4）在青少年妇科特殊问题中，还有生殖器官损伤、青少年泌尿学、青少年手术及麻醉，以及精神心理问题。

（5）青少年的性问题关乎她们的身心健康和保护，应重视性教育，审慎地对待性罪错、性侵害，注意避孕及意外妊娠的处理。

对青少年妇科疾病患者，要尊重、关爱、和善与耐心，如何接待、对待、善待，是医学的范畴，必然是人文的、艺术的。

四、结语

青少年妇科学关乎青少年身心健康成长，应成为重要的亚学科得到发展。

青少年妇科学主要研究先天性发育异常或缺陷，生殖内分泌功能障碍、生殖器官肿瘤，以及常见妇科疾病在青少年时期的特殊问题和处理。

青少年妇科学应由妇科、儿科及相关学科，基础与临床密切合作，形成亚学科和技术队伍。

使青少年妇科学专业逐渐成熟，组建专业学组或学会，推动其发展，并建立相关问题的诊治规范或指南。

邦尼和他的书

邦尼（William Frances Victor Bonney，1872—1953）是英国最伟大的妇科手术大师。他出生于英格兰切尔西医生世家，39岁时（1911年）就出版了名著《妇科手术教科书》。此书第1版至第4版是与伯克利（Sir Comyns Berkeley）合著的，第5版与第6版为邦尼独自编撰，第7版与其学生霍金斯（Howkins）及麦克劳德（Macleod）合著。1974年出版第8版易名为《邦尼妇科手术学》；英国皇家科学院院士约翰·M.莫纳汉（John M.Monaghan）主编了1986年的第9版和2004年的第10版，中译本于2007年问世。

我之所以较为详细地介绍邦尼的巨著，是因为我怀着极大的崇敬之心，将此著作奉为妇科手术的“圣经”。

我和宋鸿钊教授于1993年在新加坡召开的国际妇产科联盟（FIGO）大会上见过莫纳汉院士，谈话的中心当然是邦尼大夫。

邦尼推崇和发展了魏式（Wertheim）子宫颈癌根治手术，并对此加以改良。他在1941年报道的500例手术中，给出了5年治愈率达42%、手术死亡率为14%的数据。这在当时已经是很好的结果了。

邦尼的卓越贡献在于创新妇科“保守性手术”的观念和实践，即子宫肌瘤剔除术和卵巢囊肿剔除术。后来的医学界越来越清晰地阐释邦尼大夫的人文关怀和科学理念，我们也意识到应该将“保守性”（Conservative）一词改为“保护性”（Protective）。

将长有肌瘤的子宫切掉或将生有囊肿的卵巢切除可能是惯常的模式，

但邦尼指出："为了半打纯属良性的肿瘤而切除年轻妇女的子宫，不啻为一次妇科手术的彻底失败。"多么严肃而中肯的忠告！他本人也在73岁时（1945年），创造了从一个患者的子宫上剔除258个肌瘤的纪录。他还发明了为了减少子宫肌瘤手术时出血特制的手术钳——邦尼手术钳（Bonney Forceps）。他甚至在书中用8页的篇幅详细地描述了子宫肌瘤剔除术，根据不同部位采取不同的切口，应用不同关闭空腔的缝合方法。如此阐述，至今无人超越！他对卵巢囊肿剔除术亦用心良苦，开创了爱护卵巢的医学先河。

学习与实践邦尼的肌瘤手术后，我在《妇科手术笔记》一书中，用三节的篇幅描述了肌瘤剔除术，其中一节的题记是："在犁过的马铃薯地里，仍然可以找到马铃薯。"此题记表明在手术中要十分认真仔细，现已成为业内箴言。

于是，我们必须以邦尼的观念重新定义"保守"与"保护"的内涵差异——这是迄今还没有真正提出的概念问题。

"保守"是指在医疗，特别是外科手术时墨守成规，亦步亦趋地施行，或手术拘谨、范围不够，或为避风险、求得平稳等；而"保护"则是充分考虑患者意愿，在完成治疗或手术时，更注重完美，着意于"四个保护"，即保护组织、保护器官、保护功能、保护心理，把身体与精神结合起来，把治病与救人结合起来。所以，不在乎手术大小，在乎是否达到"四个保护"，这便是邦尼倡导的子宫和卵巢手术的根本目的所在。

作为外科大师，邦尼还明确指出，学习外科需要经历三个主要阶段：一是学做助手，并理解团队协作的重要性；二是学习手术的详细步骤，不断积累经验，沉着地应对每一步；三是学会指导助手，让手术快捷有效。这对青年医师与指导青年医师成长至关重要，而我们常对此不甚重视，逐渐形成"自然发展"的态势。

邦尼同样重视外科和外科医师训练、成长的各种细节。他强调外科医生应把手术作为一种艺术，而不仅是技术；他推崇外科技术要"简洁"，这和现今提倡的"微创化"如出一辙。此外，邦尼还要求外科医生遵循一项法则或掌握一种本领，即把想法、施术转化为清晰和简明的绘图。这是令人击节赞赏的明智之见、垂范之举！

此外，邦尼提出手术要“量体裁衣”的建议，就是个体病例个体分析。他充满激情地呼吁“整个团队应该把充满期待的手术过程当作一种快乐、鼓舞和成就”，不正是我们要树立的医疗行为和团队精神吗？

这时，我又一次感悟到，多读经典原著不仅使我们能够获得知识，得以授业，更重要的是能够更好地领悟大师和先哲们的思想。

全世界第二本最好的医学书

近年来，我们对子宫颈癌的防治投入了极大的关注。当然，涉及子宫颈问题，还有发育、功能及临床与病理所发生的其他病变。但关于子宫颈的专著却凤毛麟角。

这部《子宫颈学》专著可谓雪中送炭！

最重要的还是子宫颈癌的防治。众所周知，子宫颈癌是妇女最常见的生殖道恶性肿瘤，发病率呈上升态势，发病年轻化。中国的新发病例约13万以上，每年有2万～3万妇女死于子宫颈癌，带给中国妇科医生和肿瘤工作者的沉重任务。我国政府历来重视子宫颈癌的普查普治，20世纪90年代比70年代死亡率下降了69%。但我国人口众多，加之经济、文化及医疗卫生发展不平衡，子宫颈癌依然是严重地威胁妇女的健康和生命的疾病。

现今，我们已经初步建立了筛查方案，但体制和实施尚待落实。癌前病变，所谓子宫颈上皮内瘤样病变的诊断已形成“三阶梯”程式及治疗规范化，但推广仍有一个过程。最引人注目和振奋的是人乳头瘤病毒（HPV）在子宫颈癌发生、筛查、检测、治疗随诊的重要作用，特别是HPV疫苗的问世，不仅使子宫颈癌的预防能够进入一个新时代，也为所有癌瘤的防治开辟了新的局面。

正是在这样的情势下，我们翻译出版这部专著，就觉得兴奋不已，信心倍增。这是一部颇具学术权威性的巨著，对子宫颈的各种问题论述周详全面，资料丰富，观念先进，曾被誉为第二部全世界最好的医学书籍。编著者皆为该领域的名牌专家，我和两位主编还算熟谙，特别是阿尔伯特·辛格（A.Singer），曾多次来中国讲学，举办学习班，足迹遍大江南北，还接收我们的年轻医生到英国进行专门培训。他也是几个重要研究组织：欧洲生殖道感染和肿瘤研究组织（EUROGIN）、亚太地区生殖道感染和肿瘤研究组织（AOGIN）及美国阴道镜及子宫颈病理协会（ASCCP）所举办的学术会议的主要讲演者。2005年他将所著*Lower GenitalTract Precancer*赠予我，我亦将拙作作为回礼，以资纪念。当他得知我们翻译*Cervix*时，非常高兴，欣然命笔作序，在AOGIN会上再次询问翻译出版情况，诚挚友爱之心令人感动。

本书的图解、病理图像等都非常鲜明清晰，内容适合各层次医生研读，的确是难得的好书。正因如此，翻译中委实不敢疏懈，但亦难平复心中忐忑。

再次由衷地感谢以两位主编为首的原著作者，以及我的译者同事，还有山东科技出版社范嗣文主任，还有广大读者。

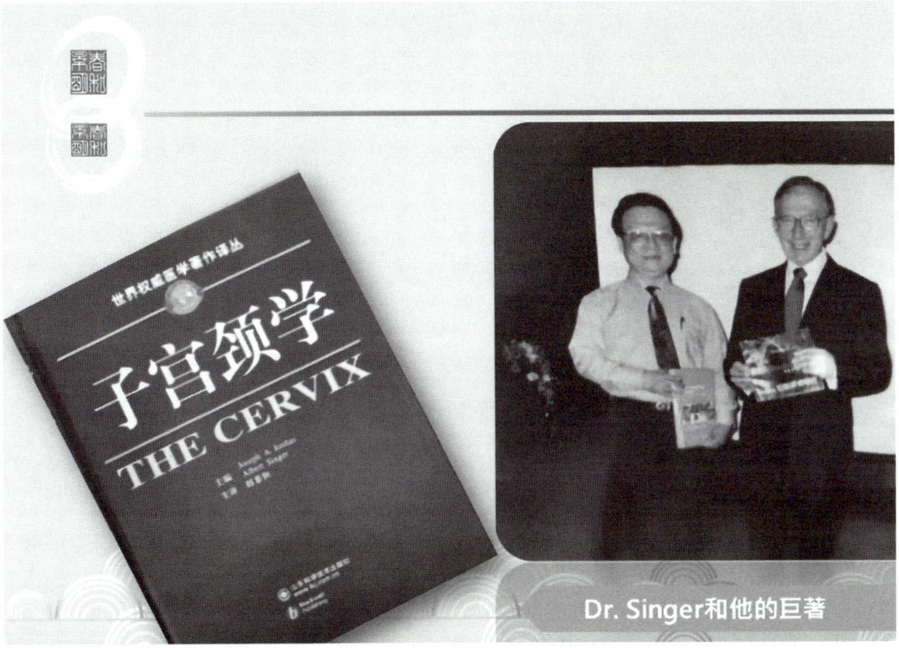

郎景和和A.Singer教授互赠著作（2004年）

外科如刀剑

锐利锋芒

剑刃双向

景和

锐利锋芒

创刃双向

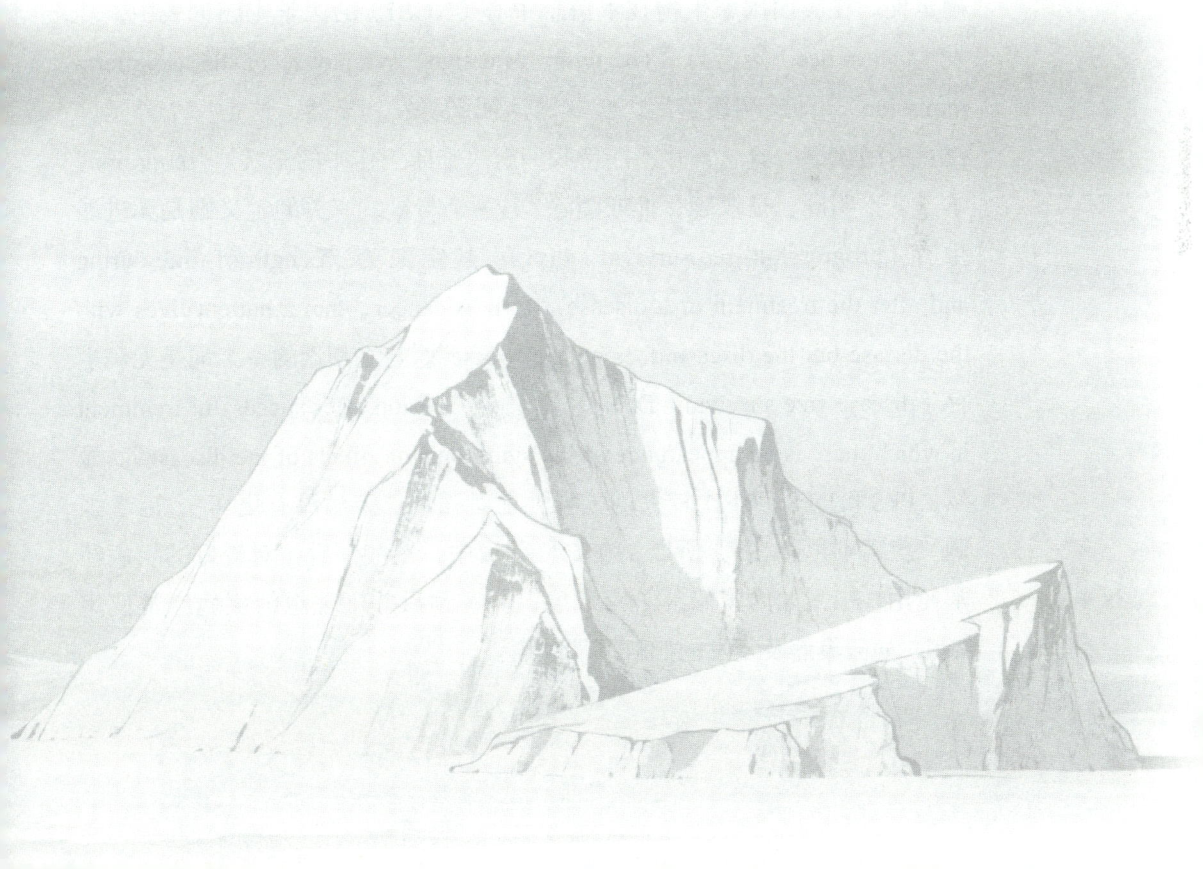

关于妇科复发性疾病与疑难性疾病的若干问题

一、定义与概念

复发的定义与概念是不清楚的，或者说，概念的模糊性、定义的不确定性。在美国国家生物技术信息中心（NCBI）的医学主题词表中，复发（recurrence）定义为“The return of a sign，symptom，or disease after a remission”，即疾病缓解后，症状、体征又复发。显然，这是一个外延广泛、内涵狭窄的概念，并不能帮我们解决临床工作中的困扰。“remission”本身就不明确，是缓解，抑或消除？另一个与复发有关的定义则是无进展生存（progression-free survival，PFS），其定义为“Length of time during and after the treatment of a disease，such as cancer，that a patient lives with the disease but the disease does not get worse”。与之相近的一个词是无病生存（disease-free survival，DFS），定义为“Period after successful treatment in which there is no appearance of the symptoms or effects of the disease”。显然，PFS和DFS存在比较大的差异，前者强调“疾病没有更坏”，后者强调“疾病不再存在”。所以，在妇科肿瘤中，一些预后相对较好的疾病经常使用DFS，如内膜癌、子宫颈癌；一些预后并不理想的疾病经常使用PFS，如卵巢癌及复发的妇科恶性肿瘤。

还有一些与之相关，应该明确而又难以明确的概念，如治愈（cure）、不可治愈（incurable）、未控（uncontrolled）等。在这里，时间很重要，以及在良恶性疾病中表现的价值和意义。

有时，很难精准地、绝对地确定复发，也许每个病都会有不同的概念，比如，卵巢癌的复发是指完成了满意的肿瘤细胞减灭术和正规足量的化疗，达到临床完全缓解，停药半年后，临床上出现肿瘤或者有复发的证据。又比如，子宫内膜异位症复发的时间尚没有完全统一，因为这里涉及对于疾病“完全切净”“治愈“的概念和理解，对于疾病“未控”“疾病进展”的概念和理解。“复发”可能仅适用于部分患者的疗效描述，而“疾病进展”则适合于群体患者的疗效评估。显然，“复发”“疾病进展”对上述两种疾病的具体人群是完全不一样的临床预后价值。有些病我们是不能够确定它是否完全治愈或者是否得到了完全控制。因此，对于复发一定要有患者的症状、体格检查、影像和血清学检查，以综合确定是否复发。

对于疾病复发的确定，应该根据迹象和证据，譬如一般认为具备两项卵巢癌患者自我症状，如包块、疼痛、排便梗阻；物理学检查，结节或包块的发现；影像检查确定，包括胸腹水等，以及血清学和其他肿瘤标志物的持续升高。一般认为，具有2项以上者就可以考虑是复发，最好的证实是病理组织学。子宫内膜异位症也是一个进行性的、易于复发性的疾病。治疗后，要继续追随监测，包括疼痛、影像检查、血清标志物等。

避免复发和尽早发现复发是治疗和改善预后的主要目标。在这一过程中，症状对于复发的发现和确立十分重要。但是单靠症状也不能完全确定，如子宫内膜异位症之无症状者，42.9%可以通过腹腔镜发现阳性；当然有症状者，70%都可以通过腹腔镜得到证实。盆腔检查也有一定的不确定性：盆腔检查阳性者，阳性预测值（腹腔镜证实）可达88%；而盆腔检查阴性者，其阴性预测值只有30.4%。因此，必须把它们结合起来确定是否复发。

而疑难性疾病的概念就更加模糊。什么是疑难，似乎每个人都有自己对于疑难的理解，每种病都可能有不同的认识和诊治方法。所以疑难是一个很泛化的、不确定的概念。凡是在临床上认为诊断治疗比较困难的就可以是疑难，疑与难都是相对的、多样的，甚至是变化的。

少见病和罕见病是因为我们对其认识不足，亦常成为疑难。

疑难又与复发紧密相关，疑难病的易复发性抑或复发造成的疑难，就构成了本次讨论的主题。

二、复发与难治的缘由

复发和难治是由多种因素形成的，包括以下4点。

（一）疾病本身的侵袭性和易复发性

侵袭性和复发性是癌瘤的基本特征。子宫内膜异位症极具侵袭性和复发性，有些特殊的炎症或者感染，比如结核、放线菌病等，通常呈弥漫侵袭，难以根除。

一些病变的弥漫性生长和浸润形成了难治和复发的特性，比如常见的子宫肌瘤，一般局限于子宫，而弥漫性平滑肌瘤病或者血管内平滑肌瘤病，即已不是“瘤”，而成为一种“病”，这就比较难治了。还有一些难治的子宫内膜异位症，系因病灶的深部浸润和特殊部位，难以治疗，或者易于复发。有的激素依赖性疾病，如子宫肌瘤、子宫腺肌病、子宫内膜异位症等，可在雌激素影响下形成、生长和复发，可谓“野火烧不尽，春风吹又生”。某些感染性疾病可在致病性微生物的影响下，再感染或者复发。

（二）治疗的不规范、不彻底

最主要表现在恶性肿瘤的诊治，如分期性手术、肿瘤细胞减灭术或根治性手术没有达到应有的范围，不彻底。手术的不彻底或者术后残留是复发的主要原因之一。卵巢癌残留2cm、1cm与完全切净之复发率显然不同。虽然现今有分子分型的影响和考虑，但手术的彻底性仍然是最基本的。化疗的不规范、不充分，包括疗程和剂量都对手术结局有重要影响。维持治疗的不足够、不合理也是复发的一个原因。因此，我们特别强调肿瘤诊治的“四化”，即规范化、个体化、人性化、微创化。其中，规范化是基础。当然做到规范化的诊疗，有一定的主客观因素，包括主治者的认识、经验及客观的条件。但首先一定要明确治疗的彻底性和规范化的重要性。

（三）认识不足与发现延迟

由于复发本身的不确定性，复发的延迟发现也颇为常见。首先，要特别重视患者的主诉，比如卵巢癌的复发，主要症状是疼痛或腹部不适，2/3的复发患者是以此为主要症状。复发之始，疼痛或者腹部不适而影响日常生活者占68%。其中，62%影响其情绪，62%影响其工作，61%影响其生活乐趣。因此，要关心患者、重视患者关于疼痛与腹部不适的主诉，给予高度重视并及时发现有关的体征。

病变的性质，特别是恶性肿瘤的分期、分级和复发及复发部位有密切关系，卵巢癌可以在盆腹腔广泛、多部位复发；子宫颈癌容易在盆腔局部和阴道残端复发；子宫内膜癌通常在盆腔或者肺部转移，而子宫肉瘤却通过血行转移至胸肺。癌瘤又易侵犯脉管，而呈淋巴和远处转移。子宫内膜异位症也常在子宫直肠窝有复发结节。在复诊时，要格外留意，并且应做相应的影像和血清学等检查。

对于卵巢癌的Ⅲ期和Ⅳ期的复发性更要十分警惕，复发通常在18～22个月。其复发的概率是33%～45%；复发的部位：31%在腹部，36%在盆腔，14%在盆腹腔，还有23%在远处和其他部位。因此，对于患者的随诊和全身检查都不可忽视。

（四）难治与复发的关系和评估

诚如前述，疾病的复发和难治通常是相互并存的。因为复发而难治，因为难治就易于复发，简直是“难兄难弟”。在有些情况下，疾病本身就是“非治愈性的”或者虽经手术、化疗等治疗，疾病仍处在未控状态，都可以认为是治疗的失败（failure of the treatment）。因此，都可以发生，或很容易复发而变得难治。

在诊治过程中，我们甚至可以预料或预测其复发性，比如在卵巢癌治疗中，如果是铂类敏感型，效果较好，复发时间多数在半年以后；如果是铂类耐药型，则通常在6个月之内出现复发的迹象。而顽固性和难治性者可能一直处未控或未治愈状态，这在复发的预测时，尤其需要注意。

三、疾病复发之对策

（一）重视与认识，早发现与早处理

对于疾病复发的重视与认识非常重要，并不在于对复发重要性的重视，而在于对复发的警觉、发现与认识。所谓复发的蛛丝马迹，“风起于青萍之末”，对癌瘤患者的症状关注，如发热、疼痛，特别是腹痛；消化道症状，特别是肠梗阻等。对这些症状必须高度重视，继而进行全面的身体检查、影像检查和其他有关血清标志物的检查。内异症、炎症等之复发症状也多为疼痛。

有些辅助检查可能是阴性的，但症状的存在仍不可忽视；有时并无明显症状，而客观检查也不正常，亦应探究其源。在很多情况下，腹腔镜和宫腔镜检测是非常必要的，既可以明确诊断，取得组织学材料，还可同时进行处理。以此，做到“3早”，即早发现、早治疗、早处理；并做到“4定”即定性——是否复发，定位——复发部位，定型——药物敏感或耐药，定法——处理方法。

（二）施行规范化诊治，避免和减少复发

规范化的诊治是避免和减少复发的关键，初始治疗是基础。治疗方法的选择，如手术及手术方法的选择，不仅是某种疾病和某种方法，而应该注重患者和医生，人的因素。应该是某患者及罹患的病，是否适合某医

生和给予的方法。不是两个因素，而是四个因素。医生的经验、能力、条件，患者的病情、意愿、要求，都是选择治疗方法的影响因素。手术方式是为患者的，不是为自己的，不能削足适履。

肿瘤的分期手术、肿瘤细胞减灭术要做到位，达到所谓“理想的”“满意的”要求。否则，就会明显地增加复发和死亡的概率，比如，初始手术，卵巢癌残留＜2cm，5年的生存率达31%；而＞2cm，5年生存率只有2.6%。对于畸形的矫正，虽然可能不会一次完成，但一定要做得“对路”；创伤与炎症应该尽量在初始治疗时得到好的处理，内异症是一个具有恶性行为的良性疾病。因此，无论在初始治疗或是复发治疗，都要兼顾良恶性与“4个保护”，需格外审慎！

要对疾病的治疗做出周密的计划，除手术，肿瘤的化疗，一线化疗、二线化疗、维持治疗，放射治疗，以及靶向治疗与其他的辅助治疗，都必须有一个决策性的计划。内异症或一些易于复发的良性病变，也应作为一种慢性病进行长期的、综合性处理，把保留生理功能、保留生育功能、保护器官组织功能、保护精神心理与全面治疗进行统筹考虑，同时注意在这过程中疾病复发的危险，并与患者做很好地交代和交流。

（三）复发的治疗很困难，随诊很重要

疾病复发的治疗，基本与初始治疗原则相同，但会更加困难，也会有所不同。根据复发的性质、部位、类型及全身状况，酌定治疗方针。如对于卵巢癌，会选择再次肿瘤细胞减灭术或复发病灶切除术，或者改变化疗方案及采用其他辅助治疗。选择更应审慎，如对于卵巢癌初始治疗的手术选择是积极的，而对于复发性癌的手术却要慎重，我们常说“对于卵巢癌的初始，手术的最大的失误是不做手术；而对于复发癌手术，最大失误是贸然手术。继而，我们还要说，“对于卵巢癌的复发，如果不能切除干净，最好不要手术。”除非为解除肠梗阻等症状。

对于子宫内膜异位症的初始，我们认为“腹腔镜是最好的治疗”；但对于复发的手术，则应全面考虑，甚至减少手术的次数，或者提出“在

子宫内膜异位症的治疗中，选择一次最合适的手术（once only in “the endometriosis life.)”。

对于复发疾病的药物选择，常会遇到耐药性等问题和难以找到更合适、有效的治疗方案，颇费踌躇。而再次手术会更加困难，在炎症、内异症、盆腔器官脱垂和肿瘤等疾病复发时尤为明显。盆腹腔的严重粘连会给手术带来困难，或者手术创伤、病变残留等都时有发生，应予以充分准备。

为此，对于复发患者的全面呵护就显得更加重要，包括心理慰藉、营养支持、精神关注，应尽量维护其生活质量。疾病的治疗后随诊很重要，而复发后的随诊更为重要。有时，疾病的不可治愈性，以及复发后随时都可能有更严重的情况，比如各种并发症，甚至临终关怀的问题，更需人文关怀及舒缓医疗。

疾病的治疗后随诊很重要，对于复发后的随诊应有严格规定。如对卵巢癌的术后随诊时间应做详细规定，术后1年，每月1次；术后2年，每3个月1次；术后3年，每6个月1次；术后3年以上，每年1次。对于复发者，则几乎会经常进行随诊，包括症状询问、全身及有关检查，以确保患者的安全和生活质量。对于疾病的诊治和随诊的健康教育也很重要，每个人都应终生接受身体检查，不仅是应医生的“请来检查”之约，而更应主动找医生表达“我要检查”。

四、疑难疾病之对策

近年来，已有相当多的关于妇产科疑难病的专著相继问世，如《疑难妇产科学》（林秋华，湖北科技出版社，2002），《妇产科疑难病例精粹》（魏丽惠，北京大学出版社，2007），《疑难妇产科学》（杨东梓，科学技术文献出版社，2011）等，都是很全面的专著。这里，可以总结疑难疾病的基本对策。

其一，善于从纷乱迷蒙的病史和病症中理出头绪，尽可能作出正确的诊断。正确的诊断是正确治疗的基础，在疑难重症病例中尤为重要，也更为困难，这就是典型的“事件”变成最不典型的事件。20世纪50年代，前辈刘本立先生曾翻译《产科疑难病症》（上海科技出版社，1957），就引出“典型的宫外孕，最不典型”的名言，即“如果疾病过程像教科书描述那样典型，诊断就不难了，可是具有典型症状的患者却并不常见”。就像是宫外孕的停经史，也常常问不出，要问到末次月经、再前一次月经，往往是不规则出血。这就要靠医生的警觉、敏锐，以及经验和判断了。

其二，善于抓住主要矛盾，即对危及健康和生命的要害问题进行处理，而且要当机立断、准确无误，如前置胎盘和胎盘早剥，其要害都是出血，无论是外出血、内出血，皆可危及母子，但处理方式却不同；又如妇科急腹症，从急性附件炎、宫外孕、黄体破裂、卵巢囊肿扭转到卵巢子宫内膜异位症囊肿破裂，以及至不全流产等，虽然都有急性腹痛，但疼痛可能不是致命的，而出血、感染才是其要害，必须以此为处理的主导，否则会乱了章法，就痛镇痛，贻误抢救时机。

其三，善于在掌握诊断原则的基础上灵活运用、相机行事，因时因地因人而异，做出有效的个体化处理。面对疑难重症病例，观察要锐利，行动要机敏；有了原则，大体不错；具体情况，具体分析。做到策略正确、方向明确、方法对头、效果良好。犹豫不决、抱残守缺、拖拉敷衍，是处理疑难重危病例的大忌！

其四，善于接受理解新观念、新理论，掌握应用新技术、新方法，更有效地诊治疑难重病例。有些新理论是重新认识疾病的基础，可以改变和完善诊治原则；有些新技术提供了更准确、快捷的诊断手段，以及更有效、简便的治疗方法，我们要以此不断精进处理问题的本领。如以往对滋养细胞肿瘤侵蚀引起的腹腔盆腔内出血，多是靠剖腹探查止血，非常紧张困难，效果也不理想，而今应用的介入治疗使诊治效果大为改观。腹腔镜在急腹症的应用，不仅可以及时明确诊断和鉴别，又能在微创下得到恰当的处理，有利于患者的康复。另外，靶向药物或其他的生物治疗，也给癌瘤的治疗带来了新的希望。

复发性和疑难性疾病的诊断与治疗是妇产科学的焦点问题、难点问题，也是对资深医生的严峻考验，是对青年医生的严格训练。

本文于2022年发表于《中国实用妇科与产科杂志》

妇科肿瘤诊治的几个关系与观念

时代进步，科技发展，医学面临着新的机遇与挑战；社会变化，公共需求，医学需要应对新的任务与改革。

妇科肿瘤的基础研究与临床实践，也将面对处理好新关系和树立好新观念的问题。

一、现在科技发展与传统临床实践

现代医学，俗称西医学，始终是在其他学科的渗入和推动下发展的，从维萨里的解剖、哈维的血液循环直到而今的遗传学、分子生物学及各种组学。科技、工艺几乎可以改变疾病的图景、诊断的方案和治疗的手段，甚至模糊了传统的临床实践和医学的目的。

各种医学，从循证医学、转化医学……到精准医学、智慧医学等，是新观念？更是舶来的新名词！这一切固然有科学的进步，但从哲学概念上都没有脱离（虽然似乎想逃逸）认识论、实践论和矛盾论。而对于具有明显实用和应用科学的医学而言，纯科学技术的“控制”也显然是不灵的。那些看似万能的技术（一滴血检测多少癌、机器人代替人手术等）可以是科技的未来，但不是，也不能是，也不应该是医疗的未来。

自然会淹没我们的“证据”，“精准”也只是可望而不可期。

于是，我们学医伊始，仍然要望闻问切、视触叩听，并至从医终了。于是，我们要总是带着听诊器，那不仅是医生的象征，更是医生和患者联系的纽带。它让我们接触患者，它让我们学会尊重、平等，“我是你的大夫”“你是我的患者”，而不是与机器、检验报告的关系。

无论科技如何发展，医生要永远走到患者床边去，临床医生要临床，不要离床，离床医生不是好医生！

二、预防、筛查与早诊、早治

对于疾病的防治，有4个关键环节，即公众教育、预防、筛查和诊治（特别是早诊早治），对于肿瘤尤为突出。

预防为主、筛查实施是具有方针性意义的。如子宫颈癌，因为已经明确了人乳头瘤病毒（HPV）是子宫颈癌的致癌病毒，进而HPV疫苗应运而生，2006—2016年是“HPV疫苗的时代”。我们已进入了“后HPV疫苗时代”，但落实计划免疫仍是现今的重要目标。

宫颈癌的筛查实施有了较大面积应用的基础，适宜方案有了可行性的研究提供，这正符合2018年世界卫生组织（WHO）关于2018—2030年加速全球消除宫颈癌的动议；正符合2020年11月包括中国在内的194国家和地区共同承诺的“全球战略”。

要达到2030年的阶段目标：90%的女孩在15岁前完成HPV疫苗接种，70%成年妇女至少在35岁和45岁时分别接受一次高准确度的子宫颈癌筛查，90%确诊的子宫颈癌前癌变或浸润性癌的女性提供规范治疗和管理，以期达到减少30%子宫颈癌死亡率的目的。

子宫内膜癌的筛查和早诊已见曙光，从组织分型到分子分型、从肿瘤标志物到基因检测都有进步。况且，它毕竟不像卵巢和输卵管隐匿于盆腔，它毕竟可以内视和取样，只是要寻求更简捷、更微创、更准确的方法。于是，子宫内膜癌（早期）保留生育功能的治疗，愈加变得可能、可行。

困难在于卵巢癌的筛查和早期发现，目前的标志物和影像检查，甚至它们的联合都没有成为理想的筛查和早诊方法。腹腔镜检及其活检可以对可疑病例进行排查，但显然不是适宜的筛查和早诊方法。遗传性乳腺癌、卵巢癌综合征（HBOCS）及其基因检测只能初步判断比例不高的遭遇风险病例或者对日后生物靶向治疗提供参考。一概的干预性附件和子宫切除、乳腺切除是演员的浪漫，不能成为有立足证据的理性常规法则。

于是，我们不得不回顾于那些“古训”：不正常或绝经不出血是警号，子宫内膜癌的肥胖、高血压、糖尿病“三联征”，以及附件包块的“五种重视和探究”是卵巢癌预防和发现的基础等。它们不应该被不屑与鄙夷，乃是对医生，特别是青年医生的基础训练和宝贵经验。

对于肿物，预防为先导、筛查是根本。“早诊早治效果好，晚诊晚治结果差”仍是当前，甚至日后难以改变的事实。

三、过度诊断、治疗与适宜保守、保护

坦率地讲，过度诊断和过度诊疗是当前，或者以后一段时间的一种倾向和问题，正像我们以前通常所说的缺医少药一样的另一面故事。

另一方面，则是多因素多方位的影响和左右，甚至市场经济的扭曲。科学和医学的良好愿望，经过经济和利益的折射或透镜后，会聚焦别处，会烧灼社会与患者。美国约翰·霍普金斯大学医学院 William Edelstein 教授曾直言不讳地说：“美国国立卫生研究院已变成一支商业军团。在那里，科学正在被绑架，为市场狂奔。”

治疗方法越来越多，手术做得越来越大，此时，保护性手术的概念应该被提出和强化。外科手术包括破坏性手术、保守性手术、保护性手术和修建性手术，癌瘤的手术基本是破坏性手术，因为我们的观念是尽可能切除或切净癌瘤，包括分期性手术、肿瘤细胞减灭术、根治性手术等。但人性化观念让我们更应注意“病”以外的“人”，包括伦理观念、价值观念、婚育与家庭社会观念，甚至美学观念，还有患者及病家的意愿与要求。

因此，应强调治疗中的保护生理功能、保护器官功能、保护生育功能、保护心理功能（“五保护”），亦即保护生命本身、保护生命质量。保

护性手术不同于保守性手术，前者更加周全、更加人性、更加睿智。当我们做治疗方案和手术决策时，应加入这一重要组成部分。

四、微无创原则与微无创外科

我们一直反复强调微无创是一种观念，一种原则，而不是专指或特指某种手术。从直接意义上，微创是指创伤小、出血少、时间短、痛苦小、恢复快、费用低等；无创，则是将上述诸项几乎减缩到零或无。

以上述的评定，是指任何方式或种类的手术或操作，都应尽量符合微无创的要求，并达到微无创效果。从某种意义上，经阴道手术、内镜手术更趋近这一原则，但开腹手术也应遵循此道，无损伤的操作乃为理想。

微无创，从基础概念到临床实践，都有新的发展，如阴道手术，是指通过阴道施行的手术，乃为身体固有通路，应该有其天然合理性（自然腔道手术，NOTES）。而近年兴起的各种介入治疗，如超声、放射和各种能量，及至高强度聚焦超声治疗（HIFU）可谓“异军突起”，冲入我们的队伍，显示了其独特的优越性。这也正应了几千年前医圣希波克拉底的名言：药治不好的，用铁；铁治不好的，用火（此铁，即为外科；此火，乃为能量）。

在此，我们应该再次强调4个根本观念。

其一，任何手术的选择都有其适应证、不适应证（这个词尚未被应用）和禁忌证（与不适应证是有区别的）。不仅对病，还有患者；不仅对医，还有医生。虽然适应、不适应和禁忌是相对的，不是绝对的，不是永远固定的，也是变化的，但是上述四个条件的考虑周全是“绝对的”。

其二，选择要符合疾病诊治的规范化，注重个体化，不是兴趣、爱好、习惯、时髦。适宜的手术方法和应用与适宜的临床实践标准相切合，不必或不应该企望用一种手术方式代替所有的手术方式；也不必或不应该企望一个医生只会做一种手术方式。

其三，任何手术方式都有长短优劣，都有一个临床实践的过程，因此才能取长补短，日臻完善。关于腹腔镜施行宫颈癌根治性手术的争论并没偃旗息鼓，我们的“不服气”不应表现在“不理它”的我行我素，而是应审慎地改善我们的工作，进行深入实践研究，积累经验和小心求证，形成有说服力的结果。对于任何技术的评判，除了技术本身还有重要的技术实施者。

其四，外科医生拥有特权进入个体，除了敬畏，没有任何其他特权。在手术室里第一重要的是患者，没有技术和仪器器械的炫耀。安全是须臾不可忽视的——平安是福！无论对患者，还是对医生。

五、医学人文观念与医学哲学思想

人文观念和哲学思想是医生的必备修养，也是妇科肿瘤诊治的本源。“仅仅用专业思想教育人是不够的，他们可以成为一个有用的机器，但不能成为和谐发展的人”（爱因斯坦）。

人文观念的基础是我们面对的不仅是“病”，更主要的是“人”，而且是有思想、感情、意愿、要求，有婚育、家庭与社会背景的人。这些不仅在诊断，更包括治疗在内要周全考量。对于严重危害人健康和生命的肿瘤诊治，尤其重要，所谓“治病救人”盖出于此。

医学人文观念的另一个要点是正确理解医学、医疗、医生与患者。医学有局限，医疗不是万能；认识不尽善，实践有风险。治疗并不总意味着治愈，更体现于体恤、减轻痛苦。

以此，达到“通天理、近人情、达国法”。天理，即为自然规律，疾病的发生、发展过程及机制；人情，不是一般的人情，系指上述的人的特质和思想；国法，下指诊治原则、规范、技术路线、方法、技巧和决策，上指国家法规、法令和政策。

诊治中的正确与错误，取决于医生的责任心、技术水平、临床经验及思维能力与方法，后者便是哲学。哲学的功能是思想清晰、路线正确、方法适宜，看似不具体，但却很实际。著名哲学家维特根斯坦说：“没有哲学，思想便模糊不清，哲学赋予思想以鲜明的边界。”

我们在妇科肿瘤的诊治中，所经常或必然遇到的道场是：全面调查的判断、变化发展的审视、辩证因果的分析、远近利弊的考量等，都属于哲思范畴，都是我们必须掌控的，是胜于手术刀的利剑。

也许只有从医学本质上树立医学人文观念，从哲学思想上修炼医学哲学思想，才能真正提升我们的职业智慧、职业精神、职业洞察力和职业能力。

妇产科手术的小技法与大道理（采访录）

谭先杰教授： 郎医生您好，《中国实用妇科与产科杂志》编辑部对您日前所作的学术报告《妇产科手术的小技法与大道理》很感兴趣，委托我进行采访。首先，感谢您接受采访。请问，在那次会议上，其他讲者讲新观念、新技术、新方法，您将这一过程称为穿刺、切开、引流“三部曲”。您为什么选择这样一个看起来不太“高大上”的题目呢？

郎景和院士： 这堂课我曾经给病房的医生讲过，最近在一次学术会议上也讲过。的确，近年来，妇产科出现了很多新的手术观念、手术技术和手术方法，如保留神经的宫颈癌根治术、盆底功能障碍的各种术式、机器人腹腔镜手术等。但我认为，对于年轻的妇产科医生，甚至是有一定年资的妇产科医生而言，掌握一些基本的手术技法是很重要的。当然，我这里所说的基本技法不是切割、分离、缝合、打结等具体操作，而是妇产科手术中应该注意的几个问题或者观念。这些内容一般的教科书不会写，在会议上我讲了20多分钟，其实可以讲一上午，似乎都是小技法，其实也有大道理。

一、穿刺、切开、引流“三部曲”

谭先杰教授： 说到“小”技法，很久以前您查房的时候讲过，盆腔脓肿切开引流需要注意的几个问题，您能从这方面说起吗？

郎景和院士： 当时讲的确是盆腔脓肿的切开引流，但其实穿刺切开引流还适合其他很多情况。发现盆腔的囊性肿物，到底是什么呢？输卵管卵巢脓肿？子宫内膜异位囊肿（巧克力囊肿）？或者包裹性积液？通过穿刺可以诊断和鉴别诊断，而切开引流就是治疗。

我将这一过程称为穿刺、切开、引流“三部曲”（PCD），P是穿刺（puncture），C是切开（cut），D是引流（drainage）。穿刺是指引，切开是手段，引流是结果，目的是消除炎症或解除梗阻。

如果要做盆腔脓肿切开引流，首先需要定位，考虑好从腹部穿刺好还是从阴道穿刺好。如果脓肿位置低，从后穹隆可以摸到，可从后穹隆穿刺。定好位置后就要定点，然后是定向（方向）。

穿刺：选择最囊性、最膨出的部位，可以触诊明确并以手指为标志，准确地进行。以后穹隆穿刺为例，用粗针穿刺，轻轻抽吸，若无内容，可以边推边吸，一旦有内容，如脓、血、巧克力样液体、清亮的液体、黄色的液体等，说明穿刺成功。然后用长钳夹持，针点，帮助保持位置不动。

只有准确地穿刺，才能准确地切开。穿刺不确定，切开就不会准确，甚至误入歧途，导致损伤。紧接着，是切开，记住，一定不要抽出穿刺针。

切开：最好以小尖刀，贴着穿刺针切进去。如果切进去后继续有液体流出，切开就成功了。不要抽出尖刀，而以一把长弯止血钳顺势插入囊腔里。从各个方向扩大切口，也可用手指伸入扩大切口。

引流：扩大切口的目的就是引流，只有充分地暴露和扩张，才能达到充分引流的目的。在有些情况下，还需要对切口周围的组织进行修剪，同样是为了充分引流。阴道斜隔、阴道横隔、阴道闭锁、处女膜闭锁等的切开引流也与此类似。在手术处理阴道斜隔时，如果不遵循这一原则，就不容易找到隔后腔，手术就会失败，甚至损伤周围器官，小手术也会遭遇大麻烦。可以说，穿刺、切开、引流是一个虽不复杂，却很细腻的手术，需要很耐心、很用心地去做。

二、修补窦瘘八原则

谭先杰教授：您说过瘘管和窦道的修补也很有讲究，请详细谈谈好吗？

郎景和院士：什么是瘘？什么是窦？两端有开口、两端都通者为瘘（fistula），如阴道直肠瘘、膀胱阴道瘘、尿道阴道瘘、子宫腹壁瘘等。一端有开口而另一端为盲端者，为窦（sinus）。

瘘的修补有8项原则。第一，清楚暴露瘘管。不要没有找到瘘管就轻易缝合，否则会长不上。第二，彻底切除瘢痕。不完全切除瘢痕组织露出新鲜组织，愈合就很困难。第三，认真控制出血。有出血就容易形成血肿，瘘管修补就会失败。第四，审慎消灭无效腔。有无效腔就容易出血和留存液体。第五，严密按层次缝合。要按解剖层次分层缝合伤口，比如阴道直肠瘘，在瘘周围的瘢痕组织修剪掉并确切止血后，先将直肠黏膜缝合好，再把阴道直肠间的组织缝合好，最后再把阴道黏膜缝好，有时中间还需要加固缝合一层。第六，积极预防感染。第七，加强营养支持。第八，合理排便管理。后几条也很重要，处理得好锦上添花，处理不好前功尽弃。

谭先杰教授：窦的定义与瘘有所不同，修补窦道时有什么特殊之处吗？

郎景和院士：窦道修补同样要遵循这些原则，但它有一些特殊之处。窦道的一端是盲端，称为窦道的顶（或底）。窦道修补时，找到顶部很重要。可以在手术前用探针探查来判断顶部位置，或者将细的塑料软管插入窦道里，注入造影剂后摄片，包括顶部在内的窦道周围的坏死组织或瘢痕组织完全切除。可以在窦道内注入蓝色染料，使窦道周围的不健康组织蓝染，再切除所有被蓝染的组织，直到见到不被蓝染的新鲜组织为止。最后是密实缝合，同样强调分层缝合，消灭无效腔，当然也要注意控制全身和局部炎症。

其实，不只是瘘和窦，伤口感染，包括腹部伤口感染、会阴伤口感染，处理原则类似。小洞为窦，大洞为腔，感染伤口下面就是腔；小脱为疝，如岛，潜入水下者为礁。

三、有效止血五要素

谭先杰教授：20多年来我多次见过您上台救急，很多时候都是去帮忙止血，当时的“肇事者”现在多已经成为大教授。到底怎样才能有效止血呢？

郎景和院士：止血的确非常重要，因为手术总会遭遇出血。止血是最基本的外科功夫，甚至可以用它来检验外科医生是否成熟。成功止血有五个要素。

第一，找准止血点，切莫慌张。遭遇出血后，尤其是比较凶猛的出血后，千万不要慌张，不要盲目钳夹，否则容易造成更大的出血或者损伤。可通过吸引器或纱垫迅速清理积血，找到出血部位。

第二，有明确出血血管，必须结扎。如果小的渗血，压迫后多半都会停止。如果是明确的小动脉或小静脉出血，则需要结扎或者缝扎才能确切止血。

第三，大面渗血区，耐心填压。如果没有找到纱垫压迫。压迫止血中常犯的错误就是没有耐心，过于着急。刚刚压了一会儿就打开，以为压了很长时间，其实也就几十秒钟，反反复复，几百毫升血就流失了。对于比较活跃的渗血，压多久才能见效呢？至少要五六分钟！

我常常讲这样一个故事，某位医生做手术遭遇出血了，就让助手压住，说他下去喝杯咖啡。然后回来血就止住了。不是咖啡之功，也未必是真的去喝咖啡，而是说压迫的时间要足够，否则就没有效果。有的时候，甚至需要一直压迫才能止血，也就是填塞，过一两天后再取出来。对于大面积渗血而言，填塞是“撒手锏”，几乎都能奏效。关于压迫填塞还有一段有意思的故事。江森老前辈，大教授，江公和善，也很好求。一次学术会议，当地医院请他做手术演示，午饭时老先生在手术台上奋斗，晚饭时候还没有下来。宋鸿钊教授、吴葆桢和我去探望，原来手术困难，出血活跃。我们建议压迫填塞，日后再取出。江公从善如流，填塞下台，皆大欢喜。

第四，主要动静脉，小心缝补。如果是大动脉或者静脉破裂，例如，髂血管、腹主动脉，甚至下腔静脉，就需要血管缝合才能止血。血管缝合其实没有想象的那么复杂，不一定都要请血管外科医生。当然不能说血管缝合很简单，但只要沉得住气，很多时候自己是可以缝合的。可以用尖的镊子或小的心耳钳夹住血管破口，用专门的血管缝线连续缝合数针。收紧缝线后如果不出血，证明缝合有效，就可以打结。血管缝线很滑，需要多打几个结才牢靠。如果收紧缝线后还出血，继续缝合再打结。

第五，巧用止血物，防止弥散性血管内凝血（DIC）。可以用一些新型的止血物品，止血纱布、止血海绵等对小的出血和创面渗血比较有效。如果出血太活跃，什么措施都止不住，就需要警惕DIC问题。

谭先杰教授：我当住院医生的时候，一位上级医生带我做子宫肌瘤剔除，几分钟瘤子就剔下来了，但缝合时却出现麻烦，怎么缝都出血，最后把您请来了手术台，很快血就止住了。还有一次，您带我给外宾做手术，腹腔镜下巧克力囊肿剔除，囊肿剔除后创面出血活跃，您说患者年轻，要保护卵巢，不能过多电凝，让我用抓钳压迫10分钟，然后放置引流后下台。我当时很担心，在病房待了一晚上，结果真的没事儿！关于止血，有气场或镇得住之说吗？

郎景和院士：气场之说不好评论，但止血需要“气定神宁”。无论出血多还是出血少，千万不要慌张。一个外科医生是否成熟，就是看他遇见出血之后如何镇定对待，这很重要！无论大动脉出血还是静脉出血，甚至下腔静脉出血，稳住自己很重要。大血管破裂后，不要慌张乱夹，否则会引起更严重的血管损伤。血管切破不可怕，撕裂更可怕，撕裂后破口会很大，尤其是静脉。所以，出血后要稳住，要镇定，这是最关键的。

四、淋巴清扫四技法

谭先杰教授：我所见到的大血管破裂出血多半都发生在腹膜后淋巴结切除手术中，很多人做到这一步都战战兢兢，但我看您做淋巴结切除时潇洒自如，都有哪些诀窍呢？

郎景和院士：腹膜后淋巴结切除不是所有妇产科大夫都能做和都需要做的，但是基本的方法应该了解。可以说，“各村有各村的高招”，腹膜后淋巴结切除的手法有4种，可以结合使用。

一是推剪法。以扁桃体剪刀进行锐性解剖的方法，俗称“剪刀派”，是在没有各种新型器械的情况下，或者助手协助不力的情况下最常采用的方法。右手持剪，左手持长镊，提起包绕血管的血管囊后切开，一定要清晰暴露血管壁，而不是“雾里看花”，轻柔推剪。有时，也可以用血管拉钩提起动脉，将周围的淋巴脂肪组织剔除。剪刀要张“小口”，边推边剪；剪刀不能完全悬空，靠近血管的一叶需要接触到待剪的组织，遇到血管，可以结扎、电凝或上血管夹。

二是剔脱法。是推剪法的细腻演进，需要的技巧更多，力度需要更好掌握，适宜于大血管，如腹主动脉、下腔静脉、髂外血管及股动静脉等处的淋巴结剔除。以血管为中心，锐性剥离，先剥动脉，再剥静脉及动静脉之间的组织，直到完全将脂肪淋巴组织从血管周围剥离出来。有时，淋巴结比较糟脆，用血管钳、卵圆钳或镊子夹持容易撕碎，也可以用丝线缝吊淋巴结作为牵引，以便剥离。对于腹主动脉、髂总动脉附近的大淋巴结的剔除，尤为适用而且安全。

三是撕脱法。是一种钝性清除法。以卵圆钳（最好是无齿卵圆钳，避免夹持过于紧牢而撕碎淋巴结或者撕破静脉）夹持淋巴脂肪团向上或向下撕拉，或以手指或吸引器头协助，使淋巴脂肪组织从血管旁及陷窝处游离。需要注意的是，一定要夹持淋巴脂肪组织，不要夹到血管、神经或输尿管等。在撕拉时，不能过于粗暴，特别是当撕拉遇到困难或撕拉不脱时，就要警惕夹持了血管等组织。此时，应改为锐性解剖暴露。

四是抠探法。这是用手指钝性剥离的手法，需要较高的技巧。对发现的较大的淋巴结可以试探性用手指抠出，手感要好，指下要有准，可用示指和拇指捻捏，血管和神经不会捏碎，以此来游离小的血管，再进行处理。可以用卵圆钳或缝吊牵引淋巴结，使之有一定界限和张力，再行抠探则更容易。在陷窝区，可沿髂外动脉向下抠探深腹股沟淋巴结；在闭孔窝，可用两指“骑”行于闭孔神经，边捏边牵引而将闭孔淋巴结掩出。

谭先杰教授：除了您说的上述4种技法，淋巴结切除时还有哪些需要注意的技巧呢？

郎景和院士：淋巴结是血管周围的脂肪淋巴组织，与大血管相伴而行，所谓淋巴结切除其实就是解剖盆腹腔的大血管。所以，第一，要有解剖观念，要胆大心细。否则就会左顾右盼，徘徊不前。第二，锐性解剖与钝性解剖相结合。层次好的时候可以用钝性，遇到致密包绕血管和神经的淋巴结则需要锐性解剖分离。第三，将器械与手指相结合。我做淋巴结切除的时候，切开腹膜后常常用两手一扒拉，整个血管神经都暴露出来了。手指下的功夫需要锻炼，传说少林寺武僧念经的时候旁边有一个装满小米的袋子，武僧用手指头戳，练习二指禅，直到后来能戳破砖头为止。真假且不去考证，但至少说明手上的功夫是需要锻炼才能成的。第四，要气定神宁地应对损伤出血。这些前面已经谈到了，应该说淋巴结切除就是解剖血管，就和走钢丝一样，出血是难免的。第五，要掌握腹腔镜下淋巴结切除操作。腹腔镜下做淋巴结清扫，由于镜头的放大作用，显露比开腹还要清楚，医生需要掌握腹腔镜这一必备技能。

五、粘连分离六诀窍

谭先杰教授：除了腹膜后淋巴结切除比较考验妇产科医生，盆腹腔粘连，尤其是肠管粘连也是令妇产科医生头痛的问题。在《妇科手术笔记》中，您曾讲外国同行来中国访问，参观手术时饶有兴趣看您分离粘连的故事。那么，分离粘连都有哪些诀窍呢？

郎景和院士：盆腹腔粘连是妇产科医生，尤其是妇科肿瘤医生经常要面对的问题，分离粘连是外科大夫的基本功。分离粘连时，有以下诀窍或者说需要注意的地方。

（1）认清组织：粘连时，盆腔腹腔器官的正常位置会发生改变，所以我们不仅要对通常状况下的解剖了如指掌，而且还要能够分辨和发现某种变异。要学会通过颜色和质地来辨认不同器官和组织，哪里是肠管、哪里是脂肪、哪里是肿瘤组织、哪里是膀胱，都要能辨认出来。

（2）找出界限：分离粘连最重要的是要找出界限，找不到界限就会造成损伤，就会进入肠腔或者膀胱。谁都损伤过肠腔，我也一样。而找出界限除了要能认清组织，很重要的就是保持张力。

（3）保持张力：不同组织之间有张力才能有界限，两者才有间隙，粘连才能被分开。要让助手抓持组织的正确位置，以形成和保持组织间的张力。

（4）锐钝结合：对于疏松的粘连或者膜状粘连，可以借助张力进行钝性分离，如果粘连非常致密，则需要锐性解剖分离。

（5）宁留毋伤：对于肠道粘连，我的观点是宁留毋伤。除非是肿瘤或肠梗阻，不需要松解所有的粘连。宁可留下一点粘连，也不要伤了肠道。有位医生曾说：宁可把部分子宫留在肠管上，也不能把肠管留在子宫上。

（6）保持耐心：粘连分离是一个需要耐心的操作，从头到尾都不能急躁，否则就会前功尽弃。在外国同行参观我们分粘连的故事中，手术者有耐心，参观者也有耐心，后来我们成了很好的朋友。

对于粘连分离，熟悉解剖仍是最重要的。内科医生相信他所想到的，外科医生相信他所看到的。对于粘连分离，也是如此。

六、上台之初四件事

谭先杰教授：您曾经讲过上台之前四件事：调灯光、摆体位、看尿管、画切口。您还说手术第一是暴露，其次还是暴露，又说仅仅暴露是不够的。您能解释一下吗？

郎景和院士：手术时体位和暴露非常重要。国外手术室有人专门管理灯光和体位，不是巡回护士，而是由专门的人管理。

（1）体位：剖腹手术患者一般取平卧位，但如果预计要做直肠切除吻合，则需要膀胱截石位。阴式手术一般选膀胱截石位，但做膀胱阴道瘘或者尿道阴道瘘的手术时，为了便于暴露和缝合，可以让患者取胸膝位。腹腔镜手术时，患者取头低足高位，肠管才能被排到上腹腔。

（2）医生的位置：如果觉得手术台高度不合适就要调节。个子不高就要踩脚凳，个子高就要让助手踩脚蹬，长期低头会积劳成疾。体位不将就，无论是患者的位置还是医生的位置。

（3）灯光：手术灯光要亮，否则视野不会清楚。

（4）切口：要合适，如果觉得暴露不够就扩大切口，充分暴露。不必追求小切口，延长一二厘米的切口，暴露会好很多，尤其是恶性肿瘤的手术。

无影灯下有盲区。我们看东西总会有盲区，特别是腹腔镜。腹腔镜的放大作用固然很好，但视野方面却有局限性，不像开腹手术能够看到全貌。我经常举这样一个例子，从北京协和医院南面的酒店楼上，可以看到协和建筑群的全貌，但如果用高级相机一再拉伸镜头，能清楚地看到门口的石雕，但周围的建筑就一点也看不见了。腹腔镜手术也是这个道理，进入镜头的视野范围太小，周围的组织器官不在视野之中。腹腔镜手术为什么容易出现意外损伤，甚至是莫名其妙的、匪夷所思的损伤？因为周围的组织和器官手术者看不见，器械，尤其是带电的器械或者尖锐的器械（如电钩）误碰到哪里都不清楚。所以，仅仅暴露是不够的。因为要考虑到视野的局限性，要考虑没有暴露出来却又容易被损伤的部位，尤其是内镜手术。

七、内镜手术三基础

谭先杰教授：谈到内镜手术，您怎样看待呢？

郎景和院士：妇科手术有很多施术途径，剖腹、腹腔镜、宫腔镜、阴式等。这些技术都是必备技能，都需要掌握。所谓众般武艺皆精，又有独擅之功，这样的医生才能称得上优秀。

对于内镜手术（endoscopicsurgery，Es）而言，会剖腹手术（abdominalsurgery，As）不等于会内镜手术（As≠Es），会阴式手术（vaginal surgery，Vs）也不等于会内镜手术（Vs≠Es），只会操作内镜技术（endoscopic technology，ET）也不等于会内镜手术（ET≠Es）。甚至，As＋Vs≠Es，As＋ET≠Es，Vs＋ET≠Es。只有既具有剖腹手术和阴道手术基础，同时还要掌握内镜手术的操作技术，三者缺一不可，才能变通和灵活运用，才能称为内镜手术，即Es＝As＋Vs＋ET。

除了掌握这三种基本的技术，内镜手术还要掌握各种新型能量设备的功能和应用技巧，如电刀、超声刀、水刀等。中国医师协会妇产科分会成立了能量学院，讲的就是这些能量器械的运用。

当然，每种手术方式都有其适应证和禁忌证，不要刻意固守某种手术方式，更不必追求“零剖腹”纪录，中转剖腹不一定就是手术失败，而是更明智的或更正确的选择。

八、外科“水利”五用途

谭先杰教授：您讲过水在妇产科手术中有很多用途，能否具体谈谈呢？

郎景和院士：水垫出层次，做阴道前后壁修补、人工阴道成形等手术的时候，一般都需要打水垫，这样会让层次清楚，减少损伤机会。

（1）水流去烟雾：腹腔镜手术中电凝止血等操作，会产生很多烟雾，用水冲洗可以吸收烟雾，让画面更清晰。

（2）水洗清术野：无论是剖腹还是腹腔镜手术，用水冲洗手术创面，可以清除创面的出血和组织残渣。在剖宫产手术和会阴侧切缝合后，强调缝合之前用水冲洗创面，以减少残留下来的蜕膜组织形成子宫内膜异位症。

（3）水冲止出血：在开腹手术包括剖宫产手术中，用温盐水冲洗创面，可以控制小的出血或渗血。腹腔镜手术中，用水冲洗创面也能达到止血目的。

（4）水润保组织：为了防止组织之间的粘连形成，最重要的一环就是保持手术组织的湿润，称为“wetsurgery”。

（5）水可载舟亦可覆舟，水利也可变水患。外科手术中，要善于利用水，也要警惕水的不良反应，如宫腔镜手术或者长时间腹腔镜手术时，要防止手术时间过长，用水过多、过急，导致人体对水的吸收骤然增加而造成水中毒。

九、医生成长四要素

谭先杰教授：您讲过外科医生是通过一例一例（case by case）地积累成长起来的，您认为外科医生的成长需要哪些基本要素呢？

郎景和院士：对于年轻的外科大夫，我认为要注意4个基本问题。一是观念（concept），二是解剖（anatomy），三是技巧（skill），四是应急（emergency），字首合起来就是CASE，外科医生的成长正是一例一例地不断积累。

（1）观念问题：什么是观念？是指医生对疾病诊断和治疗的正确观念，是施行外科操作的基础。年轻外科医生不是一开始就要做什么了不起的大手术，而是要掌握基本观念。我们不是一个只会开刀的匠人，应该有深厚的理论知识，准确地掌握手术适应证、术式选择，以及在何种情况下扩大手术范围或保守处理与适可而止。

目前的教科书存在缺憾，很多的病只片面强调适应证和禁忌证，而忽略另外两个重要因素，人的因素：一个是患者，一个是医生。不能简单地说，某个病适合什么样的治疗方法，还有人的因素需要考虑。对于某个医生，只有采取适合这个患者的这种病的拿手方法才是好的治疗方法。

举个例子，同样是子宫切除，到底用腹腔镜、剖腹还是阴式手术，除了疾病本身的情况，如子宫大小、手术历史、盆腔粘连、合并疾病等因素，还要考虑手术医生的技术情况，是擅长剖腹、腹腔镜还是阴式手术。如果医生的腹腔镜技术不是很强，剖腹也许更合适。如果阴式手术很强，选择阴式也许是更合适。也就是说，对于某种手术，对某个医生可能不太合适，但换成别的医生也许就合适，或者改变为一种他认为合适的方式。我认为，以后的手术学中应该有这样一种解释或者表述。

（2）解剖问题：解剖如同行车，路线不明，寸步难行。我们需要对女性生殖器官的解剖烂熟于心。除此之外，对盆腹腔的其他器官和系统的解剖结构也要很清楚，包括：①盆腔血管的解剖，腹主动脉、下腔静脉的解剖；②骶前区的解剖；③输尿管、膀胱的解剖；④小肠、回盲部、升结肠、横结肠、降结肠、乙状结肠和直肠的解剖；⑤外阴及会阴的解剖；⑥股三角的解剖。

我认为每个外科医生至少应该有3本解剖书：系统解剖、局部解剖和临床解剖。我甚至认为应该有三套解剖书，一套放家里、一套放医院，还有一套放到其他你愿意去的地方。无论外科医生水平多高，都应该有经常研读解剖书的习惯，我自己就有十几本很好的解剖书。

解剖在哪里呢？解剖不是在手里，也不完全在大脑。如果大脑里没有解剖，手上的解剖肯定不对。如果大脑里有解剖，但手上功夫不行，也不对。讲保留盆腔自主神经的宫颈癌根治手术时，我问神经在哪儿呢？如果脑子里没有神经丛的概念，手里所指的不一定是神经；如果脑子里面有神经丛的概念，但手上找不出来，也保留不了神经。所以，解剖要既在手里，也要在脑中。外科医生要善于描述术前检查、诊断和写手术记录（画图描绘），对培养形象思维能力，对掌握解剖很有帮助。我专门为协和学生开有一堂妇产科绘图课。

（3）技巧问题：对外科医生而言，技巧很重要，外科手术是有技巧的。技巧是各种基本的外科手法（如切剪、缝合、结扎、止血等）的娴熟掌握和灵活应用；技巧是由经验和熟练升华而成，含有手术者的思考和体验，熟能生巧。但若能巧，只是反复操练还不够，要思考才能巧。巧和快不是一回事，巧不是“quickly”，不是“fast”，而是流畅（smoth）。流畅的手术就是好的手术，太快会显得忙乱。技巧还建立在手术者对手术的深刻理解上，常常带有手术者的独特性。资深医生应该形成自己的风格。

（4）应急问题：这不仅是指如何去处理急诊、急救，还有在手术中遇到各种难以避免或可能发生的紧急情况，如大出血、脏器损伤，甚至患者危笃。如果一名外科医生对术中出现紧急的问题能应付自如，化险为夷，他就成熟了。

在以上四条中，技巧只占25%，最重要的是观念，是手术决策，占7.5%。外科医生需要避免主观性和片面性。如果观念模糊，手术再好，亦无用，甚至有害。

十、外科医生三忌讳

谭先杰教授：除了医生成长四要素，您说外科医生有三大忌讳，有的甚至是一辈子都要避免。您能再给读者们谈谈吗？

郎景和院士：外科医生有三大忌讳，分别是开空、残留异物和患者死在手术台上，简称为“NOT”。

第一个忌讳是开空（no thing to find，N）。并不是指某些情况下的探查性手术，而是诊断肿瘤或其他病变，准备做某种手术，但是开进去却什么也没有。这会使术者陷入非常尴尬的境地，也使患者遭受一次不必要的损伤和痛苦。所以，一定要在术前详细地询问病史，进行全面体检，甚至是诊断性内镜检查，或者邀请多科会诊，不可仓促上阵，或抱着“打开再说”的态度。外科医生是动刀子的，但并不是什么都要动刀子或只会动刀子。让我们记住希波克拉底的格言：请你不要损伤。

第二个忌讳是异物（foreign object/foreignbody，O）。遗留纱布、纱垫或器械之类的是最糟糕、最不幸的事情。无论什么原因也没有理由犯一次这样的错误，一辈子都不要。不要以为清点只是护士的事情，固执和侥幸是危险的。数字对不上，要用各种方法把它弄清楚，否则将不会安心。有一句话叫：今日事，今日毕。这在手术台上物品的核查上尤其重要。手术结束前一定要反复核对，如果发现台上少了东西，无论是针、钳子还是纱布，无论通过什么方法，无论耗费多长时间，都必须找到，绝对不能不了了之。否则，过几天再少了同样的东西，即使从手术室找到了，也可能是先前所丢失的。遗留异物是绝对要避免的，这是一个外科大夫一辈子都不可以犯的错误，否则一世英名就毁于一旦。

第三个忌讳是死台（dead on table，T）。患者死于台上有很多原因，包括心肺的问题，或者其他合并症，但总会让外科医生难堪。为此，要做好充分的术前准备，给予一定的支持疗法，使患者经得起手术，要同重症医学科（ICU）和心脏监护科（CU）医生协作，做好急救和转运工作。

十一、关于输尿管损伤

谭先杰教授：除了NOT这3个需要避免的错误，您还说过有的失误是难以避免的，比如输尿管损伤。有一次您问我的手术怎样了，我说自我感觉不错。您接着问，断过输尿管吗？我回答还没有。您说，说明做得还不够多。输尿管损伤真的是难以避免的吗？

郎景和院士：其实，关于是否断过输尿管的问题，我问过不只你一人。要完全避免遭遇输尿管损伤的确很难，除非你完全不做手术。输尿管与女性生殖器官的解剖关系密切，妇产科手术都会与输尿管发生关系。常在河边走，哪能不湿鞋？

正如开车会遭遇大大小小的事故一样，每名妇科医生可能都会遭遇输尿管损伤，都会听见、看见、遭遇输尿管损伤。国内有位同行甚至用仓央嘉措体创作了一首“输尿管之恋”的诗，在圈内广为流传。如何避免输尿管损伤，三言两语讲不完。简而言之，要掌握输尿管的整个行程的解剖关系，否则“满眼都是输尿管（ureteris everywhere）”，无从下刀；要关注容易发生尿管损伤的4个部位；要注意保留输尿管周围的血供；要警惕电外科器械的热损伤等。

十二、十年面壁磨一剑

谭先杰教授：最后一个问题，您认为对于一名妇科医生，需要多长时间的历练才能基本成熟？

郎景和院士：有人会成熟，有人可能永远难成熟，但肯定不可能速成。我们都熟悉大学问家王国维先生说的做学问的三重境界：独上高楼，望尽天涯路；衣带渐宽终不悔，为伊消得人憔悴；众里寻他千百度，蓦然回首，那人却在灯火阑珊处。我认为，外科医生也应有三重境界：得艺、得气、得道。

我最初说的第一层境界是“得意”，后来一位教授说应该是“得艺”，技艺、手艺，似乎更好，是可以。熟能生巧，有经有验，解除危机，排遣疑难。“得气”比较抽象，是可以登堂入室的，对危机可以应付自如，可以对问题举一反三，融会贯通。“得道”就更抽象了，更不容易了。“得道”是修炼升华，是厘清玄机，是地作天成，是心有灵犀。佛教中的境界是“净界”（net field）的意思，要达到很不容易。

很多人都像你一样问过我，外科医生要多长时间才能成器。我想用这样一首诗作为答复：“君问有期未有期，子曰逝者如斯夫。不论是非与短长，器亦成功却也殇。”记住孔子的话——君子不器。君子要有良知，有道德，有修养，有理想。器是工具，是用具。君子用器而非器，我们不能只限定于自己的技能和专业，而缺乏良知与判断。我们要利用现代科学和技术，但手术并不是技艺和器械的炫耀，手术室里最重要的是患者，我们绝不能让自己沦为工具。

让我用这样一段话作为结尾：如果说，外科手术刀就是剑，那么，外科医生就要把自己的生命精华都调动起来，倾力锻造，像干将、莫铘那样，把自己铸进这把剑里去。十年磨一剑，百岁难成仙。

后记

整理完毕郎景和院士文采斐然的谈话，谭先杰教授深受感染，给《中国实用妇科与产科杂志》编辑部发来短信，希望以这首《小法·大道》作为访谈摘要分享给读者：

穿刺引流三部曲，修窦补瘘八阵图。粘连分离六诀窍，降服血魔五要素。淋巴清扫四技法，水之物语五用途。动刀以前四件事，内镜手术三基础。医生成长四基石，尿管之恋堵与疏。手术台上三忌讳，磨剑十年难独步。长者侃侃一席话，我辈苦读十年书。且与诸君共勉励，同以仁心铸仁术。

本文于2016年发表于《中国实用妇科与产科杂志》上

你可知道5个女人中，有1个患子宫肌瘤

我们常说，每五位生育年龄妇女中就有一位罹患子宫肌瘤。我们甚至安慰她们，这如脸上长一枚疙瘩那么寻常。但是，我们应该体察，当大夫告诉她们长了肌瘤，或者超声检查报告中提示哪怕只有1cm大小的肌瘤的时候，她们仍然会恐惧、焦虑，甚至四处求医寻药觅法。就是这样一种最常见的妇科肿瘤，在门诊一天就可以遇到几个；在病房一天就可以动几个手术。这种司空见惯的肿瘤，这种习以为常的治疗，似乎使我们困囿于较为僵化的蛋壳之中，几乎没有“蜕变”出动人的“彩蝶”来！

经典妇科学似乎已经将子宫肌瘤的临床表现和治疗阐述得很清楚了，但我们对其发生发展还是不甚了了。二十世纪五六十年代，苏联还做过一些较深入的基础与临床研究，如发病机制、子宫肌瘤与高血压的关系等。可是我们惊奇地发现，近年就是在欧美子宫肌瘤方面的文献也较其他问题为少，给人一种“疑无路”“走到头”的假象，又或者陷入“无对策”“难深入”的状态。科学技术的飞跃发展，特别是遗传学、分子生物学、组织病理学、影像学、药物学、内镜技术、介入技术等都对子宫肌瘤的基础研究和临床实践有重要的推进作用。现代遗传学和分子生物学可以说振兴了子宫肌瘤发生发展的研究；以促性腺激素释放素类似物（GnRHa）为代表的新药成为缩瘤止血的有效药物；腹腔镜、宫腔镜开拓了肌瘤剔除或子宫切除的新途径、新方法；介入技术，特别是血管造影及栓塞治疗已开始显露微创、有效的优点；高强度聚焦超声（HIFU）将成为一种新的外科技术。凡此种种，为子宫肌瘤诊治的认识与提高、理论与实践翻开了新的

一页。正是在这种情势下，石一复教授主编的《新编子宫肌瘤》一书问世了，是应运而生，是势在必生。该书是我近年看到的最全面的、最系统的关于子宫肌瘤的专著，总结了关于子宫肌瘤的基础与临床研究成果，并有自己的丰富临床经验，同时引入新观念、新理论、新技术和新方法，所以称为“新编”是当之无愧的。本书是妇产科医生难得的参考书，还是重新调动妇产科医生对子宫肌瘤兴趣和重视的“催化剂”，后者也许才是本书出版的意义所在。作为妇产科医生，我们都十分明确子宫是女性生殖器官的“中心”和“主体”，它维系女性月经、生殖，关乎婚育、家庭。因此，在处理子宫肌瘤时必须注重人文关怀，施行个体化、人性化和微创化，在临床实践中强化医患交流和哲学理念。

应该感谢石一复教授为我们编撰了一本好书。石一复教授是著名的妇产科专家，他知识渊博、功底深厚、技术全面、建树卓越。他的敬业勤勉尤为令人钦佩，江南冬天很难过，他的很多文章是在床被上完成的。他始终笔耕不辍，著作等身，近年相继出版了《子宫颈疾病》《外阴阴道疾病》，这次又推出《新编子宫肌瘤》，可见其用意良苦、壮心不已。

每当我展读石一复教授的作品时，都有一种深沉的感慨和激越的情愫，那便是作为一个资深医生的社会责任：悉心地诊治患者，耐心地带教学生，热心地传承精神。于是我们便会忘记了“老之将至”，印度诗人泰戈尔说得好：“神等待着人在智慧中重新获得童年！”

略谈子宫内膜异位症的疼痛

疼痛是子宫内膜异位症（简称内异症）的主要症状，是患者求医的主诉之一。我们通常说，内异症是一个让中青年女性疼痛、不育，折磨人又通常不让人死的“精灵”。

我们用三句话概括内异症的主要问题：10% ～ 15%的育龄妇女会遭遇此病，发病率呈上升趋势，系为“现代之病”。内异症引起盆腔疼痛（80%）、不育（50%），严重影响妇女健康和生活质量，视为“良性之癌”。内异症病变广泛，形态多样，极具侵袭和复发性，是为“难治之症”。可见，疼痛在内异症中的重要地位。

本文以疼痛与内异症为主题，是焦点问题。这里涉及内异症引起疼痛的机制、临床表现的特点、内异症的诊断和疼痛的关系、疼痛的表现与病变的部位，还涉及临床物理学检查与影像检查，以及管理和治疗等。

关于内异症的疼痛，下面提出值得关注和强调的4个问题。

一、加强对内异症疼痛的机制研究

疼痛作为一种感觉障碍普遍存在，机制复杂，学说不一，又因病因人而异。

关于内异症引起的疼痛的机制研究虽然有之，但显不足。对于内异症，内异症导致的盆腔粘连、盆丛与下腹下神经的损伤均与疼痛密切相关，其中涉及内异症患者在位内膜和异位内膜中富含的神经纤维成分。我们曾深入探讨神经解剖机制在内异症疼痛发生的作用和地位，发现病变的神经纤维在不同的病变中数目不同，深度病变或深部结节可达30/mm^2，如子宫骶骨韧带、阴道与直肠均富含神经纤维；而腹膜、卵巢内异症囊肿只有0.07/mm^{2}左右。以此，可以解释在临床上疼痛表现之不一。

内异症也是一种特殊的炎症。大量的细胞因子和生长因子、介质及其他生物分子也可能导致疼痛的发生。慢性盆腔疼痛还会造成精神心理障碍，大脑边缘系统功能异常，盆腔疼痛传入神经的敏感性都会增加。因此，研究发病机制是诊断和处理内异症的重要方面。

二、重视内异症疼痛的临床评估

内异症引起的盆腔疼痛在临床上呈多样化态势。常见的是痛经、慢性盆腔疼痛、腰骶部疼痛、性交痛、大便疼痛等，有些疼痛的部位和性质很模糊。

疼痛的测量与评估是困难的，虽然有各种方法，均未臻完善。疼痛是个复杂的心理生物学过程或个人主观感受，通常采用患者自评、医生评估或者形成评分法，这些都可以对疼痛的性质和程度进行评估，为临床诊治提供参考。

但是，作为内异症重要的临床表现的疼痛，在内异症的临床分期中，包括改良的临床分期（r-AFS）中却没有“一席之地”，包括不育都没有在分期中“得到分数”。因此，可以认为现今的内异症临床分期不完善，也不尽合理。应该通过大量的临床材料总结分析，将疼痛和不育划入临床分期。

三、明晰内异症病变与疼痛的关系

内异症病变的部位、性质与疼痛的部位、性质或程度的关系是内异症与疼痛研究的关键和临床焦点问题。

内异症的疼痛有各种不同的症状。研究表明：痛经占99%以上，慢性盆腔疼痛占40%～60%，肛门疼痛占65%～70%，大便疼痛占25%。当然，也可以合并存在。其中，重要差异和变动是卵巢内异症囊肿是否合并深部浸润型内异症（DIE），后者当然会增加疼痛的程度。

研究结果令人费解、却很有意思的是疼痛与内异症病灶的部位和病变的程度等并不完全平行。如盆腔检查发现子宫后位固定，子宫增大，附件增厚，粘连性包块，以及宫底韧带或直肠阴道隔触及结节；或者是超声检查发现子宫增大，附件包块，直肠阴道隔的异常回声等，甚至包括血清糖类抗原125（CA125）升高等，均与疼痛程度不完全平行。

而疼痛与粘连的类型、部位却有一定关系，比如致密性的粘连、血管性的粘连、子宫直肠窝的封闭、结节，以及粘连带的张力、肥厚，明显充血，或者是富含神经纤维及和对周围器官与神经的压迫和粘连都会引起明显的疼痛。

四、内异症疼痛的分期管理与治疗规范化

内异症疼痛的治疗尚不理想，特别是术后或停药后复发的疼痛。可以根据疼痛的性质、程度，以及是否合并不育或结节、包块等，形成“三阶梯”的治疗程式：①如果疼痛不重，又无不育（或暂无生育要求），无明确的结节、包块者，可以用非甾体抗炎镇痛药（NSAIDs），或者避孕药。至少有一半的患者的疼痛可以得到缓解。②如果效果不好，可以注射促性腺激素释放激素类似物（GnRHa），通常会有明显的镇痛效果。③如果仍不理想，则应行腹腔镜检及手术治疗。

在2012年12期的《中华妇产科杂志》发表了关于内异症和疼痛的诊治流程图。明确以三条线路进行治疗，即：无附件囊肿及不育、有附件囊肿、合并不育。这体现了对疼痛与内异症的层级考量和对策，以及多元化和长期管理。

对于内异症的诊断治疗，特别是对于疼痛的处理腹腔镜手术具有重要

意义。它可以明确诊断，减灭病灶，恢复解剖，必要时阻断神经，以此缓解疼痛。腹腔镜治疗内异症的疼痛的方法也是多种的，可以切除病灶，包括腹膜病灶、巧克力囊肿、深部结节病灶、粘连分离等；也可以进行根治性的内异症手术或者神经阻断术，如子宫神经切断术（LUNA）或骶前神经切断术（PSN）。

总之，内异症引起的疼痛多见且机制复杂，治疗棘手。特别是深部浸润性内异症是疼痛的主要原因，治疗尤需审慎。内异症的诊断虽然并不十分困难，但迁延性诊断却很常见，因此不主张较长时间的所谓“经验性”治疗。况且，内异症还有一定的恶变机会，因此腹腔镜检及手术是内异症诊断治疗的“金标准”和必要手段。

保留子宫的子宫颈癌根治术

留得青山在，不怕没柴烧。

——题记·口头语

如果是浸润性子宫颈癌，为了保留子宫和生育功能，只做子宫颈锥切，就不合适了。先前，都是要做根治性子宫切除或放疗的；现今，有了“两全其美”的办法，就是根治性切除有病变的宫颈，并保留子宫，这就是1994年Dargent首先描述的腹腔镜下淋巴清除及根治性子宫颈切除（laparoscopic vaginal radical trachelectomy，LVRT）。

1. 手术程序

（1）在腹腔镜下行盆腔淋巴结清除术，送冰冻病理检查。若结果阴性，继续完成本术式；若阳性，应改做放射治疗。

（2）切除部分阴道、近端部分主韧带和80%宫颈。切除标本，仍需送冰冻切片检查。若肿瘤切净，切除距肿瘤＞5mm，表明根治性切除之满意，继续下一步操作；若肿瘤未切净，或切缘距肿瘤＜5mm，则应改为传统、全面之根治性子宫切除。

（3）进行子宫颈内口环扎。

（4）缝接残余宫颈和阴道黏膜，完成手术。

2. 手术关键步骤

（1）明确手术切除的范围：除腹腔镜下盆腔淋巴结切除，其余经阴道完成，其主要切除目标是大部分宫颈、宫旁和阴道穹隆。

主韧带切除已“突破”前后腹膜反折，进入腹腔；切断宫骶韧带，小心找到主韧带上的子宫动脉和输尿管及其交叉，用两把大钳（cocker或heaney）夹切主韧带（偏近端又要适当宽），缝扎之；明确输尿管能安全地向上推移，夹切、结扎子宫动脉下行支（或宫颈阴道支），明确子宫动脉主干。

（2）切除子宫颈：80%宫颈被切除，但至少保留8～10 mm的游离宫颈管。

（3）子宫颈内口环扎：可用Mc Donald法，以4～6个咬合的荷包缝合。

（4）缝接残余宫颈和阴道黏膜　阴道黏膜边缘和残余宫颈间质缝合，取间断8字法，不宜太紧，使新的宫颈（new cervical os）暴露明确，避免以后暴露困难，或颈管粘连、狭窄。

3. 简评

（1）千方百计地为早期子宫颈浸润癌（临床Ⅰa1、Ⅰa2、Ⅰb期，病灶≤2cm）患者保留生育功能的手术，可谓用心良苦。据载，36例患者施行LVRT，结果46次妊娠，26例活产，产科结局令人鼓舞。

（2）术者应有Schauta手术的概念和技术基础。在某种意义上，本手术是简化的、缩小的Shauta手术，但并不容易掌握。各种阴道手术，包括困难的阴道子宫切除的经验，都是施行本手术的条件。

（3）腹腔镜下切除淋巴结，当不困难，也是镜下的“高级手术”。

（4）术中两次冰冻病理切片检查，需有病理医师协作。

（5）主要并发症有各种副损伤（如膀胱、输尿管、肠道），以及出血、宫颈管狭窄、颈管松弛、妊娠失败、流产及早产等。

1997年，Smith JR又提出经开腹施行根治性宫颈切除术，范围与LVRT相似。但在输尿管游离后，处理子宫动脉要在距髂内动脉发出处4cm切断结扎，待完成子宫颈切除，还要进行子宫动脉吻合，以保证子宫血运。该法能很好地“打隧道”，解剖推移输卵管，切除更宽的主韧带宫旁组织。但要进行子宫动脉的切断及吻合，似嫌复杂。

复发性卵巢癌的手术之一——基本考虑和选择

新世纪妇科肿瘤的治疗更强调"以人为本"。

强调规范化、个体化、人性化、人文化，谓之"四化"。

——题记

如果说晚期卵巢癌的手术非常困难，那么复发性卵巢癌的手术就更为困难。困难不仅在于手术本身，而且在于手术的决定。

医者要回答的问题太多、太难：对于一位复发性卵巢癌患者要不要做手术？什么样的患者可以做？什么时间（时机）做什么手术？如何施行？有什么好处（benefit）？有什么风险（risk）？

一、基本考虑

（1）姑息性政策，主要不是治愈性的（特别是上皮性癌）。

（2）生活质量是重要问题。

（3）尊重患者意愿。

（4）定性（是否为复发）、定位（复发灶在何处）、定型（何种复发类型），进行规范化、个体化治疗。

二、手术目的

（1）切除病灶（明确的孤立病灶）。

（2）减灭病灶（＞12个月的复发灶）。

（3）解除症状（肠梗阻等）。

三、手术的种类

1. 再次剖腹探查术（re-laparotomy，Re-Lap）

（1）明确是否复发，可疑部位活检。

（2）分离粘连，解除梗阻，肠改路或肠造瘘等。

2. 再次肿瘤细胞减灭术（re-cytoreductive sur-gery，Re-Cyt）

（1）复发灶彻底或非彻底切除。

（2）肠、肝、脾、膀胱、淋巴结等转移灶或转移脏器的部分或全部切除。

四、手术的选择

1. 再次剖腹探查术

（1）多个、弥漫性复发及转移（如“麻花肠”）。

（2）难以切除的转移灶（如肝门部、肝实质多个、肾静脉旁、腹腔外等）。

（3）大量腹水、难以缓解的肠梗阻和脏器广泛粘连，边界不清，解剖紊乱。

在这种情况下，手术的目的皆在探查、缓解症状，以期提高生存质量的姑息性处理。如进行侵袭性手术（aggressive surgery），会引起更多并发症，弊大于利（risks＞benefits）。

2. 再次肿瘤细胞减灭术

（1）孤立病灶，局限、实性、边界清楚。

（2）完成一线化疗后，超过12个月以上的复发。

（3）对先前化疗反应尚好，或有准备的二线化疗药物或方案。

（4）一般状况或生活状态评分好。

（5）年龄较轻（<50岁）。

（6）估计可以完成理想的肿瘤细胞减灭术。

在这种情况下，进行再次肿瘤细胞减灭术效果较好，并发症少，可达到预期的目的，利大于弊（benefits > risks）。

五、评述

对于初治卵巢癌的最大失误，就是不做手术。（吴葆桢）

对于复发性卵巢癌的最大失误，就是贸然手术。（郎景和）

复发性上皮性卵巢癌的手术是非治愈性、姑息性的，是不得已而为之（如肠梗阻的解除等）。

再次肿瘤细胞减灭术是要严格选择、充分准备的，有相当技巧的（或者有基本外科专家的参与）。

复发性卵巢癌的手术之二——手术的实施

不打无把握之仗，不打无准备之仗。

——题记·领袖的教导

一、强调“五个充分”(“Five Abundants”)

（1）充分的术前检查和评估。

（2）充分地理解、认知和同意：益处和风险，肠造瘘之可能。

（3）充分的肠道准备、血源准备。

（4）充分的心肺功能监测，一般状况的改善和支持。

（5）充分的普通外科、泌尿科、血管外科、麻醉科等的技术协助。

如是充分准备，方可以施行手术，不可仓促上阵。

二、可施行以下手术

（1）肠切除及吻合术、造瘘术——肠转移，是最多见、最严重、最致命的癌复发或晚期卵巢癌问题。

（2）膀胱部分切除、修补，输尿管转移、吻合及肾切除等。

（3）肝转移瘤切除－肝单个实质性转移瘤、横结肠肝曲大块转移。
（4）脾切除－脾转移或横结肠脾曲大块转移。
（5）高位腹主动脉旁淋巴结切除。
（6）其他部位的转移瘤或病灶切除。

三、各种复发性卵巢癌的手术

（1）初次治疗为早期卵巢上皮癌：复发时，应较积极地考虑再次肿瘤细胞减灭术。

（2）卵巢交界性瘤：多为晚期复发，通常仍为交界性，应积极手术切除，再次手术效果好。

（3）卵巢恶性生殖细胞肿瘤：复发多不在盆腔，与周围常有界限，应积极手术切除及化疗。未成熟畸胎瘤可逆转，趋于成熟。

（4）性腺间质肿瘤：多为晚期复发，甚至10年、20年之后，故应长期随诊。主张对复发瘤的再次手术。

四、评述

最难的、最应审慎的是晚期卵巢上皮癌的复发手术。

早期卵巢癌、交界瘤、恶性生殖细胞肿瘤和性腺间质肿瘤的复发，再次手术都应积极，而且效果亦好。

聽天、聽地、聽人，什么都可以听，什么都可以不听。看日、看月、看星辰，什么都可以看，什么都可以不看。

乙亥年十月廿五日 星雲

卵巢恶性生殖细胞肿瘤诊治中的守正与创新

卵巢恶性生殖细胞肿瘤是最先攻克的卵巢癌瘤，但近半个世纪，诊治方案几乎没有大的改变，似乎是按惯性前进。虽然其治疗效果是令人欢欣鼓舞的，肿瘤得到治愈，生殖器官得到保留，生育功能得到保护，满足了患者及医者的期望。近年来，新技术新药物发展迅速，对这类肿瘤临床治疗如何守正、如何创新，如何把新技术、新方法应用到诊治中去，如何进一步避免化疗药物的伤害等，都是值得所有妇科肿瘤医生积极探讨、深入研究的。以期开展更多的临床工作，使对卵巢恶性生殖细胞肿瘤诊治更上一层楼。

卵巢恶性生殖细胞肿瘤（malignant ovarian germ cell tumor，MOGCT）是一类好发于青少年及年轻成年女性的卵巢恶性肿瘤，常见病理类型有未成熟畸胎瘤（immature teratoma，IT）、卵黄囊瘤（yolk sac tumor、YST）、无性细胞瘤（dysgerminoma）等。因其发病年龄年轻，对保留生育功能的需要也是最为迫切的，甚至可以说卵巢恶性肿瘤保留生育功能的尝试就是从卵巢恶性生殖细胞肿瘤开始的。MOGCT治疗包括手术和化疗两个方面，是既有手术刀的手到病除，也有化疗药物的规范实施，可谓文武双全、术药兼备方能致胜。对这类肿瘤的治疗诠释了治疗的最佳目标，使肿瘤治愈同时保留女性生殖器官的生理功能。

近半个世纪，卵巢恶性生殖细胞肿瘤的治疗没有突破性进展，传统的顺铂联合依托泊苷博来霉素（BEP）方案经久未变。在手术技术不断更新，新药层出不穷的当下，没有任何一种肿瘤的治疗如此“守旧”。美国肿瘤指南（NCCN）、欧洲肿瘤指南（ESGO）、中国妇科恶性肿瘤诊治指南（CSGO），几大指南规范等均基本没有变化。指南或规范是临床实践的规矩，是患者得到最大治愈率的保证。而恶性生殖细胞肿瘤在此规范治疗下治愈率早期肿瘤接近100%，晚期肿瘤（Ⅲ期、Ⅳ期）的治愈率也在80%～85%。从85分提高到100分是很艰难的，罕见肿瘤类型、良好的治愈情况、传统药物有效，都使得新药临床试验很难开展，让患者和医者都似乎聊以原地踏步，人们不禁要问“卵巢恶性生殖细胞肿瘤的诊治，除了守正，还有创新发展吗？”

一、手术：武功再高也要择势而施，切勿乱了方寸

妇科肿瘤医生最喜好武功高强，急于实施手术，期望手到病除。就外科而论，手术是技术，卵巢恶性生殖细胞肿瘤多数是早期，手术技巧并不复杂，重要的是术前评估与决策。这类肿瘤好发于青少年女性，多数仅累及一侧附件，有特异且敏感的肿瘤标志物，术前评估容易得出大致诊断。因此，全面评估比盲目出兵更有成功把握。

术前评估发现生殖细胞肿瘤特异的肿瘤标志物升高，高度怀疑是MOGCT。医者面对的选择是采用何种手术路径及何种手术范围，在腹腔镜手术突飞猛进的时代，有医生甚至放出豪言：没有腹腔镜不能做的妇科手术，但面对MOGCT，这个断言变得难以逾越，无瘤观念严格贯彻不能因手术方式改变肿瘤分期使得MOGCT难于通过腹腔镜完成，在ESGO指南上对MOGCT手术明确指出。没有特别的情况下，MOGCT需要通过开腹手术完成，腹腔镜手术需要非常谨慎地选择，需要保证手术实施中肿瘤不会破裂。在复发未控的MOGCT的临床研究中，发现很多复发的MOGCT肿瘤是因肿瘤腹腔镜术中破裂引起，再次接受挽救性的肿瘤细胞

减灭手术，使得创伤进一步增加治愈率反而下降到只有50%。从初治十有八九的把握，变得对半胜算，因此MOGCT术式的选择上需要慎选腹腔镜，是否完整切除肿瘤不改变分期是决定手术方式首要因素。

手术的范围也在不断地探讨，回顾性分析MOGCT的手术范围，不再强调标准的卵巢恶性肿瘤的分期手术，通过开展全国多中心的前瞻性研究，研究结果显示MOGCT分期手术对预后没有影响，肿瘤切除干净是预后的关键，手术后能尽快地实施化疗是保证预后的关键，因此对临床早期MOGCT实施患侧附件切除，对晚期MOGCT尽可能地达到肿瘤细胞减灭，不再强调像上皮性卵巢癌那样不惜切除脏器追求R0的超范围肿瘤细胞减灭手术。过度超范围手术，影响后续化疗药物的实施反而对MOGCT整体治疗预后造成不良影响。

临床会遇到晚期及危重的病例，如合并脑腔积液低蛋白血症，多发肺转移呼吸衰竭的MOGCT少女，首诊时生命体征不平稳等情况，如何创造手术机会，医者不轻言放弃，不懈追求，早在2015年沈铿教授就在第46届美国妇科肿瘤年会上（SGO）汇报先期化疗在晚期生命体征不平稳的卵巢卵黄囊瘤的应用，其中很多病例均是临床诊断，貌似没有遵循规范，没有组织病理诊断，但医者患者那种不轻言放弃，那种对生命挽救的渴求，使得打破常规，总结这些患者的临床资料，单中心治愈率达到86%，超过既往文献报道这类晚期肿瘤的治愈率，并减少手术并发症。近几年这项研究仍在临床应用并不断总结，使得危重病例转诊后接受先期化疗后再手术。同时我们发现穿刺病理对这类肿瘤的病理明确率很低，部分患者仍是临床诊断，先期化疗为她们赢得了手术机会，减少术中并发症，肿瘤整体治愈达到85%以上，是可行的临床诊治方案，虽然在指南上没有流程图可遵循，但这样的探索为危重MOGCT患者寻得一线生机，对医者是冒风险一搏，对那些青春期少女是浴火重生，是凤凰涅槃。

二、墨守成规的经典BEP化疗方案，风险分层减少伤害是出路

恶性生殖细胞肿瘤的化疗方案更是一成不变，自20世纪80年代以后经典的顺铂联合依托泊苷、博来霉素（BEP）是一线金标准的化疗，在NCCN指南一线化疗方案是否有可替代的一栏上明确写着“无”（NONE），很多研究也试图改变药物组合，包括利用卡铂代替顺铂，发现骨髓抑制更严重，经过多年的尝试目前尚没有任何方案可以在肿瘤治疗预后及副反应方面胜过传统的BEP方案，因此在NCCN，ESGO及中国妇科肿瘤临床指南上一线的化疗方案仍是BEP方案。

药物的治疗不可替代是不是真的没有一丝丝改变，妇科肿瘤医生一直研究如何避免化疗的伤害，最多研究是对恶性生殖细胞肿瘤风险分层管理，这样的风险分层也来源于睾丸生殖细胞肿瘤的分层管理。卵巢来源的恶性生殖细胞肿瘤还不同于睾丸，卵巢来源的MOGCT会有腹腔内的广泛播散种植，评估因素复杂，病理分型多样，目前尝试对早期单纯未成熟型畸胎瘤（Immature teratoma，IT）采用不化疗，随诊观察，北京协和医院2020年后发表了关于单纯未成熟型畸胎瘤主动随诊观察的前瞻性病例匹配的临床研究，发现与接受化疗相比早期未成熟畸形胎瘤接受随诊预后和接受化疗一样，这样结果与意大利MITO-9研究结果相同，这样未成熟型畸胎瘤不化疗减少药物伤害也算是MOGCT辅助治疗的进展，尤其是超过18岁的成年女性不化疗很好地保护卵巢功能。

BEP化疗方案的副反应最棘手的博来霉素引起的肺不可逆的纤维化，在新的药物出现的时代可不可以有小分子药物对抗这样的副反应？小分子药物Nintedanib治疗肺纤维化已经应用于临床，先期药物试验动物模型就是博来霉素制导肺纤维化，这样药物可否治疗BEP方案的肺纤维化，甚至在化疗同时预防肺纤维化的出现。目前的研究已经通过伦理，在中国临床试验注册登记通过登记（ChiCTR2300070492）。我们期待这样的结果能避免BEP化疗所致的肺纤维化。

三、信息时代到来，医者患者如何在潮流中前行

科技高速发展的新时代，给肿瘤治疗的发展带来了新的契机，也提出了新的挑战。对于卵巢恶性生殖细胞肿瘤，我们也在广筛基因，寻找耐药靶点，探讨新药的使用。利用二代测序技术了解卵黄囊瘤分子特征，北京协和医院妇科肿瘤中心率先探索卵巢卵黄囊瘤基因组学特征，首次描绘了其基因图谱，卵巢卵黄囊瘤肿瘤突变负荷（TMB）平均为1.34 mut/Mb，位于中等水平，提出预测的卵巢卵黄囊瘤驱动基因包括已知的*KRAS*和*KIT*，以及新发现的*ZNF708*，*FRG1*和*NPAS1*，同时研究共鉴定18个拷贝数显著扩增区域和15个拷贝数显著缺失区域，与拷贝数变异相关的驱动基因主要包括*ARID1A*和*PARK2*缺失以及*ZNF217*，*CDKN1B*和*KRAS*扩增。微卫星不稳定性状态、染色体7q22.1拷贝数变异及COSMIC数据库中Signature1可作为预测原发肿瘤化疗敏感性的基因标志物，但是就目前取得的一系列结果还暂时不能对临床治疗提出有意义的指导，从基础到临床的路还很长。

新的检测技术对目前恶性生殖细胞肿瘤重要临床用药指导意义在TMB的检测用于畸胎瘤鳞癌变中，很多肿瘤具有高TMB，使用程序性死亡受体1（PD-1）和程序性死亡受体配体（PD-L1）药物使得这类患者预后明显改善，以往我们认识畸胎瘤鳞癌变生存期仅在12～18个月，而使用PD1或PD-L1药物的患者至今仍持续临床缓解，这样的突破无疑是非常令人欢欣鼓舞的。

著名哲学家维特根斯坦说：规则之后无一物（Nothing after rules）。规范是用来遵守的。在任何肿瘤治疗中循证，是医学命意，指南规范；MOGCT可以得到治愈是疾病生物学规律，肿瘤医生择时机施治；依患者病情给予治疗，通过医者的决策，无论主刀，化疗都是遵章守法，又在临床面临具体情况时候给予个体化选择，可见守正和创新是密切结合的。当然指南规则也要定期修改，修改的依据是需要提供更多翔实的临床研究

数据。

肿瘤治疗有强烈的实践性、局限性和风险性。治疗过程更是路漫漫其修远兮，如何达到100%治愈，可能医学上科学上我们永远没有可能达到100%治愈，但是一定要付出百分百的努力。MOGCT患者通常非常年轻，都是花季少女，她们在信息时代寻找“天时，地利，人和”，她们甚至建立自己的QQ群、微信群，在信息时代获得更多自身疾病的知识，她们寻“天时”（找时机尽早），找“地利”（就诊大区域医疗中心），盼她们的“人和”（找到知名的专家），并在网络上分享就诊经历。

而作为拥有多年妇科肿瘤治疗经验的我，时常感到一个人的力量是有限的。MOGCT治疗更应该强调规范化、个体化、精准化、同质化，规范是要推广的，实践中又有非常个体化的需要。医者是终身学习的职业，网络的时代医生应该利用信息时代的工具，让信息多跑路，患者少奔波。比如远程会诊，罕见肿瘤国家登记中心。同质化的治疗更是追求的目标，就如消灭城乡差别一样，同质化的肿瘤治疗，患者才不至于千里迢迢就诊。

本文作为述评发表于《中华妇产科杂志》上

腹膜后——一个要重视的空间

出路问题是一种政策，给出路或找出路。

——题记

腹膜后是个值得重视的区域和空间。妇科手术常遇到的是后腹部的腹膜后间隙、骶骨前间隙和盆腔膜后间隙。这个间隙里有很多重要的血管、淋巴管（结）和神经，支配供应盆腔器官。恶性肿瘤也常有淋巴结转移。还有腰腹部肌肉、骨骼、输尿管等，这些组织器官也可以发生肿瘤，所谓腹膜后肿瘤。有时，似“世外桃源”——盆腔炎症、子宫内膜异位症，甚至肿瘤等，通常并不侵入腹膜后，这使得手术有了可以切入的门径。此即为本文立题目的。

有关血管、淋巴分布及骶前区已有专文述及，这里重点讨论在妇科手术时如何利用腹膜外空隙，寻找“手术出路”。

1. 利用内切口进入腹膜后

进入腹膜后并不困难。盆腔水平可以在盆腔侧壁，或圆韧带水平，或骨盆漏斗韧带水平，剪开后，延长切口，以手指钝性分离，空隙即展现眼前。

在盆腔，可以明确髂血管的各个分支、卵巢血管，以及输尿管。

如果再往上，可在与升结肠或降结肠侧沟平行切开延长，并将肠管向内推移，即可暴露上段输尿管、肾下极、腹主动脉、下腔静脉，以及卵巢血管、肠系膜下动脉等。

这些都与妇科手术有关。

2. 下列情况，需从腹膜外进入

（1）子宫与附件浑然一体，或呈界限不清的团块，又无法分离。

（2）子宫已切除，附件或盆腔肿物解剖不清，标志模糊。

（3）因解剖不清，怕误伤输尿管，从腹膜外先找出输尿管，明确其路径。

（4）进行腹主动脉旁及盆腔淋巴结清除术。

（5）肿瘤侵犯肠管，或肿物与肠管粘连一团，难以分离；或部位较高。

腹部横切口

一个满意的腹部切口应该具备以下四点：①充分暴露手术野，便于操作；②符合解剖生理，尽可能减少组织创伤，伤口易于愈合；③简单，施行方便、迅速，又便于扩大；④患者乐于接受，如对美观的考虑等。腹部横切口基本具备了以上四点要求，且有不少优点，亦有某种不足。很好地掌握这一切口技术，对妇产科医师颇具裨益。

一、历史回顾

1823年，法国产科学家Baudeloegue首先用横切口于剖宫产。1900年Pfannenstiel将横切口推广于盆腔手术，故一般书籍文献以该氏命名，泛称横切口。其实，常用于妇产科之腹部横切口有几种，Pfannenstiel切口在半圆线水平，只将腹直肌拉开，创口受到限制。Maylard（1907）的切口位置在脐耻中央水平，并将腹直肌横断，以便于更多地暴露，施行所有下腹部手术。1941年，Cherney又作了进一步改良，切口更低，切断腹直肌附着于耻骨的腱膜，有一定的优越性。

二、解剖

在腹部皮肤和腹膜中间为肌肉及其筋膜，分扁平肌群和前部肌群，扁平肌群包括腹外斜肌、腹内斜肌和腹横肌；前部肌群包括腹直肌和锥形肌，锥形肌无重要功能，甚至有30%缺如者。腹直肌是腹壁的主要屏障，它有四个腱划，腱划是横行纤维，分别在剑突、剑突与脐之中央、脐及脐耻中央。依此四个腱划为分线，可将腹壁分为四等层次。加之腹壁肌肉筋膜的分布，可提供给妇产科医师两个重要外科标志：白线，为腹壁正中，居两侧腹直肌之间由扁平肌群的腱膜融合而成的；半圆线，相当于上述的三四等分之界。在其上，腹外斜肌腱膜与腹内斜肌合并形成腹直肌前鞘（前筋膜），腹内斜肌腱膜与腹横肌腱膜形成后鞘；在其下，腹外斜肌、腹内斜肌和腹横肌腱膜合并均转至腹直肌前形成前鞘，而无后鞘。前筋膜与腹直肌附着甚为紧密，无论是否切断肌肉，亦勿使其分离。横切口常遇到的血管是腹壁下动静脉，它从髂外血管分出，于腹股沟韧带中段部位上行，走行于腹直肌后，结扎无碍，也是动脉插管化学药物灌注的一个途径。横切口对淋巴引流亦无大影响。前腹壁的神经是由下6对肋间神经及髂腹下神经、髂腹股沟神经所分配，神经呈水平在腹壁中分布，侧缘吻合支少，纵切口可切断神经而横切口则可减少这种损伤。

三、横切口的技术

1. 切口

选在耻骨上1～2横指（或2～3 cm），或在阴毛线、皮肤皱褶水平，略呈弧形，挑向两侧髂前上棘，10 cm余，太长并无扩大创口之作用。

2. 切开皮肤、皮下脂肪、筋膜

筋膜在侧方为两层，乃表明扁平肌群之两层腱膜在半圆线以下均转入腹直肌前方，亦可见扁平肌群肌纤维，尽可能不予切断。

3. 腹直肌的处理

有三种方法。方法①：不切断腹直肌，以止血钳在两腹直肌间分离，用拉钩扩展暴露腹膜。方法②：沿腹直肌、锥形肌向下找出附着于耻骨上的腹直肌腱膜，于下端剩余1cm处切断，便于以后牵拉缝合；有时腱膜很短，则可沿耻骨缘切断，以后便缝合在耻骨骨膜上。方法③：切断腹直肌，又有两种方法：其一，将肌肉上下断端结扎（肌束结扎或出血点结扎）；其二，先将肌肉钉缝于筋膜上，然后再切断，这样既可减少肌肉出血，又可在缝合筋膜时一并对拢肌肉。方法①创口暴露受到一定限制；方法②则可明显减小腹直肌的张力；方法③增大了暴露视野，但出血显多，且于术后近期伤口较硬。故其选择依手术需要而定。

4. 切开腹膜，进腹腔

可以纵行，多采用横行，宜从两侧切进，注意勿损伤膀胱。

5. 切口的缝合

重要的是前筋膜的缝合，务求确实，最好用7号线或双股4号线，间断缝合，咬合的筋膜多一些。有咳嗽或易呕吐者，可用张力线加固2～3针。以铬制肠线做皮下缝合，愈合之皮肤切口甚为平滑、美观。

四、对横切口的评价

横切口有不少可取之处，如以下六点。

1. 暴露比较好

横切口能得到充分的利用，而且切口与盆腔面一致。一般在下腹部，特别是髂前上棘水平，横径比脐耻间径还长，矮、胖体型者尤为突出。作者曾随机测定50名妇女，平均髂棘间径为24.2 cm，平均脐耻间径为16.3cm，相差7.9 cm。在肥胖者，横切口所遇到的脂肪也明显比纵切口少。

2. 张力低

横切口的张力为纵切口的40%～60%，在躯干弯曲或双膝屈曲时，横切口的缝线拉力几乎等于零。但在咳嗽、呕吐时，横切口亦有一定张力。

3. 愈合好

横切口血运好，不损伤神经，伤口张力低，故术后愈合甚好。若不切断腹直肌，或只切断腹直肌腱膜，伤口柔软，恢复快。

4. 疼痛轻

因很少损伤神经之故。

5. 术后恢复快

由于腹部疼痛轻，可早期活动，肺部感染、静脉炎等会减少。对中上腹之肠道干扰少，所以术后肠道功能恢复较快。

6. 美观

横切口恰在下腹部之皱褶，或匿于阴毛之中，患者乐于接受。

横切口也有某些不尽如人意之处，如切进腹腔的诸层次不如纵切口简便，费时稍长，不宜用于宫外孕等急症手术。中上腹的暴露亦受到限制，肿瘤较大、疑有恶性情况、炎症或子宫内膜异位症引起的严重粘连等不应采用横切口。腹部各种切口的优缺点如表1所示。

表1　腹部各种切口之比较

切口方式	优　点	缺　点
纵切口	进腹迅速，出血较少，探查上腹部方便	伤口裂开、切口疝的危险增加
横切口	美观，术后疼痛轻，切口裂开及疝少见	进腹及关腹较慢，难以探查上腹部，出血稍多
Pfannenstiel	较好的盆腔暴露	不易探查中上腹部
Maylard	较好的中下腹部暴露	需切断腹直肌
Cherney	较好的膀胱及膀胱前区暴露	难以探查中腹部

有学者研究表明，在伤口失败率（如裂开、疝）、局部感染及术后并发症等方面，横切口与纵切口比较并无明显差异。但作为一种进腹方式，横切口仍具有一定地位，妇外科医师应熟练掌握。

五、横切口在妇产科的应用

下列情况可选用横切口：剖宫产、如孕14周子宫大小以下的子宫肌瘤剜除或子宫切除术、儿头大小以下的卵巢囊肿剥除术或附件切除术、卵巢楔形切除术、输卵管整形术、阴道前壁-库柏氏韧带悬吊术等。

本文于1990年发表于《实用妇科与产科杂志》上

来秋氏间隙（Retzius Space）

青山一道同云雨，
明月曾何是两乡。

——题记，［唐］王昌龄

盆腹腔脏器均披被于腹膜或浆膜，隔离于腹膜外，但却被称为盆腔内或腹膜内器官。将其余归于腹膜外。是同，是异？故有“同云西”“是两乡”之联想。

来秋氏间隙是盆腔前部的腹膜外间隙。

一、间隙前方

为耻骨联合（左右耻骨以纤维软骨相融合）及两侧的耻骨支，其上有与之平行的骨膜增厚带，即库柏氏韧带，也可以认为是髂耻线和耻骨肌的起始部位。

库柏氏韧带是用于耻骨后膀胱颈或尿道悬吊固定之部位。腱纤维是水平的，缝合针以垂直刺入为宜。

二、间隙两侧

为闭孔内肌和盆腔筋膜腱弓和部分提肛肌腱弓。除非手术分离，阴道、尿道附着于此处，是封闭的。该区有较丰富的血管。间隙后方为膀胱、尿道及其横韧带。

三、通过来秋氏间隙施行哪些手术

（1）用于改变膀胱-尿道角度及改善尿道括约肌功能障碍的压力性尿失禁（SUI）的后尿道或膀胱颈悬吊术。如Marshall-Marchetti-Krantz（MMK）术和Burch库柏氏韧带悬吊术，都是在此区完成的。

（2）所谓最新的术式——无张力阴道吊带手术（TVT）悬吊术虽然没有暴露此区，但吊带也是通过此区而出。

（3）通过两侧继续向上，可暴露出髂血管，施行腹膜外淋巴结清除术。我们在根治时提到的“两个陷窝”都可以在腹膜外的扩展中暴露，即膀胱旁间隙（paravesical space）及直肠旁间隙（pararectal space）。

（4）行腹膜外剖宫产时，暴露所谓“三角区”即内界为膀胱侧缘，外界可见腹壁下动脉，上界为膀胱腹膜反折。在分离时，膀胱左侧陷窝之黄色脂肪堆是主要标志。

（5）虽然，不一定用下腹部横切口做腹股沟疝的修补术，但在来秋氏间隙可以找到圆韧带、疝及疝囊。

（6）此区有时是寻找发育异常的性腺之区域。因此，妇科医生应该熟悉这片区域，并非只是外科医生的“领地”。

道法自然

——《经自然腔道取标本手术学》序

正是春暖花开之日，正是仁爱萌发之时，王锡山教授主编的《经自然腔道取标本手术学》（NOSES）应运而生，令人惊艳称道！数百万言的巨著，几十位作者、诸多器官系统……书放在我面前，像是一座山。我此时的心情就是：振奋不已、感慨良多！

一、理念的升华

“勿伤在先”是医圣希波克拉底的名言，直到以内镜技术为标志的微创手术普及之后，才算天幕洞开。外科医生的思维观念、技术路线和操作方法都发生了革命性的变化。我们的视野扩宽、我们的手臂延长，可以将心中设想、荧屏表象和手术视野结合起来，形成完美的图像和外科效果。

我们却始终踌躇于“开”与“关”、“进”与“出”的路线。经自然腔道取标本手术（NOSES）解决了封闭下，不仅能良好进入操作，又能满意取拿、退出的关键问题。这是微创理念，这是人性化理念，这是美学理念。

二、体系的整合

这是NOSES一书给我们的另一个重要启示。现代医学发展使学科越分越细，每个器官系统都像是一组部件，医生固守在自己“车间”，患者接受“修配”。这显然不是医学和医疗。

而NOSES则将盆腹腔，甚至胸腔的壁垒打开，把普通外科、泌尿外、妇产科等联合起来，发挥口腔、直肠、阴道三个自然腔道的通达枢纽作用，成为手术操作、标本取出的要道、圣地。正是：天赐恩宠三腔道，人与自然有通途。

这是多系统、多学科的组合，不仅是跨界、跨学科，而是协作、整合、共享，是患者最大限度地获益。患者的满意和快乐就是外科医生的追求和境界，NOSES给我们指出了诗和远方！

三、发展的促进

近一二十年，中国的微创外科技术得到了长足发展，可以坦诚而自豪地说，我们已经完成从跟随者、参与者到领跑者的改变。以王锡山教授为首的团队活跃在国际舞台，成为NOSES的积极推动者。

这里体现了创新、思索、实践，也蕴含着信念、责任、担当。

我们也注意到，在书中所表达的精益求精、谦虚谨慎、认真细致的科学精神和工作作风，如对适应证、不适应证和禁忌证的掌握，以及对学习曲线、训练态度的考核等。

我们深知并铭记，对患者和身体的敬畏和爱护至高无上，始终不可以有任何技术和器械的炫耀。我们不能，也不应该用一种方式完成所有的手术；不必，也不刻意建立“零开腹的手术俱乐部”。

NOESE告诉我们，外科手术是一门艺术，是一门哲学。它还有趣地告诉我们，一切不可能都可能变成可能。真、善、美不仅是外科学的极致目标，也是外科医生的精神和修养的坐标。

从NOSES中学习很多，赘言如上，权作为序。

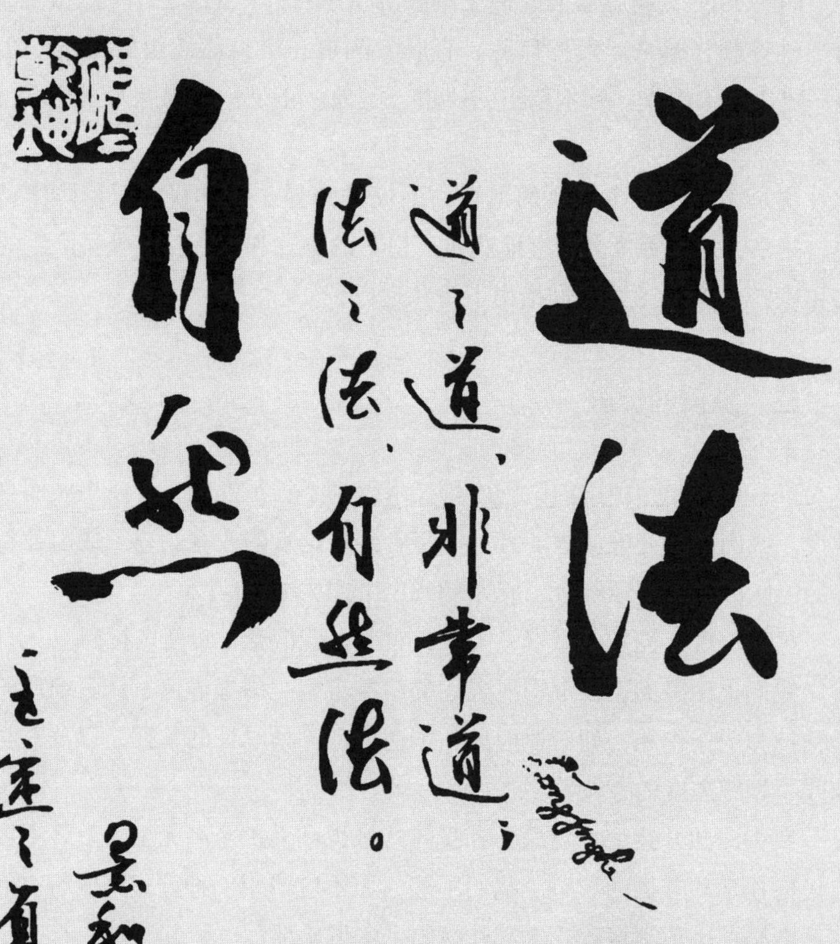

道法自然
道之道，非常道，法之法，自然法。

重提阴道手术

当我审读完这部［《经阴道手术》（法国Cosson M等著，熊光武，主译）］令人振奋的巨著，并遵嘱要写一篇序言的时候，脑海中闪现出这样三个问题：如何看待经阴道手术，我对这部书的认识，以及我们如何去读、如何去做。

经阴道手术开展至今已逾百年，重提此事可是一种怀旧和落伍？不是。正像本书著者所强调的，其发展史证明了经阴道手术的卓越性，而在现今技术进步（如内镜技术、器械工艺、能源使用、材料学）、观念改变（微创要求）及文化考虑（精神、道德及美学）的情势下，更凸显出了经阴道手术的重要地位。Dargent手术（即保留子宫的子宫颈根治术）就是现代肿瘤手术之典范，它借助腹腔镜清除盆腔淋巴结，进而通过阴道完成子宫颈根治性切除，也具有显著时代特征！而腹腔镜辅助的Schauta手术（Coelio-Schauta）更令人击节赞赏。我们所说的微创手术，一般系指手术具有创伤小、出血少、时间短、痛苦小、恢复快等优点，但其含义本身则是外科的基本观念和恪守原则。微创手术的选择包括入路和术式，虽然入路与术式要根据病情而定，但从对机体的损伤、干预和影响而论，自小至大依次是经阴道－内镜－开腹。将经阴道手术作为首选方式业已成为现代模式。尽管如此，我们依然认为开腹、内镜及经阴道手术是并驾齐驱的、相辅相成的三种方式，不可能以一代全。它们各有所长，各有所短，善于取长补短才是明智之举。

毫不夸张地说，这部《经阴道手术学》是迄今我看到的最好的经阴道手术专著。它体现了以Daniel Dargent为代表的关于经阴道手术观念、技术与经验的宝贵结晶，不仅有对其发展趋势的洞察，也有最新的进展，包括腹腔镜协助的Schauta手术、盆底重建及压力性尿失禁手术［如无张力经阴道中段吊带术（TVT）、经闭孔无张力悬吊术（TOT）］。细腻、精美的解剖图解跃然纸上，令人神往；手术策划、指南及警示给人启迪、思索。在描述手术时，关键步骤诠释得非常详尽，仿佛与你面授机宜，甚至包括体位、收集袋的放置与计量出血等细节。更为可贵的是，本书贯穿人文思想与哲学理念，客观而辩证，书中说："外科医生的职责并不是要创造吉尼斯纪录，而是让患者信任他们自己，并为患者提供最合适的治疗手段。"因此，我们将不必追求能从阴道切下多大子宫，外科从来不是技巧与器械的炫耀，患者比手术本身更重要！

最后，我想谈在当今时代如何开展经阴道手术。中国的妇产科医生其实有丰富的经阴道手术经验，这始于20世纪50年代的"两病"（子宫脱垂、阴道瘘）防治。安徽的张其本教授有关于经阴道施行子宫颈癌根治术的专著；近年亦有不少专家擅长经阴道手术，与腹腔镜结合所施行的盆腔手术可与国际同道媲美。但总的来看，年轻医生所得到的经阴道手术的训练较少，技能欠缺，有待加强，因此，本书便是极好的参考书和教材。经阴道手术和内镜手术一样是21世纪妇产科医生的必备技能。一个成熟的妇产科医生应该掌握各种手术方式，又善于形成自己的特长。

应该感谢熊光武教授等为我们带来这样一本好书！

经阴道手术是开腹手术的“母亲”

我们高兴地看到一部内容丰富、面目清新，而又难能可贵的关于阴道手术的新的译著。为此点之赞之!

看了书，关于阴道手术，禁不住想到三个问题。

一、阴道手术有一段古老有趣的故事

阴道手术有一个较为久远的历史，早在1829年7月26日，法国医生Joseph Recame为一位50岁的子宫颈癌患者施行了首例的经阴道全子宫切除（TVH）；1897年，另一个法国人施行了首例的经腹全子宫切除（TAH）。算下来，阴道手术应该是开腹手术的“母亲”了（Vaginal surgery is the mother of the abdominal surgery）。

就是子宫颈癌的根治性手术也是经阴道手术在先，即我们知道的Schauta手术，接下来才是他的学生Wertheim施行的经腹根治手术。即使在当时，经阴道根治术的死亡率（10%）也比经腹根治术死亡率（＞30%）要低。但是毕竟经阴道手术的难度大，开展困难，之后就经历了一个长时间的腹部手术的“统治”，即使在不久以前，人们还是习惯于做开腹的手术，1979年至1980年，在美国实行的开腹子宫切除手术是317 389例，而经阴道的子宫切除只有其1/3，是119 972例。直到腹腔镜的广泛开展，以及阴道手术的重新提起，才改变了手术的技术路线和方法。

阴道手术在法国兴起，在德国发展，又在法国找到了立足之地与当代崛起。中国的妇产科医生对于阴道手术其实做了大量的工作，也积累了丰富的经验，早在20世纪60年代，我们就开展了对子宫脱垂的阴道手术、对宫颈癌的阴道手术等，当时上海的郭泉清、安徽的张其本等都是实行经阴道手术的专家，特别是经阴道广泛子宫切除的先驱。在21世纪，宋磊及其团队卓有贡献的工作，以及在各地开展的盆底重建手术、阴道和腹腔镜的联合手术发展如火如荼。

最值得称道的是法国医生Dargent关于保留子宫的子宫颈癌根治术，即Radical Trachelectomy，以及腹腔镜辅助的Schauta手术（Coelio-Schauta），被认为是现代妇科手术的典范，是阴道手术的时代标志，它符合微创化、人性化原则。所以，Dargent的名言就是“外科医生的职责并不是创造吉尼斯纪录，而是让他们的患者信任他们自己，并为患者提供最适合的治疗手段”。

当时他和他的学生们（M. Cosseon等）出版了非常有意义《经阴道手术》（*Vaginal Surgery*）。在这部书里，对阴道手术进行了全面回顾和敏锐展望，深入地描述局部解剖、间隔重建，包括经阴道的各种手术及与腹腔镜辅助或联合的手术，还有盆腔器官脱垂（POP）和压力性尿失禁（SUI）的手术，而且对并发症的诊治处理也进行了非常细致的阐述，这正是1992—1994年的工作。

历史证明了阴道手术的卓越性和当代作用，包括技术进步、观念更新和文化考虑（精神、道德和美学）。又过去了20年，阴道手术观念与技术有了新的发展。

二、阴道手术符合微创化、人性化

微创是一种观念，是一项原则；应该是外科的基本观念，是手术的恪守原则。手术的途径、手术的方式都应考虑微创的目的和微创的效果，我们可以把它统称为微创外科学（Minimally Invasive Surgery）。把内镜手术或某种手术特指为微创手术是不确切的，微创原则贯穿始终：切剪缝扎、一招一式，从切开到缝合，器械改良，能量使用，血管闭合，材料改善都要符合微创的原则。保持无菌、保持湿润、保持无血、保持清晰、保持轻柔、保持速度等，都是微创手术过程所需要的。“请不要损伤！请减少损伤！”是我们的名言，“手术室里最重要的是患者！”从这些角度来审视，从这些方面来评判，经阴道手术是符合微创化观念和原则的，是符合人性化理念和标识的。

经阴道手术的适应证越来越扩大，这在本书里得到了非常充分的体现。从传统的经阴道的子宫手术扩大到附件的各种问题，从剖宫产之后的粘连到各种癌瘤及至特别复杂的情况，都可以通过阴道来完成了。而且本书的一个重要特点是，每个观点和问题都有具体的实例加以说明，非常细腻具体，让人看了以后受到很大的启发和引领。所以，这本书叫“advanced”是非常合理的，可以把它认为是高级的、进展的、改良的与发展的。这正应了：经阴道手术，医生们可以做任何事情，或者几乎任何事情。

但我们又无意建立“零开腹”的“勇士俱乐部”，这也正是本书没有忽略的，甚至强调的，对于阴道手术复杂多变情况的周密考虑，如选择好适应证，做好各种应急准备，与腹腔镜的联合，必要时转开腹等，表明了作者的审慎、负责态度。

近年发展起来的单孔腹腔镜手术（通过脐部），或者通过自然腔道（如经阴道）的腹腔镜手术（V-NOTES），使微创化更加深入发展，其适应证不断扩大，国人已有相关专著出版。

另一项值得称奇的是经“自然腔道取标本手术”（NOSES），这应该是令人惊艳叫绝的，系通过自然腔道把手术的标本取出来。它把盆腹腔，甚至胸腔的壁垒打开，把普通外科、泌尿外科、妇产科等联合起来，发挥口腔、直肠、阴道三个自然腔道的通达枢纽作用，成为手术操作、标本取出的要道胜地。正是：天赐恩宠三腔道，人与自然有通途。这是多系统、多学科的组合，不仅是跨学界、跨学科，也是协作、整合、共享，是患者最大限度地获益。患者的满意和快乐就是外科医生的追求和境界!

三、阴道手术应是妇产科医生的必备技能

开腹手术、阴道手术和内镜手术是一个妇产科医生必须掌握的手术本领，阴道手术可能会成为一个短缺，但是必须弥补。这是我们不可或缺的一方面，如果阴道手术不灵、阴道手术不行，我们可能就像缺了一只手。

我也常说，阴道无小手术，不可小视阴道手术：阴道空间狭小、术野有限、照明不便、暴露困难，周围器官重要，易于发生损伤，问题处理棘手等。一定要有一个好的解剖观念、技术训练，一个比较长的学习曲线，要勤于实践、善于思考，逐渐使自己成为阴道手术的行家里手。

一个手术做得顺利，做得成功，关键是取决于决策，占75%；另外，就是手术的技巧，占25%。决策的重要一点就是选择好适应证，避免并发症。适应证的选择当然和作者的经验、特长，甚至偏好有关，但是一切应该从患者出发，从病情出发，符合规范化、个体化和人性化。适应证也是相对的，不是绝对的；选择是有限制的，不是没有限制的。因此，要知彼知己，百战不殆；扬长避短，趋利弃弊。不必追求一种方式，不必困守一种方式，不必期望用一种方式解决一切问题。

我还以为，一个妇产科医生的职业热情，在某种意义上也包括对手术的无比热情，包括对阴道手术充满热情和激情。这不意味着我们只追求手术，我们只是追求这个过程和他对患者的巨大好处，表明我们对自己工作的热诚，对研究成果的诚实，和在手术过程中令人心悦诚服的劳动，正像我们阅读这本书一样。

外科手术也应该是可以复制的，不是说外科手术可以重复的完全一样，也不可能有完全一样的手术经过，这正是手术或者外科的乐趣。手术方式也是可以教授的、传播的，别人可以学习和掌握，不可能也不应该只有一个人或几个人能做，这就是我们要点赞的作者团队的工作。通过阅读、学习和实践，形成我们自己的领悟、实践和提高。

诚然，阴道手术还有其他的不可忽视的要素，一切为了患者（patient）：包括体位（position）、麻醉（anesthesia）、输血准备（transfusion of blood）、器械（instrument）、电系统（electrosurgery system）、针与线（needle and suturing），还有我们的团队（team）。

从这本书里，我们学习到了阴道手术的微创原则和微创手术的具体技术，我们从中体会到手术是技术、手术是艺术、手术是哲学。

本文摘自孟元光主译《高级阴道手术》序言

外科如文苑

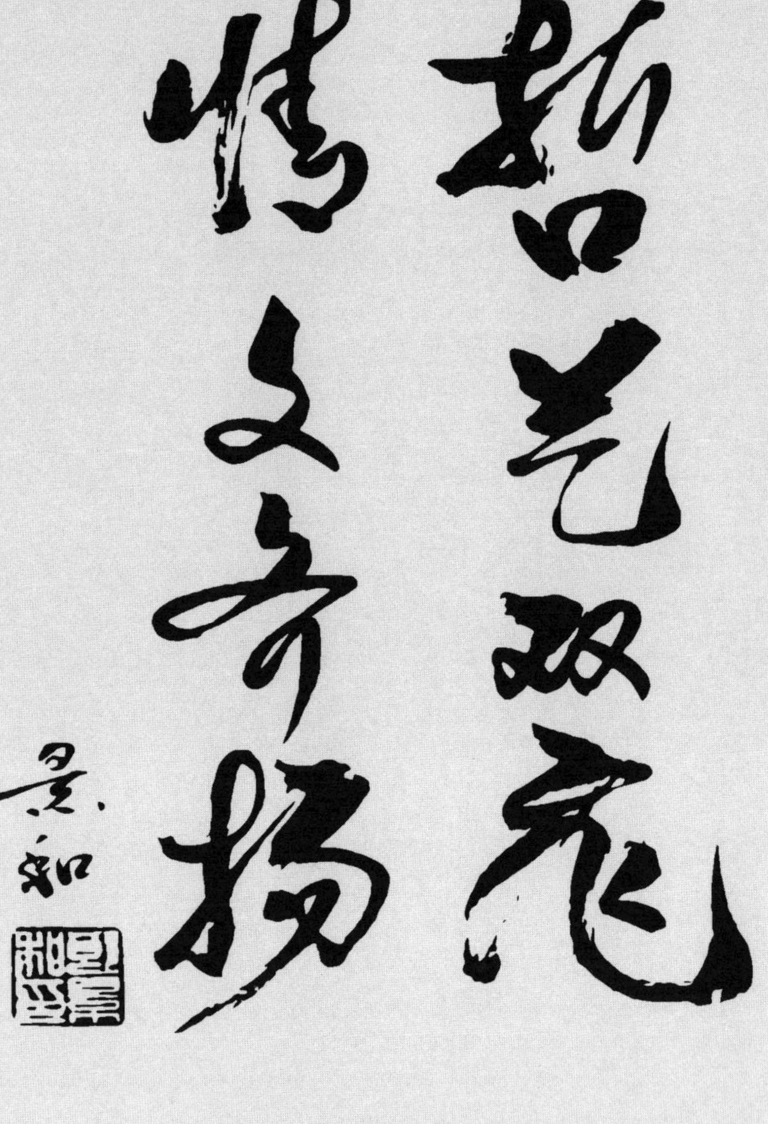
哲艺双飞
情文并茂

哲艺双飞
情文齐扬

医生的哲学理念和人文修养

在当今社会经济、文化、卫生体制发生重大变化，医疗环境、医患关系出现新情况、新问题的情势下，医生在更好地钻研业务、提高技术、改善服务态度的同时，也应更加学习人文思想，树立哲学理念，建立和谐医疗。

哲学是分析问题的智慧和方法，是“价值的守望者”。人们总是在信奉和实行某种哲学，是自觉的抑或不自觉的，是适宜的抑或不适宜的。医学的哲学内涵在于其兼具自然科学和社会科学两种性质，特别是现今的生物-心理-社会医学模式的建立。医生要将科学与人文交融，才能很好地完成医生神圣而艰难的使命。

正如希腊哲人亚里士多德（公元前384—前322）所说“哲学应该从医学开始，而医学最终应该归隐于哲学”。

因此，我们将要重新审视我们所从事的职业，讨论医学是什么？医学是怎样的？医学应该怎么办？医生应该怎么办？

一、医学是什么？

——医学是人类情感或者人类善良的一种表达

我们知道科学分为两大类：一类是自然科学，另一类是社会科学。自然科学研究客观事物“是什么？”，比如水是H_2O；社会科学研究人与自然、人与人“要怎样？”，比如利用水利，防治水患；人文科学是人的精神世界“应怎样？”，一个人的情感意识应该是怎样的？比如男人壮如山，女人柔如水，其实并非山水也，乃情感意识寓于其中。医学不完全是自然科学，也不完全是社会科学，甚至也不完全是人文科学，它实际上是一种自然科学和人文科学及社会科学结合的综合学科，或者叫作边缘学科。由此看来，医学不是纯科学，是人类情感或者人性的一种表达方式。医学是一个科学中的“弱项”，总是在其他学科的前拉后推下“爬行”，是永远的“落伍者”。我们现在所有医学的发展，都是在其他学科的推动下前行的，如分子生物学、内窥镜学、影像诊断学、药物治疗学等，都是从其他学科开始的。所以医学是很落后的，医学是不能超前的。

而且医学或实践医疗总是受社会政治、经济、文化，甚至风俗习惯的影响与制约。100年过去了，医学有了很大发展，有输血、抗生素、抗肿瘤药物、麻醉及各种高超的手术技术，但是某些地区和国家甚至没有医疗，或者基本的清洁水源！

医学庄严而神圣，请看希波克拉底誓言：仰赖医神阿波罗及天地诸神为证，我愿以自身能力和判断力所及，遵守此约。凡授我艺者，敬之如父母……无论至于何处，遇男或女，贵人及奴婢，我之唯一目的，为病家谋幸福……我严守这一誓言，愿神明赐我医业昌盛，无上荣誉，我若有违誓言，愿受天地鬼神突出殛之。

1998年，我在《一个医生的哲学》（中国文联出版社）中写过这样一段话：我们可以认为医学是人类情感的一种表达，是维系人类自身价值，并保护其生存、生产能力的重要手段。自从有人类开始，便有了医学。尽管它的起源是原始的、落后的，甚至是自然性的、不自觉的，如对出血的局部压迫、病灶的烧灼、针砭等，也会遇到缺乏人道的“医疗”服务。但救死扶伤毕竟为人性善良的体现，医学进而成为文明社会的一种责任。

我们来看看医学的洪荒时代和蒙昧状态：一位妇人的丈夫非常粗鲁，她对此不堪忍受却束手无策。一天，她看到牛圈里的小牛特别温顺，一下子突发奇想：如果把小牛的血输给自己的丈夫，他会不会也温顺一些呢？

当然这肯定是第一个牺牲者，但却可能是输血的最初尝试。

剖宫产起源也很有戏剧性，一个产妇快要死了，身边的人们想，如果能在几分钟内把孩子取出来，也许会保全一个新生命。相传恺撒大帝是剖腹而生，故剖宫产后来称帝王切开（Cesarean Section），而恺撒大帝并非剖腹而生。现今剖宫产率竟达50%以上。

有这样一幅图画：在一个风雪之夜，一位助产婆（乃为产科医生之鼻祖）出诊接生。产妇家属惊恐万状，焦急不安，产婆稳健自信。她右手提着马灯，左臂挎着接生用的器具，左手还攥着一个酒瓶。当然，酒瓶中的酒并不是为了消毒的（当时还没有消毒概念），而是为了在必要时让患者清醒一点，有点力气生孩子。此刻，我们感觉到的是医学的善良和神圣！

最近在妇产科月报会上，我向同事们推荐了《生活之路》这本书，作者是非常卓越的医学教育家威廉·奥斯勒。他在20世纪初，就曾经非常尖锐、切中要害地指出：医学实践的弊端在于"历史洞察的贫乏，科学与人文的断裂，技术进步与人道主义的疏离"。这三道难题，至今依然困惑着现代医学及医疗的发展与改革。

林巧稚大夫曾说，医生要永远走到患者床边去，做面对面的工作，要看患者，而且要把检查结果和自己的经验结合起来，然后作出诊断。

如果把医学当作一个纯科学，那就很危险。因为大家都知道，纯科学、纯自然观念将导致机械唯物论、存在主义。解剖有变异，生理有动态，同病有差别，不可以完全用各种数据和结果去解释患者的病症或"生活体验"。患者是按照自身生活和体验看待功能障碍或问题的，这与医生的思路不相符合。所以医生必须理解患者，要体察患者的感受。

鉴于医学的学科特点，作为一个疾病的诊断和治疗，要遵循两个原则。

一个是科学原则。就是要针对病情——疾病的病理生理、治疗方法、技术路线等来作判断。

一个是人文原则。针对人情，不是我们一般讲的人情，而是患者的心理、意愿、生活质量，以及个人与家人需求。

这两个原则都考虑到，才是一个好的医生，才是正确理解了医学的真谛。

因此，我们在选择诊治方式的时候要兼顾双方，既要保证有效性，也要保证安全性。这个方法、这个手术适合这个患者和他的病；而不是让这个患者和他的病适合你的方法、你的手术。一定要把最有把握的方式给患者，患者也应该是情愿接受的方式才是好的。

以前我们经常说这个患者适合什么手术，那个患者适合什么手术，这不全面。患者和他的病这是两回事，我得的阑尾炎和你得的阑尾炎不完全一样。医生给出的治疗方法，应该考虑四个因素：患者和疾病，医者和医法。这四个条件完全适合才是最好的方法。请注意，是四个因素，不是什么疾病适合什么医法两个因素。其中体现了“两个人”——患者和大夫，两个决定的因素。

所以，所谓医疗的成功也是多方面，用药施术正确当然是重要的，但是有时却不是绝对的。

临床上经常出现这样的情况。我们尽了很大的努力，千方百计地，自认为没有任何问题，但是患者还是没好。因此，没有错误不等于完美无缺！即使你没有失误，甚至你无可挑剔，你也可能失败。“何况不犯错误的医生是从来没有的”，这句话不一定对，其实应该是对的。没有不犯错误的人，但是医生犯错误关系比较重大，最好不要犯大错误。

做医生，要做到“通天理、近人情、达国法”。

什么叫通天理？就是要掌握自然规律，疾病的发生、发展过程；近人情，是要了解并知晓人的思想、意识、情感、意愿；达国法，是要符合诊治原则、规范，以及技术路线、方法技巧，也要包括有关法令、政策。

最近我读了一本书，叫作《江边对话》。是一个很有智慧的领导者与美国的一个很著名的基督传教士的友好对话和交流。他们讲了对宗教的看法、对科学的看法等很多问题。为什么今天讲这个呢？基督教徒信上帝，相信上帝有一个实验室，这个实验室在心中，你认为它是，就是了。不过爱因斯坦说得也不错啊，“上帝很难琢磨，但上帝没有恶意”。那么无神论者认为，这个实验室在心外，我们要去探索和寻求。一个很尖锐的问题被提出来了，那么多非常伟大的科学家，牛顿、爱因斯坦他们都是基督徒，他们信教，怎么理解呢？很巧妙，他说“上帝指引方向，科学家完成细节”。

我们是无神论者，我们不认为有上帝在那里，但是我们认为有自然规律。上帝是什么？我们姑且把它作为一个自然规律去认识它。科学、科学家就是要去寻求这个自然规律。医学也是如此。

二、医学要怎样？

——局限与风险并存，求索与循证不辍

医学有两大特点。

医学有很大的局限性，就是医学的特点是研究人类自身，而人类自身的未知数最多。另外，医学有很大的风险性，医疗的特点是在活的人体上施行诊断和治疗。

医学的局限在于认识的局限，医学的局限在于方法的局限。对人体最基本认识的解剖学始于16世纪（安德烈·维萨里，1514—1564）；前面我已说过，100年前，我们还没有输血、没有抗生素、没有真正的麻醉。而疾病，从宏观上不可能被人类完全征服，它们总是伺机反扑，或者“提升水平”，一次又一次把人类推入陷阱。

讲一个例子，比如说当一个受精卵形成以后，就开始一个新的生命，再几周以后就有一个心脏“跳”出来，这个能量是哪里来的呢？如果没有什么问题，这个心脏会有规律地跳动七八十年。这是怎么回事呢？一个杂技演员可以把身体弯成一个圈，嘴里叼着花，这是怎么样的力学？达·芬奇解剖了尸体，不管怎么说，他从美术和艺术角度来看。但是在达·芬奇之前，已经有了解剖学。清代名医王清任已经做尸体解剖，还写了一本书《医林改错》。

真正的医学发展是在近100年，所以医学的发展是很慢的。实际上，我们对病的认识是很有限的，我们可能治好了一个病，但是我们对整个疾病还不认识。

1981年发现艾滋病（AIDS），非常的问题，艾滋病不啻于一个巨大的人类灾难。2003年出现了“非典”，也许明年又会出现一个什么，可能不知道。可能会有更新的、更疯狂的疾病向人类反扑，这是我们认知的局限性。

认知是相对的，也许是片面的，过后可能是错误的。医学原理也会如此。科学并不说“我什么都知道”，科学只知道一部分。“包治百病”肯定是谎言。

对患者说话要留有余地。什么都能治，就意味着什么都不能治；没有任何副作用，就意味着没有作用。列宁说过“从来没有包治百病的药方”，他说得很对。有地摊卖治脚气的鞋垫，说穿一星期脚气就好了，你相信吗？肯定不应该相信。

但是这种广告、这种宣传到现在为止，不是减少了，而是比比皆是。所以你看，这不是科学的尝试，是落后，从哲学上都说不过去。知识有限，误诊难免。原来妇产科学有一本书，叫《临床诊治的Pitfall》，就是陷阱。其实是为了避免进到Pitfall，才可以做得更好。

杨乐是一个数学家，他说一个人可以强过10个人，或者是100个人，但是不可能跨越几十年、几百年。因此，在我们治疗中就不要以为什么病我们都会治好，我们更多的是帮助患者减轻痛苦，从情感上给予关怀。治疗并不总意味着治愈某种疾病，有时候意味着体恤、减轻痛苦。医生的注意力要集中到患病的人的体验上，而不仅仅集中到疾病的过程本身。

奥地利哲学家维特根斯坦（1889—1951）的关于鸭子与兔子的著名图解就说明，仅仅是因为我们看问题的角度不同，可能会得出一个完全相反的结果来。所以说，人的感知有时是不确切的。同样的事物，由于看问题的角度不同，其结果可以大相径庭。

我们在追求真理、探索真理的时候，实际上受到很多的限制。真理实

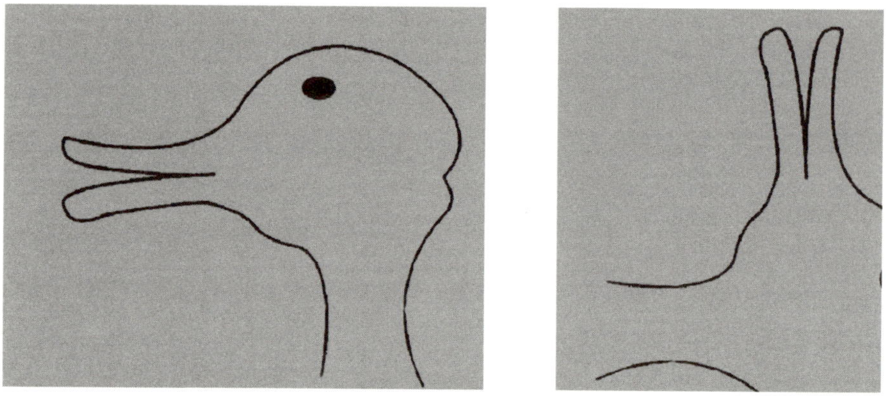

鸭子与兔子

际上就是关于什么是“真”的一种共识，就是大家都认为是这样的。关于什么是真的共识？不过是一种社会和历史的状态，而并非科学和客观的准确性。这是美国哲学家罗蒂（1932—2007）说的。

2004年4月《英国医学杂志》登过一篇文章，说有些病没有必要采取什么方法治疗，没有确凿的证据说明有什么方法有效，也许不治疗比用什么方法去治疗更好，也许最好的方法就是不去治疗。医学科学要有勇气说出这样的话，要有对一般的方法、期望或要求有正视和颠覆的襟怀和胆识。

我们有些“病”，或者有些“症状”可能是常态的，生理性的、应激性的、反应性的、保护性的……尤其是某些精神心理相关行为。我们可以认为有些人有些怪异，但他们都是伟大的人，比如，恺撒、达·芬奇、安徒生、海明威、马克·吐温、托尔斯泰、普希金、拜伦、梵高、陈景润……如果你把其中一位说成精神有问题，那么世界上只是多了一个“精神病人”，却失去了一位伟大的政治家、军事家、艺术家、科学家！

还有一个很典型的例子，就是1949年诺贝尔生理学或医学奖获得者莫理茨（Egas Moniz，1874—1955），他提出前额叶脑白质切除术治疗躁狂症的精神病人。1942—1952年，美国有万余名患者接受手术后出现严重并发症。妇产科有两个突出“事件”，发生在20世纪60年代，运用乙烯雌酚（EE）对一些患有相关妇科病的患者进行治疗，结果这些母亲生的女孩子到了十六七岁的时候，有相当多得了阴道腺病，后来又发展为透明细胞癌；使用了反应停（沙利度胺）的孕妇，结果生了短肢畸形婴儿（海豹儿）。这就是我们对医学的认识，在当时认为没有问题，后来发现有问题，而且有很大的害处。

现在医学有了很大的发展，我们已经把人类的基因图绘制出来了，我们现在可以用人乳头瘤病毒（HPV）疫苗预防宫颈癌，保护率达到70%。也研制了很多有效的药物，包括抗生素、抗癌药。但是作为一个医生、作为医学家，你最好宁愿怀疑，切勿允诺。

最近一些年我们引入循证医学的概念，凭几个人的经验是不可以解决问题的。有人甚至说，很多聪明的医生在治疗痛苦的患者，也有很多聪明的医生治愈了没有病的患者。我们更提倡多中心、大组对照的前瞻性研究和荟萃分析。

我们要珍视自然的每一种状态，是尊重科学，是客观地看待科学。科学不是万能的。认识无限，而我们认知的程度和探索的范围总是十分有限。《昆虫记》的作者法布尔（Fabre，1823—1915）说："不管我们的照明灯烛把光线投射多远，照明圈外依然死死围挡着黑暗。我们的四周都是未知事物的深渊黑洞……我们都是求索之人，求知欲牵着我们的神魂。就让我们从一个点到另一个点移动我们的提灯吧。随着一小片一小片的面目被认识清楚，人们最终也许能将整个画面的某个局部拼制出来……"

也请注意，如此做也是整个画面的某个局部！医生应该这么看，我希望公众也这么看。不能要求医生都能把病治好，这是医学的局限性。

下面我们讲医学的风险性。医学有很大的风险性，诊断有风险，比如说误诊、创伤；用药有风险，有毒副作用、剂量耐受差异、过敏；手术有风险，麻醉、出血、损伤及感染。

医学的风险在于疾病复杂、认识局限，也包括我们的技能不够，也有责任心和经验不足。所以医疗服务是一个很特殊的服务，是一个有很大风险性的服务。我一向不主张把医疗和"消协"混在一起。因为到医院消费什么呢？消费健康？消费生命？当然，医院是要花钱买药、做化验，但那是另外一回事。整个社会实际上都在互相服务，我从心里认为，整个社会的各个行业都是平等的，没有什么高低贵贱之分。我到百货大楼不一定买糖，但是我愿意站在那里看张秉贵卖糖，他总是微笑着对每一个顾客，他动作熟练、准确，有“一团火”的精神，你会感觉很愉快，你会感觉他人比糖还要甜，这就是敬业精神！把一个非常平凡的工作做得有声有色，而且令人去欣赏他，这是难能可贵的。

所以我们做医生也是一样，你今天看到五点钟了，你一定还是不应该觉得很疲倦，不要很毛躁或者很着急。如果你像张秉贵一样敬业，患者会非常信任你。

当然不管怎么说，医学还是在整个社会和科学发展中的一辆“破车”，一辆行驶在高速公路上的破车。医疗组织及医疗行为噤若寒蝉，医生的手因谨慎而颤抖！

三、医学应该怎么办？医生应该怎样做？

——保持对医学人文的眷顾，医生给患者开的第一张处方应该是关爱

现今的医学模式是生物－心理－社会，更要求医生要将科学和人文交融起来：要有完备的知识基础、优秀的思维品质、有效的工作方法、和谐的相互关系、健康的身心状态。我们有时间去琢磨一下，我们是不是都具备了这些，如果没有具备，我们还要充实自己。

印度的一位湿婆大神，具有三重身份、三重性格，是男、是女、是半男半女；于是有创造、修复、破坏三种行为。我认为医生，实际上要像湿婆大神，我们要去破坏，比如切掉肿瘤；另外还要修复，包括重建，也就是破坏有病的东西；修复一些健康的东西，创造一些更好的功能、更好的东西。这是医生的职责，这需要医生的自我意识、自我修养。

所以医生的人文修养应该是这样的：怎么看待自己？怎么处理自己和患者的关系？怎么处理医生和医生的关系？医生自己的品格、作风不仅是技术能力，也应该有人格的魅力。诚如我们常说的，去用手术，而不仅是去做手术；完成手术，并没有完成对患者的全部治疗。如若从活的人身上完成“躯体的科学化”“技术过程”，就可能犯根本的错误。

（一）医生与患者

医生与患者的关系是什么呢？是服务与被服务的关系。现在时兴说把谁当成上帝，“顾客是上帝”“患者是上帝”，都不是，整个社会都是在互相服务，都是平等的。没有救世主，也没有上帝。大家互相关爱、互相服务，患者也是人，医生也是人，所以都是要一视同仁的。但是患者真是医生的老师。谁是老师？课本是老师？年资高的是老师？对于医生，真正的老师是患者。患者是病理现象的展现者，医生的双眼只有在患者面前才能焕发智慧，而不是在书本上。真正使医生能力提高的是患者。

医学大家张孝骞说“患者是医生真正的老师”。

生命属于每个人，且只有一次。因此，我们要敬畏生命。我们要敬畏患者，因为他把生命交给你。我们要敬畏医学，因为医学是一个未知数最多的瀚海。我们要尊重患者，因为他把生命和健康交给了我们，因为他教我们做医生。19世纪初，英国诗人克劳弗（A.H.Clough，1819—1861）在写给医生的诗中说：“你不要杀人，但也不需要过分努力去维持生命。”开始读的时候不理解什么意思，为什么不要过分地维持生命？我们现在可以理解，因为有的病你治不好，你不一定要去“折腾”他，你还不如去维护他的生活质量。后来，引出一个词，就叫作Quality Adjusted Life Year（QALY）。

医生与患者，请都注意这三句话：有时去治病。常常去帮助。总是去安慰。

对“我的患者”负责，一种神圣的责任。不必苛求患者的感谢，因为服务本身就是互相的。我去商店买东西，服务员不错，我谢谢他，这是讲礼貌。其他过多的感谢，包括“红包”，也不是医生应该要求的，这是我们的工作。比如毛泽东说“白求恩同志对工作的极端的负责任，对同志的极端的热忱。”开始觉得高不可攀，可是做医生久了，乃为自然也。我们要将患者看成自己的亲人，在座的各位都能做到的，因为这不困难，而且很自然。比如今天你做了大手术，你走之前一定要看患者，你今天晚上一定会想着他，你回家以后打电话问这个患者也很正常。为什么呢？因为责任嘛。今天晚上，或者你太太、你的孩子有点不舒服了，你甚至可以稍微地敷衍一下，“没有关系吧，明天再说吧。”如果病房来电话了，你会马上去，为什么，就是责任。也许我们不认为这是多么的高尚，但是我们认为这是很自然的，要对患者负责任。对于患者的感谢，实际上只要他很好地出院，哪怕出院的时候对你笑一笑，就已经足够了。

有时患者也可能误解你，没有关系的。小孩出生不哭，我们会拍两下屁股，也许家人会认为我们打孩子……

一个医生要体现你自己的美德和价值，大概表现在以下4个方面。

克己：暂时撇开单纯个人利益。

利人：维护和促进患者的利益。

同情：要体察患者的痛苦，并减轻解除痛苦。

正直：要一视同仁，要终身献身于事业。

医生的价值就是人类的价值。

现今的医生执业环境不是很好，因素是多方面的，但可以认为执业环境就是社会道德环境。

我自幼最尊崇两种职业，一个是教师，另一个是医生，这绝不意味着其他职业不好。老师对学生，医生对患者，其热诚态度，其负责精神是不可比拟的。我甚至说，教育（教师）和医疗（医生）是体现人类社会的精神道德底线；前者要构成精神底线，后者要修复人的身体底线。身体和精神乃是人的生命啊！作为医生和教师，我们自己要维护它，公众和社会也要维护它。

（二）医生与医生

这是医德的另一个重要的方面，却常常被忽略。

有时候医生说自己的医术高明，说别人如何如何，这是不好的习惯。不要说人家的不好，至少你不应该当着患者说人家不好，这是一个很坏的毛病。下面的话都是有人说的："这个手术怎么做的？一塌糊涂。"（患者知道什么是一塌糊涂吗？）"根本不应该用这个药？"（用什么药？）"他们把病给耽误了。"这些话会给患者非常恶性的刺激，会给患者造成更多的痛苦。当时的情况是怎样的？当时的病情怎么样？当时的医疗条件怎么样？当时的医生经验怎么样？都会有具体问题。不要当着患者的面说，这是一个忌讳，千万不要这么做。

所以尊重别人也是尊重自己、尊重实际。相互指责是不对的。

尊重别人不是意味着为谁隐瞒什么，而是为了弥补缺陷。

这又涉及上级医师与下级医师，同级医师之间上级对下级是爱护、提携的，下级医师对上级医师是尊重、虚心的，同级医师是友爱、合作的。对老者要搀扶，对后辈要提携，对同龄要牵手，这样才能组成一个和谐的团队。

同事间、同道间的友爱合作至关重要。别人如果很聪明，别人如果很智慧、很成功，我们去欣赏他，不要嫉妒他。别人可能愚钝、别人可能有过失，我们要理解他、原谅他，这样才是好的，而不是指责他，这样才能真正地和谐。

我在美国参加过一个研究生毕业典礼，很有意思。典礼结束以后，老师去祝贺他，学生再次感谢老师。老师却很郑重地说，我告诉你，从今天开始我不是你的老师，我们是同事。什么意思呢？就是说，一个老师，不要永远以老师自居。当然，学生要永远尊重老师。

诊治中的哲学。诊治中的正确与错误，包括责任心、技术水平、临床经验，以及思维能力和方法。思维能力和方法便是哲学。决策是思维、判断和设计，科学探索未知，哲学从事思辨。

比如一个完美的手术，技巧只占25%，而决策要占75%。什么是决策？很好的病历采集，诊断与鉴别诊断，手术设计，术中的应急措施与方案，术后处理与随访等，都是决策，这个要占75%。手术中技巧占25%，当然也是很重要的。

专业和技能的学习固然很重要，但是人文修养和哲学则具有根本性、终身性，所以不要把自己限定在一个狭窄的领域内，我们要学习的很多。

人之立人、立世、立业有三个条件。

才：能力、爱好、兴趣、灵性，多为天赋，一般学不来，不可学。

知：技能、阅历、经验通过实践可以学来的、可以积累的、可以增加的。

德：品格、操守、理念、信仰，要靠省悟、思辨来完成。

他们之间是可以互补的。才、知是可以互补、互相作用的。你这个人不够聪明，但是很勤奋；你很聪明，稍许懒惰一点，都过得去。如果你又很聪明，又很勤奋，那就不得了啦；如果你又不聪明，又懒惰，那么你这个人就没出息了。

威廉·奥斯勒讲到知识和智慧时说："知识是在自家脑海塞进别人的想法，而智慧是在心灵深处聆听自己的脚步。"智慧是升华而来的东西。你是一个很好的手术者，你可能是一个手术匠人，但缺乏其中的智慧。但是如果你能从中升华智慧，那就是大家。但是，我们仍需要强调德的重要性。德是根本的，德是要靠修养、靠省悟、靠思辨来修炼。

也许我们不缺乏相应的知识和技术，或者我们太看重知识和技术，而对职业的洞察、对职业的智慧、职业的精神，会显得有点空洞和苍白，所以要予以弥补。

医生的职业基线准则是"人的价值实际上大于技术价值"。医学的本质是人学，刚开始已经说过了，医学职业精神的逻辑和价值全在于人学、仁学。强调医学的本质是一种人文主义、人道主义、伦理学向度的掘进。我们每天看患者、开刀做手术，什么是核心呢？就是我们的人文主义和人道主义。其后才是职业操守，行业制度，规则约束及具体的技能。

所谓人文修养，包括很多的修养，这个修养就是积累、磨炼、思辨和省悟，要学点文学，要学点艺术，要学点哲学。

科学求真，艺术求美，医疗求善。其实，医学把真、善、美都结合起来了，所以医生不容易，要学点文学，要学点艺术，要学点哲学。真善美是做人的追求，更是一个医生的基础。文学的情感、艺术的美感、音乐的梦幻、书画的神韵，常常会给医生疲惫的头脑及枯燥的生活，带来清醒和灵性。哲学始于医学，医学最终要归隐于哲学（亚里士多德）。

培根说："阅读使人充实，会谈使人敏捷，写作与笔记使人精确，文鉴使人明智，诗歌使人巧慧……数学使人精细，博物使人深沉，伦理使人庄重，逻辑与修辞使人善辩。"

所以，我们要学习。

文学，可以弥补人生经历之不足，增加对人与社会的体察。

艺术，可以激发人的想象、心境的和谐和美的熏陶。

理论与法律，可以给我们划出各种关系、语言和行为的界定。

毕加索说了，其实，绘画不需要理解，而是要人们为之动情。

我们可以接着说，科学，不需要人们为之动情，而需要理解。医学，既需要人们的理解，也需要人们为之动情。

二十年前，我在《从医启示录》中说：科学家更多地诉诸理智，艺术家更多地倾注感情，而医生则要把热烈的感情和冷静的理智集于一身。这是我对医生的理解。

其实，每个人心目中都有文学的理念。雨果说，人类心中都有文学的一面……尼采说，人类心中都有异议的分子。这是什么意思呢？我们要对自己有一个反省。

下面这32个字是费了我很多的心思总结出来的，做医生要有四性。

仁性：仁心、仁术，爱人、爱业。

悟性：反省、思索，推论、演绎。

理性：冷静、沉稳，客观、循证。

灵性：随机、应变，技巧、创新。

做医生还要有这么几个趣。

乐趣：什么人最快乐？经过千辛万苦把肿瘤切除的外科医生；给孩子洗澡的母亲；完成了作品后，叼着烟欣赏自己作品的画家。医生居快乐之首！

兴趣：爱迪生有兴趣，这个蛋为什么会孵出鸡来？钟南山对SARS感兴趣，想要把它弄清楚。其实科学家在最开始都是从兴趣开始的，最后形成一种社会责任。

情趣：医生的工作和生活似乎很枯燥，似乎还应该有些别的，可是时间没有那么慷慨，我们只能选择“高尚”。

四、结语

威廉·奥斯勒说，行医，是一种以科学为基础的艺术。它是一种专业，而非一种交易；它是一种使命，而非一种行业。从本质来讲，是一种使命，一种社会使命，一种善良人性和友爱情感的表达。

印度佛的信念：我只教一件事——

苦和苦的消除。

医生的信念：我只做一件事——

病和病的消除。

医生必须有整体的眼光与宁静的心灵。临床工作三条基线是：心路清晰、心地善良、心灵平静。

未来的医学，医生和公众要接受以下三项可以认为是乐观的指标。承认生命质量的重要性；“自助”或自我保健意识，预防为主，全社会关注；宽容与和谐，人道与公平，医生和患者、富人和穷人。避免知识傲慢、技术傲慢、金钱傲慢、权力傲慢，做一个正直的医生。

医生载负、体现着社会的精神道德底线，医生、公众与社会都应该维护它。

我们要保持对医学人文的眷顾，营建医学活动的理性境界、完美天使的形象、赎救仁爱的诺亚方舟。

医学与哲学、文学和美学

这是一个非常重要，似乎有些艰涩的命题。我们要讨论它，是因为涉及医学的本源和实践，涉及对医学的认识、对医生的认识，以及对患者或医患关系的认识。

诚然，科学求真、艺术求美、医疗求善，而将其结合起来的真善美正是医学的真谛，是做人的追求，是做医生的天职。于是，医生则不能仅仅懂得，或仅仅操持医术，还应该学哲学，学文学，学美学，并将其集于一身。

或许，哲学的思索、文学的陶冶、音乐的梦幻、诗歌的意境、审美的情操、书画的神韵，都会给医生疲惫的头脑及枯燥的生活带来清醒和灵性。

关于哲学、文学和美学，会有很多深奥未解的定义，作为医生，我更愿意把它们理解为：哲学是思维的基础，是思想的思想；文学是思维的表达，是思想的音符；美学是思维的灵动，是思想的意境。这也正是作为医生的思维学习，思维训练和思维升华，乃是从根本上提高医生的思想和本领。于是，我们可以说，医学是思维的极致，是思想的爱化！

一、医学与哲学

我们应该强化在医疗实践中的哲学理念，即明了哲学起源于医学、医学归隐于哲学，用哲学理念指导医学实践，纠正医学理念的偏颇和医疗实践的弊端，回归医学本源和哲学智慧。

（1）人对自然，以及人与自然的关系，在缺乏科学认识之前，是依靠宗教的诠释与感验。包括医学也是以巫术起始，但医学毕竟是人类善良情感和互助行为的一种表达，这也许是宗教的内核、哲学的本源。从科学的启蒙到宗教的“通融”，到哲学的产生，开始了理论化、系统化的世界观、方法论的发展与统一；又从而完善思维与存在、精神与物质，以及人与自然、人与人的和谐统一，并促进了医学的进步。医学与哲学相互影响，“医学没有哲学的普遍真理不行，哲学没有给它的医学事实也不行”（希波克拉底）。

（2）中国的哲学对医学的正确发展起着重要作用，关于天人合一的思想、整体观念、辩证理论等，特别是“主客合一”“心身合一”的理念，显示其强劲的哲学动力和对医学的强烈影响。所以，我们可以说“西医很强大，中医很伟大，中西医结合厉害了！”

而且，中国哲学是诗样的哲学，深刻的道理蕴含于诗篇、文学和艺术中，亦如医学的阴阳五行，相生相克。

（3）医生应将哲学理念指导和融汇于诊治工作。诊治的正确与否，在于责任心、技术水平，临床经验，以及思维能力和方法，后者便是哲学；进而，一个完美的手术，包括决策和技巧，决策占75%，技巧占25%，决策之思维、判断和设计，即是哲学。著名哲学家维特根斯坦说：“没有哲学，思想便模糊不清；哲学的任务是使思想清晰，赋予思想以鲜明的边界。”

因此，这种哲学的学习、训练在当今医学发展中，更加显示其独特的重要性和必要性。医学的核心仍然是哲学，甚至所谓“智慧医学”，也绝不是，或绝不应该是遁入机器，而是，或应该是归隐于哲学。

是人操纵机器，而不是机器操纵人，更不应该的是人像机器一样思考与行动。

二、医学与文学

医学与文学同源，因为都是人学。新兴的叙事医学，则是叙述医学的故事，医生应该是文学的读者，医生应该是文学的作者。

（1）医学中有文学，文学中有医学。我们可以发现，经典的医药名著充满着文字之美、文学之功和文化之妙；也可以发现，经典的文学名著散发着医药之仁、医药之善和医药之味。像《黄帝内经》《红楼梦》《福尔摩斯探案》等，有时我们甚至不能确定作者是在讲文学，抑或讲医道。从《黄帝内经》的“女子七七”“男子八八”到月经的粗俗描述或雅致表达，我们都会感觉到医学有了文学的风韵，意味无穷；文学有了医学的内涵，深情温润。包括最受争议、最为难耐的色情文学或性学科普，如果能将两者结合得好，则可达到雅俗共赏、乐而不淫。此时，不应称之为色情，而是情色；此时，也正应了“诗三百,一言以蔽之，思无邪！”

（2）医学和文学及文字关系最为密切的是叙事医学。叙事医学是指具有叙事能力的医疗实践，或由叙事能力所实践的医学。这里强调的叙事能力，是指能够吸收、解释、回应，并被病痛的故事感动的能力。

一个医生显然应该具备和彰显这种能力。这使得医学更人道、更人性、更人文，或者更有理、更有情、更有效。叙事医学的实践避免了医学的碎片化、冷漠化、技术化和沙漠化。可以消除医生与患者之分歧，弥平医学与局外之沟壑，架起循证医学与人文关怀的桥梁。

典型的训练和实践是“平行病历”，即用非教科书、非艰涩术语描述见证者、患者的体验，共同讨论医患双方的理解和诊疗活动，成为新型的临床教学和互动的医疗文书。要求医生善于讲故事、讲好故事、好好讲故事。

（3）我们推荐阿图·葛文德和他的书《最好的告别》，他为我们树立了一个人文医生形象，即用哲学的思维、人文的观念、文学的习惯塑造自己，“有一支犀利如手术刀的笔，一双如X线能透视的双眼”（《时代周刊》)。

阿图·葛文德之所为，并非可望而不可即，因为“每个人都有文学的一面”(雨果)。我们对文学有天然的兴趣，医学和文学又是密切相通，而文字或文学必然成为医生职业的基本功。首先，我们要阅读，要把自己定位于一个读者，不仅是医学的，还应该是文学的、哲学的、人文的、生活的；也应该把自己定位于一个写作者，书写是一种自备能力，是一种自身对话，是一种自我感验的仪式。

除了医学和医术，还有诗和远方!

三、医学和美学

我们相信，生命的最初频率是真、善、美，我们应该保护、保持这个频率，并与之合拍。

所谓“美学”，就是研究人与世界审美关系的学问，研究美与审美，是人的体验和文化活动。可见，美学也是人学，所以美学中有医学，医学中有美学。我们应该熟悉医学的美学理论，树立医生的美学观念，有意识地训练美的技能和培养审美情操。

1. 美的“意象”

中国美学大师朱光潜先生说：“美不在心，不在物，在于心物联系中。是意象的存在。”这可以认为是我们理解美的基本信条。美无处不在，在于你的发现和感受，即心物相连和意象的形成，乃是一种情境、情趣、情结和情感，归根结底，包括书画及各种艺术，都是感觉的情意。

所以，美是丰富多彩的，可以是形象性、感染性、社会性，甚至功利性。不同的主体、客体都会有差异，会有不同的审美认同、不同的审美考量。

2. 医美同源

美对个体成长、群体发展，美对婚嫁、生育，美对中药芳香与颜值，美对艺术解剖、医学基础，美与健康或健美都有至关重要的作用和相互影响。应该发展医学美学专业，其宗旨是：研究和实践医学领域的美与审美规律，促进健与美的和谐共享，人与自然、人与社会、人与人的美好统一，达到医学和美学的崇高审美目标。

医学美学可以广泛应用于临床医学、预防医学、康复医学，不仅仅在于美容医学。医学美的基本形态包括技术美、艺术美、环境美、职业美，以完成医学人体美。对于医学的职业美，表现为医学行为美、医学语言美和医学关系美。可见，医学美学不仅是隆胸、重睑等的美容，而有广泛而深刻的内涵，以此指导疾病的诊断、治疗和预防、预后全过程，至臻完善医学活动的审美规则。

3. 医事活动也是职业的审美活动

从医生的情感关怀体验，美的技术考虑和创造能力，到医美全面发展，形成完美的医生品质和行医过程，显然就是美学的医疗实践。

医生的美的修养也是全面的，包括调洽、提高，培植、涵育，有自我学习、自我教育、自我改造，有自觉性、实践性和长期性。为了完成医生的美的修养，其内容有：①建立正确的审美观念，提高医学的审美能力；②完善医生的全面的、和谐的美学发展和树立美的人格形象，并建立优雅的审美氛围；③注重家庭、学校、医院和社会的全面美学教育。

4. 把绘画变成医生的必备技能

绘画是美学训练，也是职业要求。以绘画、图解表现解剖、疾病、手术，是对医学，对外科，对职业，对病患的敬意、感念及庄严、仪式。

绘画或者美术的基础及悟性和美感不同，学习和效果会有差异，但并不重要。重要的是如同医学绘画大师奈特（Frank H.Netter）所言：阐明主体是绘画的根本目的和最高标准，作为医学绘图，不论绘制多么美好、多么技巧，如果不能阐明其医学观点，就将失去价值。

所以，关键是掌握基本绘图要领、技法，以及表达自己的意象和观点。

四、结论

（1）作为医者，我们要敬畏生命，生命属于每个人只有一次而已；我们要敬畏患者，他们把生命交给我们，他们是我们最好的老师；我们要敬畏医学，医学是未知数最多的瀚海，是庄严的事业；我们要敬畏自然，自然有其规律和法则，应该认识和适应它。

（2）医学不是纯自然科学，也不是纯社会科学，而是两者的结合或交叉。可进而细化为：医学＝科学＋哲学＋艺术＋人文，医生必须遵循和实践这一方程。

（3）医学、医学实践或医疗是庄严、神圣而艰巨的工作。医生的医事活动及医学研究，也正应了王国维的词话：独上高楼，望尽天涯路。衣带渐宽终不悔，为伊消得人憔悴。众里寻他千百度，蓦然回首，那人却在灯火阑珊处。

（4）医学、医学实践或医疗是广泛、深刻的身心活动，是普世关爱，是仁慈悲苦，佛之心、仙之术、人之情。医生应该对其所置的世界、所居的职位、所行的责任，有诗和美的注视和凝望，有热忱而冷静的思考，有积极而审慎的行动。

（5）学习继承、发扬光大林巧稚大夫等前辈的精神。这就是：对知识和技术的渴望，对真理的追求和理解，对人们的善良、同情和关爱，以及用毕生力量改善人与社会健康的智慧。

做德艺双馨的外科医生

外科医生面临着越来越大的压力和严峻的挑战，由于外科技术本身就比其他治疗的风险更大；同时，医学模式的改变，来自患者、家属及社会的价值要求、意愿与医学原则的矛盾等，给外科医生在处理适应证的选择、疑难重症病例的治疗勇气，以及对出现的并发症和非理想后果的解决等，都提出了新的问题，外科医生甚至会感到十分棘手和困惑。

诚然，我们会从加强责任心、提高医疗技术方面下功夫，但也许这还不够。因为一个外科医生的智慧与技能的发掘，以及处理问题的本领与艺术，还需要正确的哲学理念和良好的人文修养。

一、哲学是自然科学与社会科学的总和，是分析问题的智慧和方法

在疾病的诊断与治疗中，我们离不开正确的判断和决策，这要靠从病史、体征及各种检查中汇集来的信息。这些材料自然非常重要，但综合、分析、比较、推论更为重要，诚如同样的鱼肉、蔬菜，以及油、盐、酱、醋、姜、糖，烹调出的菜肴千变万化，差异天壤，乃厨师手艺使然。亦如常见的妇科急腹症宫外孕，表现停经、腹痛、出血三大症状，但临床过程却常扑朔迷离，所谓“典型的宫外孕最不典型”。于是，在分析判断时要抓住本质，从不规则出血和病史中找出停经或可能停经的这一要点，而腹痛是其主要矛盾，出血是其致命问题。以此为纲，厘清眉目，当不会误诊，至少不会误命！

手术操作也一样。我们常说“一刀一剪一针一线”都需认认真真，谨谨慎慎。但有经验的外科医生都知道，手术是有重点、有关键步骤的，不可能也不应该在精力和时间上平均分配。在高难度或复杂的手术中，资深医师的那几手就能“手到病除”“迎刃而解”，他们不是小心翼翼，而是胆大心细。“没有重点，就没有政策”，优秀的外科医生和平庸的外科医师在这一点有明显差别。

所以，我们在追求诊治的正确，或者分析正确与错误时，可以归纳起主导作用的因素，即责任心或负责精神、专业技术水平（包括理论基础和临床经验），以及思维方法——不要忘了或轻视！而思维方法就是哲学。我们常说，尽管进入了实验医学时期，但经验依然非常重要。经验之形成也不能仅靠重复和简单的积累，经验的获得是理论知识、临床实践和分析思考三者的结合。试想，重复练出来的是比较熟练的“工种”“匠人”，而上述三者结合造就的是有思想的哲人和有潜能的专家。

一个外科医生的手术技巧固然是重要的，特别是一些微创的或内镜的手术等。但我们深切体会到，甚至专家剖析的结果证明，完美的手术，技巧只占25%，其余75%是决策。什么是决策？决策是在正确的诊断基础上，正确地选择手术适应证，对术式和范围的合理设计，对可能出现问题的防范与对策，甚至对入式与切口、引流与关闭创口的考虑等。如是，操作技巧才能发挥作用。决策的建立在很大程度上取决于思维、判断和设计。

因此，我们在评价一个外科医生及他的外科技能的时候，切不可只看其手术操作，应该全面考察其哲学理念和技术实践。这也应该是外科医生的基本素质培养。

二、人文修养是医生的基本修养，因为医学的本质是人学

现今，将医学归划于自然科学，属生命科学范畴。实际上，医学与数学、物理、化学等自然学科完全不同；与动物、植物等生命学科也有偌大

差异。笔者认为，医学属于自然科学和社会科学结合的边缘科学。因为医学的对象是人的生命，或有生命的人，而人有思想、感情、意识，甚至家庭、社会、经济、文化等背景都对人的生命健康起作用，人是自然与社会共同“打造”的，又是对自然和社会有“反应”的活的机体、活的灵魂。

将医学视为纯科学、纯自然的观念必然导致机械唯物论和存在主义。譬如，我们经常按照解剖学、生理学的理解，或各种检查的数据和结果去解释患者的病症或“生活体验”；而患者的情况可能千变万化，患者则是按照其生活体验看待功能障碍或问题。这两者当然是不同的，甚至大相径庭！

认识到医学的这一重要特点，一个外科医生（或者说所有的从医者）的基本人文修养将落实到如何看待患者、如何看待自己，以及如何看待和处理医生与患者的关系。外科医生所展示的不仅是技术的高超，还有人格魅力，即他的品格、修养和作风。

这种人文修养塑造了一个外科医生的形象，体现在其一启齿、一举手、一投足，不只在手术室里，而是在一切医疗活动之中，甚至不自觉地影响着他的日常生活习惯。一个可尊敬的外科医生，并不一定是完美的人。

术前谈话是患者手术前要经历的重要步骤，交代手术的必要性、手术方式、范围，可能出现的问题及对策与准备。这似乎已经是常规了，很模式化的。可是，我发现有的患者和家属在谈话之后顾虑重重、迷惑莫解，甚至恐惧，更有甚者拒绝施行手术。其原因是，外科医生在谈上述问题时过于简单生硬，如麻醉意外，脏器损伤，术中出血，休克，伤口感染，裂开……一行行排开，应该交代的确实都交代了，但是应该解释的、消除顾虑的、树立信心及与医生配合的却谈得很少，患者与家属又怎么能接受和迎接你将要施行的手术呢？这不仅是谈话艺术，也是人文观念使然，是对人的尊重、同情与关爱的体现。

外科医生在手术台上，犹如舰长在操纵潜艇，他的镇定自若、机敏灵活、睿智幽默，都会使手术进入艺术之佳境。反之，慌乱毛草、呵斥或埋怨助手和护士、摔扔器械、唉声叹气、谈笑无忌等，则会使整个手术组失去协调，涣散精力，手术杂乱，气氛黯然。试想，在这种情况下又怎能做出高质量的手术呢？

术后，外科医生的巡视也颇有讲究，在某种意义上，这是在鉴赏自己的“作品”。对于关心患者术后的身体状况、功能恢复，发现和处理出现的问题，鼓励和指导术后生活等，医生都应该抱有极大的热忱和责任，而非术后了事。

因此，我们很欣赏这样的话：去做手术，但不仅仅是去做手术；完成了手术，并没有完成对患者的全部治疗。医学是科学，但医病过程完全“科学化”，外科医生便成了机械师，可患者并不是“零件”有毛病的机器。我们在术前、术中及术后的每一个步骤，若对活的人完成“躯体的科学化”“技术过程”，就可能犯下一个根本的错误。

三、做一个德技双馨、文武兼备的外科医生

作为一个外科医生，我们的确已经很忙了。我们要学习的东西很多，要做的事情很多。信息“爆炸”、技术发展、社会与民众需求、来自舆论的压力等，都使我们必须谦虚谨慎、殚精竭虑地去学习和工作。

但是自身修养亦如“磨刀”与“充电”，而且它与一般知识更新不同，那些磨炼是带有根本性的，往往有益于一生。

我们当然要不断地学习和跟踪本学科技术的最新进展，但除了专业知识，诸如文学、艺术、伦理、法律、心理、社会等学科的书籍和知识都应该在涉猎范围之内。文学可以弥补医生人生经历之不足，增加对人与社会的体察；艺术可以激发人的想象、心境的和谐，带来美的熏陶；伦理与法律给我们划出各种关系、语言与行为的界定。我们还应该学习一点历史，特别是医学史，我们会从《革命医生》中，体会到山姆维斯（Semmelweiss）的敏锐和勇气，他对预防产科感染的贡献永垂史册。我最近买了一本《妇产科的历史》（*History of Obstetrics and Gynecology*），书中记述了妇

产科学的重大事件、人物和技术演进，深受启迪。它的作用在心智，而不是一招一式。

“知识就是力量”是英国哲学家培根的名言，我则更喜欢他的另一段话：“阅读使人充实；会谈使人敏捷；写作与笔记使人精确……史鉴使人明智；诗歌使人巧慧；数学使人精细；博物使人深沉；伦理之学使人庄重；逻辑与修辞使人善辩”——完全是我们做人的座右铭。

当我们有了丰厚的哲学与人文底蕴的时候，我们便会有一种被升华的感觉。这时，再追寻与反思医学或外科的目的，则不难理解，治疗（包括手术），显然不总是意味着治疗某种疾病，而是帮助患者恢复个人的精神心理与生理身体的完整性；医患关系，也不意味着我们只注重疾病过程，更应该考虑患者的体验和意愿。如是，我们才能将自己“塑造”成为真正的外科医生。

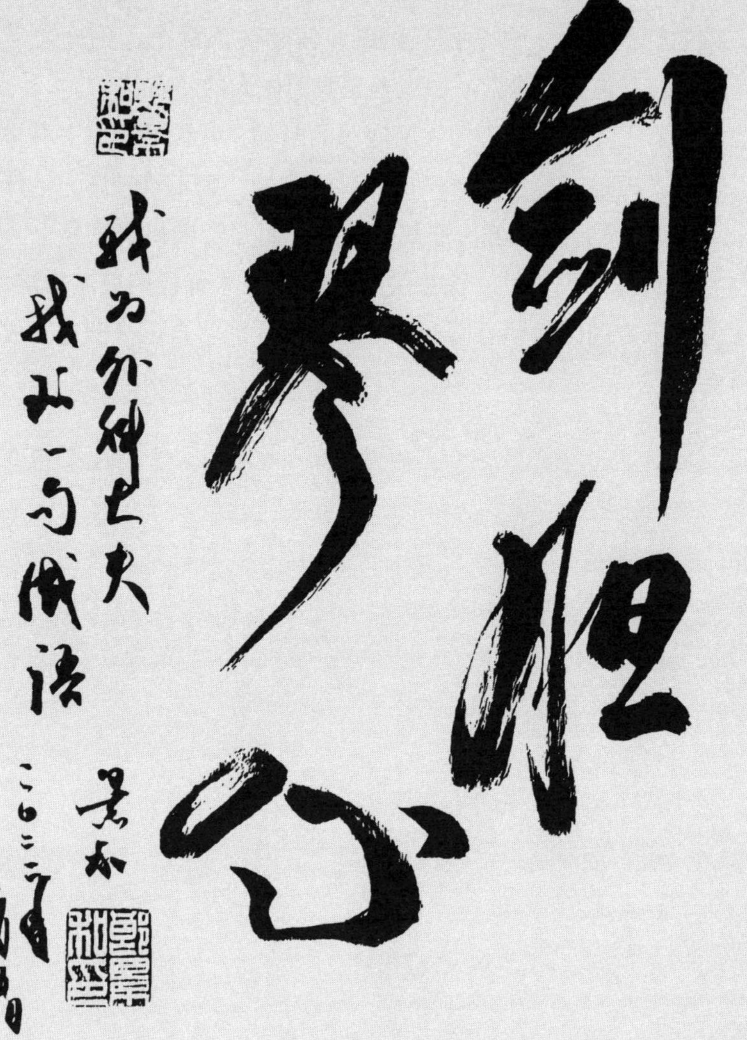
剑胆琴心

医学的观念与医学的发展

我们正处在一个科技高速发展的新时代，给医学的发展带来了新的契机，也提出了新的挑战。重要的是观念和本源，把握着医学发展的新方向；关键是哲学和人文，掌控着医学的研究和医疗实践的新方法。

一、医学的哲学基础是认识论

伟大的医学家、医学教育家威廉·奥斯勒说过，医学是个不确定的科学和可能性的艺术。医学具有很大的局限性，因为医学的特点是研究人类自身，而人类自身的未知数最多。医学的局限在于认知的局限，医学发展久远，追溯几千年，但真正的认识体系是近几百年才建立的。在2019年出品的大型文献纪录片《手术两百年》里，生动而深刻地展现了外科，也是医学发展的艰苦历程。艰苦的历程是认知和实践的艰难困苦。

本质上、总体上，疾病是不可能被人类完全征服的，特别是肿瘤的异质性、致病性微生物，特别是病毒的变异性都会伺机反扑，提升耐药和抵抗水平，把人类重新推入陷阱。从1981年的艾滋病（AIDS），到2003年的严重急性呼吸综合征（SARS）都是我们未曾知晓的。后来，我们似乎知道了这些病毒，但此后每年都会有一两种新的病毒性疾病流行，如H1N1、中东呼吸综合征（MERS）、埃博拉等，一直到2019的新型冠状病毒（nCoV），我们依然措手不及。虽然我们坚信，可以战胜它们，须知这也许不过是医疗的暂时胜利，既不能荒度悲苦，也不能盲目乐观，总是要应对“妖物又重来”。我们甚至可以说，一个人，一种药，一种仪器，如果说成什么都能治，大概意味着什么都不能治；没有任何副作用，大概意味着没有什么作用。

基于认知的局限，加之任何医疗活动都是在人的活的机体上实行的，所以医疗的风险始终存在。无论是诊断（创伤、误诊）、用药（毒副作用、剂量、耐药差异及过敏）及手术（麻醉、出血、损伤及感染）等，所以先哲才告诫我们“如临深渊，如履薄冰”。

医疗显然并不总意味着治愈某种疾病，还应更重视体恤和关怀，这就是特鲁德的名言：有时去治愈；常常去帮助；总是去安慰。所谓长生不老、无疾而终，不过是一句敬语和神话。对医学的认知的基础是哲学，哲学又指导医学如何实践和前行。正是，哲学始源于医学，医学归隐于哲学。

二、医学的新观念和新思想

近一二十年，科技发展和医学的进步，在学界出现了一系列新的观念或者是新的概念、新名词和新提法，譬如，循证医学、转化医学、价值医学、数字医学、叙事医学、舒缓医学、防卫医学、整合医学、精准医学、智能医学等，以后还会出现，花样不断翻新。应该说，作为一种医学理念和观点，强化一种思维和作为，都应该有其积极和进步作用。循证医学强调可靠的证据是诊断治疗基础；转化医学强调临床到实验，以及从实验到临床的结合和相互转化；精准医学强调以现代实验技术和基因水平寻找疾病的原因和治疗的靶点，更加准确的个体化分类和治疗；整合医学强调整体的、系统的、综合的观察分析和处理临床问题；及至数字医学、智能医学都是基于大数据、云计算，信息化、网络化应用于医学研究和临床实践。

但在我们引入、倡导和应用这些观念和理念的时候，不应忽视以下三点。

1. 可以说，上述各种“医学”都是思想方法和认识论。究其本质，无一例外地在领袖的伟大“三论”中已经阐述得非常深刻、非常透彻、非常明确了。这就是认识论、实践论和矛盾论。比如，“没有调查，就没有发言权”“人的正确思想是从哪里来的？”“从实践中来，到实践中去”“实践–理论–实践”，“对技术精益求精”“具体问题具体分析”……

立论相当明确、系统，高明于那些舶来品名词千百倍，我们的确不应忽略和忘却！

2. 那个新概念，包括提法本身就有缺陷和偏颇。诚如，我们强调循证的重要，但证据还不是医疗决策，医疗决策必须考量与平衡证据、资源和价值取向等多方面因素，甚至涉及社会、经济、伦理及人文影响。而且，循证医学并不能完全代替临床经验，一个没有临床经验的人，即使十分熟悉证据，也无法给患者看病。在研究的证据不存在时（这是经常遇到的），临床经验则是实践和决策可以依靠的唯一的、最好的证据，譬如少见病、罕见病。

3. 一些新观念其实质并无新意，而且带着哲学意义上的“先天缺陷”，比如“精准”本身的不确定性。知识无限可能，科技无限可能，精准无限可能，你我亦无限可能。然而无限者，有限也；可能者，不可能也。这是我们面临的后奥斯勒时代，或者是如何善待哲学的思考。我们也许像气象学家一样，不能完全报告出准确无误的天气预报，像地震学家一样，不能准确地发布地震消息。我们只能说：“不能保证治疗好每一个患者，但要保证好好治疗每一个患者。”

三、医学的现代危机和发展偏颇

1. 当代科技的飞跃发展促进了医疗技术的进步，甚至改变着医疗的思维观念、技术路线和实施方法，这对提高诊断治疗水平的同时，也可能模糊了疾病的图景、实施的方案，甚至医学的目的。还有所谓新观念、新技术的理解与使用不当或者滥用造成技术“畸化”，以及在商品社会中非医疗因素驱动造成的技术扭曲。

作为医生或者患者，都会更相信和依赖实验报告与仪器检查，从而忽略对话与交流、关爱与信任。医生的心智会“板结”“沙漠化”，患者的意念会“孤独”“迷茫化”。因为双方都可能模糊了“谁是我的医生？”“谁是我的患者？”或者可能模糊了“这里是医院？”“这里是作坊？”——这是多么令人担忧的情景啊！

2.“技术至上”“唯技术论”“唯数字论”“技术经济化”，致使“医学技术”成了医疗的代名词，形成医学的浮躁化和功利性的显现。

一个现已显露的问题就是过度诊断和过度治疗，忽略认知和实践的局限和偏颇，忽略多因素全方位的影响和作用，忽略思维方法和哲学理念的缺憾，固守数字，机械照搬，成为新的“技术官僚主义”。其中的隐患是对患者生命和健康以及对医生智慧和良知的损害，对社会经济与普世公平的损害。所谓唯“客观”是瞻，见病不见人，乃为从医之大忌。离床医疗成为危险倾向，而离床医生不是好医生！

3. 离开了哲学指导或者背离哲学理念的技术发展和医学进步，仍然令人担忧。

人们对科学技术的轻信和对自然斗争“胜利”的得意，可能是一种盲目乐观和自杀行为。对医学科学进步的吹嘘也可能是自欺欺人。

高效的现代检查技术和实验流程会导致辩证统一的缺失；将活生生的人体作为整体，可能被分割成流水线上的一个个部件。我们可能偏好于进入微观，而容易忘却宏观的认识，以及两者反复结合、对照辩证与综合分析，如是才能得到完整全面正确的认识。经济学家约瑟夫·熊彼特早在20个世纪中期就指出，高科技发展引发“创造性破坏”或“熊彼得化”，今天我们更应警惕它对医学的染指，我们不要“熊彼得化”，我们要“狼人性化”。

医学并不是一门纯粹的、完美的科学，而是一个时刻变换、难以捉摸的知识技术和意识系统，有强烈的实践性、局限性和风险性。因为它的对象是活的机体，是有思想情感、有意识意愿及家庭社会背景的人。

未来的世界和医学或许为基因技术、人工智能或者机器人所掌控，它将改变人与人的关系，人与世界的关系，人与其他物种之间的关系。我们可能会变成生化与电子算法的混合体，成为巨大电子系统中的一枚微小芯片，一切将被大数据淹没。机器人操纵一切，谁来操纵机器人？更可怕的是，人如若像机器一样思想。也许这是未来的科学，不应该是未来的医学。我们呼唤回归医学本源，我们努力探索哲学智慧，永远走到患者面前去，追求医学真善美。

医学的认识与实践

医学的认识与实践的历史很久远，有几千年。从中国医学、从希腊医学开始，在洪荒时代，它只是人类在和自然斗争中的一种互助行为；一直到文明社会，作为一种职业行为。医学肇始，甚至可以说是通过巫术。宗教的介入则是情理之中，因为我们对医学的认识很不够，我们顶礼膜拜于自然，乞怜听命于神灵。

一、医学的认识

在《手术两百年》的长篇科学纪录片里，我们可以看到，甚至在二三百年以前，我们对人体的认识依然不够。从维萨里的解剖到哈威的血液循环，还有麻醉、消毒和输血等，才有了外科和医学的长足进步。

英国哲学家培根说：我以为，我们对世间事物的认识最重要的、最缺憾的还是对我们人体自身的认识。作为医生，我们认同这句话。我们对人体的认识，对疾病的认识还远远不够。

近些年或者近二三十年，医学有了很大的发展，特别是基础医学的研究，包括分子生物学，有了基因组学蛋白组学多组学等，似乎对人体组织器官功能，对疾病发生发展治疗有了很多新的提高，甚至上升到大数据，上升到智能化。

但我以为这只是认识，还不代表实践，还不代表临床应用，因为我们是讲人的医学。那么，包括对人的意识，人的精神心理、人和自然、人和周遭这些关系都对疾病的发生发展起重要作用，而我们了解得依然不够。

但我以为这只是认识，还不代表实践，还不代表临床应用。作为医生，作为医学工作者，或者作为医学专家，我们大概应该有一个起码的自省，那就是我们认识得可能不够，认识得可能有局限，认识得可能有片面，甚至认识得有错误，这种例子在医学史上屡见。

二、医学的实践

这里显然有一个重要的哲学概念，就是认识论和实践论，理论和实际是有差距的，个体之间是有差异的，这些都会形成医学的复杂性和不确定性，所以伟大的医学家医学教育家威廉奥斯勒说，医学是一个不确定的科学和可能性的艺术，虽然这在100年前说的，我认为今天依然实用。

因此，上述从认识到实践，或者从实践到认识，表明了医学认识的复杂性和艰巨性，在这个基本的认识论和实践论的基础上，我以为有两个重要的正确对待，一个是从医者或者上升为专家，一个是对于广大的公众应该怎么认识医学和医疗。因此，上述提及地从认识到实践，或者从实践到认识，表明了医学认识的复杂性和艰巨性。

三、医学认识的相对性

医生说的话要留有余地，因为我们可能不一定正确，真的不一定那么正确；而作为公众也一样，公众也要客观、冷静地对待专家们的意见。因此，我们会在一场疫情过程中或者一层事件过程，听到各种各样的议论，我们有的时候，会认为那是谣言，其实也不一定。专家说的东西，也可能是错误的，却不被认为是谣言；而不是专家说的，可能就被认为是谣言，尽管可能是正确的。时间与实践是检验真理的唯一标准，我们的认识都能有偏差、有错误，所以我们要不断地去实践积累经验接受教训。逐渐接受接近事物的真相，逐渐接受真事情的真面目，唯有这样，我们的医学才能发展。所以我的这篇短文就是讲医学的认识和实践，实际上这是一个最普通的，但也是最重要的哲学观念。而医学和哲学又是密切相关的，大家知道一句话就是，哲学始源于医学，医学归隐于哲学。

因此，我们要敬畏自然、敬畏医学、敬畏患者、敬畏人体，所谓经就是要尊重客观规律，所谓就是我们要小心求证，不要轻言我们都认识，或者是我们都认识对了，我们要不断修正自己的认识，修正自己的错误。

四、敬畏之心、敬畏之情

100% 的诊断正确，100% 的治愈完成，这是我们一种理想，这是我们的一个目标，我们必须好好地治疗每个患者，虽然我们不一定把每个患者都能治好。

因此，我们在各种情况下，哪怕是平常的日常的医疗活动中，还是一个重要的医学事件中，我们都要保持冷静的思考哲学，我想这样医学才会得到更好的发展，我们的社会健康才会得到更多的保证。

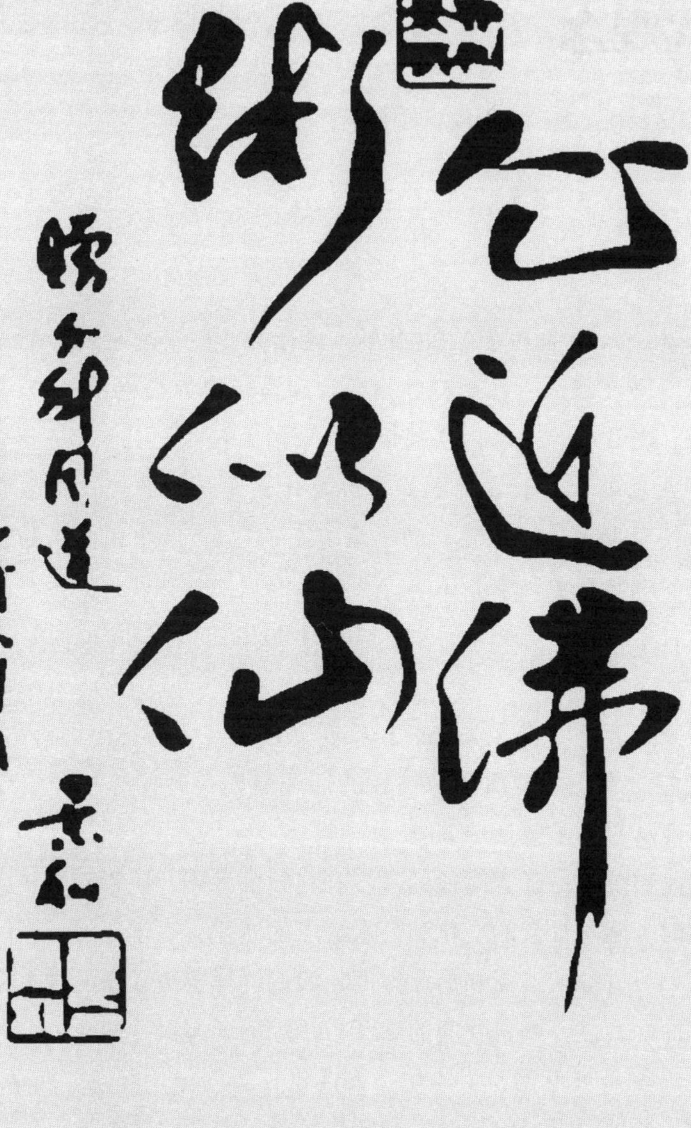
心近佛
術近仙

郎景和院士谈妇科肿瘤诊断与治疗的现代观念

人类进入21世纪已经20余年，医学科学随着其他科学的发展有了长足进步。与之相应，在妇科肿瘤的诊断与治疗方面也出现了一些新观念、新理论、新技术。著名妇产科学家、中国工程院院士、北京协和医院妇产科名誉主任郎景和教授曾就妇科肿瘤诊断与治疗的现代观念有过多次论述。为了帮助读者对这些新的进展有全面了解，《中国实用妇科与产科杂志》编辑部特别委托常务编委、北京协和医院妇产科谭先杰教授对郎景和院士进行了专访。现全文刊发，以飨读者。

谭先杰教授：郎大夫您好！感谢您接受《中国实用妇科与产科杂志》的年度院士专访。这次向您请教的话题是妇科肿瘤诊断和治疗的现代观念，您能从总体上概括一下吗？

郎景和院士：随着时代的进步和科技的发展，医学面临新的机遇和挑战。同时，随着社会的变化和公众需求的变化，医学要应对新的任务和改革。在妇科肿瘤的诊断和治疗方面，我们同样要树立新的观念，处理新的关系。简而言之，妇科肿瘤的诊断与治疗需要遵循“四化”“四学”。所谓“四化”，就是规范化、个体化、人性化、微创化；所谓“四学”，就是人文医学、循证医学、价值医学和转化医学。需要以规范化引领个体化、人性化和微创化，以人文医学带动循证医学、价值医学和转化医学。我们需

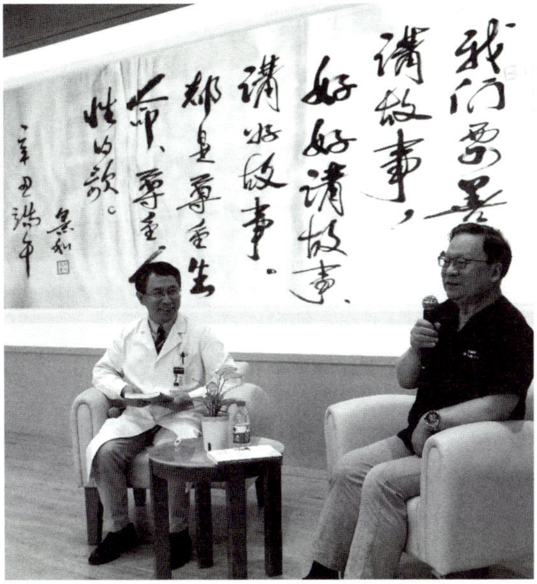

郎景和院士（右）与谭先杰教授（左）在北京协和医院“读万卷书”活动上

要处理好以下几个关系或者问题：现代科技发展与传统临床实践的关系，预防、筛查与早诊、早治问题，过度诊断、治疗与适宜保守、保护问题，微无创原则与微无创手术问题，医学人文理念与医学哲学思想问题。

处理好这几个关系，自然就理解了“四化”“四学”观念。

一、现代科技发展与传统临床实践

谭先杰教授：在科学技术日新月异发展的今天，如何处理好现代科技发展与传统临床实践的关系，是很多医生都在考虑的问题。您如何看待这一问题？

郎景和院士：现代医学始终是在其他学科的渗入和推动下发展。从维萨里的人体解剖学到哈维发现血液循环，从到遗传学、分子生物学到基因组学、蛋白组学，从科技到工艺，都在不断进步……现代科技发展促进了医学进步，也改变了医学的思维方法、实践策略、技术路线，改变了疾病图景、诊断计划和治疗手段，但也模糊了医学的本源、医生的观念和医疗的目的。

谭先杰教授：最后这句话如何理解？

郎景和院士：可以理解为现代科技为包括妇科肿瘤在内的疾病的诊断和治疗带来了希望，也让我们产生了一些困惑。各种“医学概念”应运而生：循证医学、转化医学、价值医学、叙事医学、舒缓医学、防卫医学、整合医学、精准医学、数字医学、智能医学、群医学，不一而足。实际上，尽在矛盾论、实践论、认识论之中，都不能脱离、违背医学人文本源；否则就会掉入陷阱，比如循证医学。

谭先杰教授：循证医学？这不是依然很流行的观念吗？

郎景和院士：循证医学很重要，问题是我们不能只凭借证据做医疗决策。决策必须考量与平衡证据、资源和价值取向等三方面因素。实验及各种检查是为了寻求证据，决策必须依据实际的、全面的情况，涉及社会、经济和伦理、社会人文因素等。指南和实践之间的沟壑需要弥平，需要将循证和个体进行整合，才能达到最佳效果。还要注意的是，证据不应该只是大规模随机对照试验结果，临床经验也应该是证据。循证医学并不能完全取代临床经验，最好的证据应该是实践与时间！在研究证据不存在时（这是经常遇到的），临床经验将是决策和实施可依托的、唯一的证据，譬如罕见病和少见病。一个没有临床经验的人，即使十分熟悉证据，也无法给患者看病。简言之：重视循证，但不能拘于循证。

谭先杰教授：您说过精准医学也有误区？

郎景和院士：精准是难能可贵的，然而精准只是目标，实际上很难精准。所谓精准医疗，是基于现代遗传技术、多维影像技术、分子生物技术，以及信息数字化的发展，对大样本人群和特定疾病进行生物标志物和检测结果的分析、鉴定、验证与应用，从而精确寻找疾病的原因和治疗的靶点，实现针对疾病和患者的个体化精准分类和治疗。但是，目前的基因检测、基因技术，基因治疗是否真的可以诊治疾病？被称为“基因剪刀”

的*CRISPR*基因组编辑技术获得了突破性进展，但面对复杂的生命和海量的数据，如何才能剔除干扰数据，获得有意义的信息？另外，数据信息的共享与监管及与之相关的伦理、法律法规亟待完善。精准之路还很深长、很艰难，“精准医学”本身也值得质疑，因为它有“先天的哲学缺陷”。有人说要开一家“精准医院”，我看多半不会成功。不断迭代的机器人辅助的手术越来越“精准”，以后甚至可能是真正的机器人来给人做手术。这可能是未来的科学技术，但不应该是未来医学的全部。当机器人可以操纵一切时，谁来操纵机器人？我们担心机器人拥有人一样的思想，更可怕的是人有像机器一样的思想！

谭先杰教授：最后这句话太深刻了！您如何看待数字医学和智慧医学？

郎景和院士：我们已经进入大数据时代，数据和知识的转化与重组，数字就是巨大的知识。如果将一座大型图书馆与这一数据相比，差不多是芝麻与西瓜的关系！医学正在被数字化，我们要重视数据，应用数据；更要全面考量，仔细求证。要记住：总有数字达不到的地方在向我们呐喊！循证医学，精准医学，数字医学，智慧医学，都在变化，都很重要，但可能都不是最重要的！

谭先杰教授：那什么是最重要的，或者是不变的呢？

郎景和院士：医学的本源！寻觅医学本源并非“倒施逆行”。从学医开始到行医终了，我们要永远面对患者，依然要望、闻、问、切，依然要视、触、叩、听。我们应该带着听诊器，它是医生的象征，是与患者联系的纽带。2008年我多次到名列美国医院排行榜榜首的约翰·霍普金斯医院参观，我发现在他们的宣传海报上，最醒目的图案居然是听诊器！。“我是你的大夫。”我们要为每个患者设计一个“决策树”，而不是采撷一片枝叶，就自诩已知“天下秋”。我们要谨记林巧稚大夫的教导：“要永远走到患者床前去，做面对面的工作。单纯地或仅仅依赖检验报告做医生是危险的。临床医生不要脱离临床，离床医生不是好医生。”唯有如此，我们才能在不断变化的洪流中，不至于迷失方向。

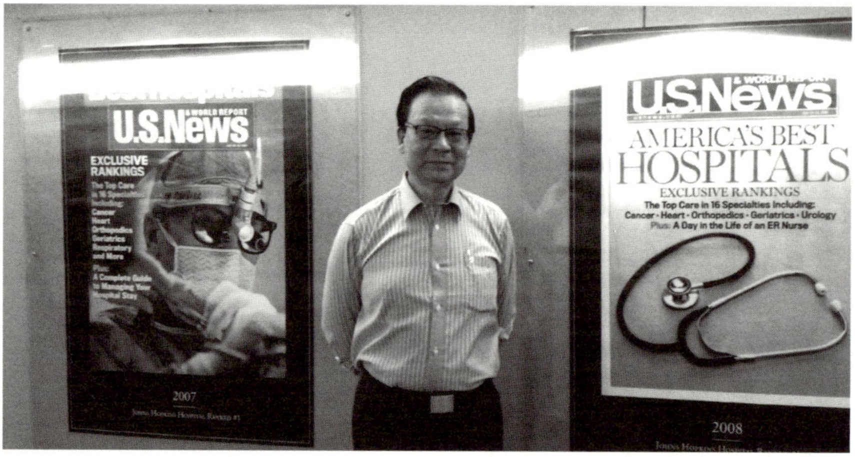

郎景和院士2008年在美国约翰·霍普金斯医院

二、预防、筛查与早诊、早治

谭先杰教授： 在您看来，妇科肿瘤的防治有哪些关键环节呢？

郎景和院士： 有4个关键环节，公众教育、预防、筛查和诊治（特别是早诊早治）。可以这样说，预防为主，筛查为本，诊断为早，治疗为效。以宫颈癌为例，女性从感染高危型人乳头瘤病毒（HPV）开始，到最终发展成为宫颈浸润癌，一般有长达8～10年的时间，我们的防治正是包括了公众教育——在普及公众宫颈癌的危险的同时告知公众它是可防可治的，通过有保护性的性生活和及时接种HPV疫苗来主动预防；还包括了筛查，对不同年龄段妇女给出筛查建议，让医生和公众理解有三种筛查方案等。我记得这些内容我们在去年的访谈中已经详细讨论过（参见《中国实用妇科与产科杂志》2021年第1期“院士访谈”专栏，编者注），但我还是要重复或者强调几点：第一，宫颈癌的预防、筛查和治疗应该是肿瘤防治的典范。2008年诺贝尔生理学或医学奖的获得者是德国科学家楚尔·豪森，他的主要发现是高危型HPV是宫颈癌的致癌病毒。这是一项伟大的发现，是后来我们筛查策略改变和HPV疫苗研发的理论基础。第二，重点是筛查高危人群，而不是筛查次数。重点不在于哪一种筛查方法更好，而在于能让妇女能得到筛查机会，哪怕是一次妇科检查！第三，重点是及时接种，尽早得到保护，而不必过分纠结选择2价、4价还是9价疫苗。对9～45岁的适龄女性，建议接种HPV疫苗。另外，接种疫苗之后，依然要定期接受筛查。第四，请记住世界卫生组织发布的《加速消除子宫颈癌全球战略》的几个数字“90%、70%和90%”：到2030年，90%的女孩在15岁之前完成HPV疫苗接种；70%的妇女在35岁和45岁之前接受高效检测方法筛查；90%确诊子宫颈疾病的妇女得到治疗（90%癌前病变阳性妇女得到治疗，90%浸润性癌病例得到管理）。成功实施这三项措施后，到2050年可以减少40%以上的新病例和500万例相关死亡，可谓“功在当代，利在千秋”！

谭先杰教授：在子宫内膜癌的防治方面，有哪些现代观念呢？

郎景和院士：子宫内膜癌是发达国家最常见的妇科恶性肿瘤，中国的发病率也逐渐上升。子宫内膜癌的筛查和早诊虽然不像宫颈癌那样卓有成效，但已经见到了曙光。从组织分型到分子分型、从肿瘤标志物到基因检测都有进步，要特别关注高风险人群和风险人群。

高风险人群就是林奇综合征（Lynching syndrome），即遗传性非息肉病结直肠癌家族，该类人群罹患子宫内膜癌的概率达25%～60%。风险人群包括以下几类：内科“三联征”，即肥胖—高血压—糖尿病；体重指数（BMI）＞30 kg/m^2；多囊卵巢综合征、不孕不育、绝经后出血、没有保护的激素替代治疗，年龄＞45岁的长期使用三苯氧胺的女性，子宫内膜厚度＞15 mm，绝经后子宫内膜厚度＞5 mm。尤其是绝经后出血，要特别重视，哪怕只有一点点，哪怕只有一次，哪怕只有1天！子宫内膜毕竟不像卵巢和输卵管隐匿于盆腔，可以通过宫腔镜直视检查和取样（诊断性刮宫），目前要做的是寻求更简捷、微创、准确的方法，例如，子宫内膜脱落细胞检查等。

谭先杰教授：关于卵巢癌的预防和诊断有哪些现代观念呢？

郎景和院士：卵巢癌仍然是妇科肿瘤医生面临的最严峻的挑战，困难在于筛查和早期发现。肿瘤标志物和影像学检查可以提供一些信息，但它们还不能成为理想的筛查和早诊方法。可以借助腹腔镜检查及活检对可疑病例进行排查，但它是有创的，显然不是适宜的筛查和早诊方法。

遗传性乳腺癌卵巢癌综合征（HBOCS）的基因检测及适时干预受到较多关注。但是，包括*BRCA*基因突变在内的基因检测只能初步判断患者罹患卵巢癌的风险或者对用靶向治疗提供参考。通常认为，在一般人群里，卵巢癌的患病风险是1.4%。如果有一名一级亲属患卵巢癌，患病风险就是5%；有两名一级亲属患卵巢癌，患病风险为7%。如果是HBOCS，则患病风险高达50%！对这类人群，在40岁以后预防性切除输卵管和卵巢，能很大程度降低卵巢癌的风险。但是，一律的预防性附件和子宫切除，还不能成为有充足证据的理性常规法则。

谭先杰教授：在卵巢癌的治疗方面有哪些新的观念呢？

郎景和院士：卵巢癌的治疗原则没有变化，仍然是以肿瘤细胞减灭术之后辅助化疗的综合治疗，强调初次治疗手术的彻底性和复发手术的谨慎性，还出现了抗血管形成治疗、以多腺苷二磷酸核糖聚合酶（Parp）抑制剂为代表的靶向治疗和以程序性死亡受体配体-1（PD-L1）抑制剂为代表的免疫治疗等。遗憾的是，效果都不理想。

于是，我们不得不回顾那些“古训”：不正常出血或绝经后出血是警号；子宫内膜癌的肥胖、高血压、糖尿病“三联征”；附件包块的“五种重视和探究”（青春期前、妊娠期、实性、囊性、绝经后）是卵巢癌预防和发现的基础……这些古训也不应该被不屑与鄙夷，它们仍然是对医生，特别是青年医生的基础训练和宝贵经验。

三、过度诊断、治疗与适宜保守、保护问题

谭先杰教授：我们总会听到过度诊断、过度治疗的讨论，您如何看待这一问题呢？

郎景和院士：坦率地讲，过度诊断和过度诊疗是当前或者以后一段时

间的一种主要问题。它可能和缺医少药一样，是另外一个故事，是一种危险倾向。

一方面，与以前相比，患者似乎更多了，癌症更多了！这是由于遗传学、分子生物学发展，以及影像技术、统计技术的进步，提高了我们认知事物的能力，可以感知或发现“风起于青萍之末”。例如，CT发现50%的吸烟者肺部有可疑结节，尸检发现70岁以上的男性中80%有微小的前列腺癌等。再如，仅有HPV感染，不一定需要治疗。不同级别的宫颈上皮内瘤变（CIN），也分别有不同的处理或管理策略。如果对所有HPV阳性及CIN1的病例都给予损伤性处理，就是过度治疗。这里显然有认识和实践的局限和偏颇，也有思想方法和哲学理念的缺憾。

另一方面，肿瘤的诊断和治疗受到多因素、多方位的影响和左右，甚至被市场经济扭曲。科学和医学的良好愿望，经过经济和利益的折射或透镜后，会聚焦别处，烧灼社会与患者。美国约翰·霍普金斯大学医学院埃德尔斯坦（William Edelstein）教授更是直言不讳：“美国国立卫生研究院已变成一支商业军团。在那里，科学正在被绑架，为市场狂奔。”所以，要避免过度，要注意保护！

谭先杰教授：保护什么？

郎景和院士：保护器官、保护功能、保护生理、保护心理。请注意：保护不是保守，保护不是右倾，保护不是怯懦！保护是周全，保护是人文，保护是智慧！

谭先杰教授：怎么讲？

郎景和院士：先谈手术吧！手术的目标是什么呢？是切除病变，恢复解剖，保护功能，手术微创。湿婆（Shiva）是印度教三大主神之一，半男半女，兼具生殖与毁灭、创造与破坏双重性格，不断地创造、破坏和修复，医生的职业特点与此类似，要保护生命，保护生活质量。

对于早期子宫颈浸润癌，特别是Ⅰa_2和Ⅰb_1的患者，如果患者年轻、要求保留生育功能，可以进行完全切除宫颈同时保留子宫的手术，称为根治性宫颈切除术，发明者是法国医生丹尼尔·达尔让（Daniel Dargent）。

1987年，达尔让医生做了第一例手术，2005年他过世了。2年之后，这一手术被命名为Dargent手术，被认为是现代妇科手术的典范。我们还应记住他的名言：“外科医生的职责并不是创造吉尼斯纪录，而是让他们的患者信任他们自己，并为患者提供最适合的治疗手段。”

对于卵巢恶性生殖细胞肿瘤，如无性细胞瘤、内胚窦瘤、未成熟畸胎瘤等，无论期别如何，都可以尝试进行保留生育功能的手术，即切除患侧的卵巢和输卵管。原因有四：第一，恶性生殖细胞肿瘤的患者都很年轻，平均18～20岁，较少大于35岁；第二，除无性细胞瘤，肿瘤通常为单侧；第三，肿瘤对化疗非常敏感；第四，未成熟畸胎瘤有向成熟畸胎瘤逆转的趋向，天赦恩宠，留下了一条“华容道！”

同样是宫颈癌，目前还推广保留盆腔自主神经的广泛子宫切除术。宫颈癌手术的后遗症较多，包括排尿、排便和性生活障碍，原因就是手术损伤了支配这些功能的内脏神经。1961年日本学者首先提出保留盆腔自主神经的广泛子宫切除术，1988年该术式被命名为“东京术式”，其要点就是将极为细小的盆腔自主神经（交感神经、副交感神经）从周围组织中做精细辨识和分离并加以保留，改善了患者术后的生活质量。

谭先杰教授：您说过良性肿瘤或疾病更要讲究器官的保留和功能保护……

郎景和院士：当然！子宫肌瘤剔除术、卵巢囊肿和卵巢冠囊肿剔除术、外阴肿瘤的手术及外阴的修复整形、阴道肿瘤的手术及阴道延长、宫颈锥切及修复等，都是在治疗疾病的同时，最大限度地保留器官功能。

子宫肌瘤剔除术尤其值得一提。最早提出肌瘤剔除术的是英国妇产科医生维克多·邦尼（Victor Bonney），我更愿意称他为妇科手术大师。他曾经从一个妇女子宫中剔除了258个肌瘤。他的名言是：“为了半打纯属良性的肿瘤而切除年轻妇女的子宫，不啻一次外科手术的彻底失败！”他著有《邦尼妇科手术学》，目前已经是第16版，堪称妇产科经典名著。无独有偶，另一本妇产科经典著作《铁林迪妇科手术学》（目前为第18版）还强调：“无论多大年纪的肌瘤患者，如果要求保留子宫，都是合理的。”这应该是关于子宫去留的现代观念。

谭先杰教授：在妇科肿瘤的药物治疗方面有哪些现代观念呢？

郎景和院士：有些理念未必现代，却是经典的，或者不朽的。最好的例子就是妊娠滋养细胞疾病的根治，包括侵蚀性葡萄糖和绒毛膜上皮癌（绒癌）。可以说，妊娠滋养细胞疾病是上帝赐给人类的第一个肿瘤，也是上帝宽恕人类得治的第一个肿瘤，而传递“宽恕信息”的使者就是宋鸿钊院士。他根据丰富的临床材料，开展发病机制的流行病学调查、临床分期、各种转移的表现和诊治，以及大剂量化疗、保留生育功能的治疗及子代随访等工作，使这一被称为“癌中之王”的绒癌从90%的死亡率转为90%的治愈率，为中国赢得世界级声誉。

谭先杰教授：刚刚出版的《人物》杂志中有一段话，我觉得特别好：“做了58年医生，郎景和知道，再伟大的医生都会被遗忘。刚刚攻克绒癌那段时间，宋鸿钊获得了很多荣誉，但时间到了2019年，郎景和收到医学专业出版社寄来的书，里面总结了新中国成立70周年医疗卫生系统的成就，里面没有绒癌。这就是医生近乎悖论的职业宿命：医学的每一项进步，最终结局都是某种疾病最终被遗忘，而一起被遗忘的，还有医生们的努力。1918年全球大流感是人类致死率最高的流行病之一，现在的人们需要阅读文献才能勉强想象出这场疾病的痛苦。绒癌也一样，它被根治后，大部分人甚至从没听说过这种病，那种六个月内注定死亡的恐惧早已被人忘掉……”

郎景和院士：作者很用心，这段话还原得很好。还好，至少我们没有忘记！

除了滋养细胞肿瘤，早期子宫内膜癌，如果年轻未生育、高分化、组织学类型是子宫内膜样、没有肌层浸润，可以不切除子宫，使用药物治疗，包括高效孕激素和促性腺激素释放激素激动剂治疗。对于青少年妇科肿瘤患者，化疗中要重视对卵巢功能的保护。对于年轻的晚期宫颈癌患者，可以对卵巢进行手术移位或者物理遮挡，以减少放疗对卵巢功能的损害。可以说，保留器官，保护功能，我们一直在努力。

谭先杰教授：微创是手术目标之一，也是“四化”的内容，如何正确理解和实施这一观念呢？

郎景和院士：我们强调微无创是一种观念、一项原则，而不是专指或特指某种手术。从直接意义上，微创是指创伤小、出血少、时间短、痛苦小、恢复快、费用低等；而无创则是将上述诸项几乎减缩到零或无。实际上，微创手术的术式难以界定，微创是相对的、有条件的。就妇科手术而言，有经阴道手术、腹腔镜手术和开腹手术，总体上创伤是递增的。经阴道手术包括阴道本身病变的手术和通过阴道施行的手术，难度有大有小，从阴道进行腹膜后淋巴清除是高难手术。现在还有自然腔道手术（NOTES、NOSES），追求更小的创伤。

其他微创治疗还有超声引导下卵巢囊肿穿刺、子宫动脉造影及栓塞等。在无创方面，最值得骄傲的是高能超声聚焦消融手术（HIFUS），用它可以治疗子宫肌瘤、子宫腺肌瘤甚至恶性肿瘤。它是完全由我国自主设计和制造的大型医疗器械，是真正的中国品牌、中国制造、中国技术、中国标准！

一个医生应该掌握各种手术方式，又善于形成自己的特长。我们不能也不应该用一种方式完成所有的妇科手术，同样不能也不应该要求所有妇科医生都能用腹/宫腔镜施行任何手术，更不必建立“零开腹的手术俱乐部”。

再次强调，在追求微创的过程中，并发症的防治是不可忽视的！不论过去，抑或现在、将来，不论年轻医生，抑或比较有经验的医生，甚至内镜技术专家，都有不同遭遇危险的机会和遭遇不同的危险的风险。警惕“微创”变“巨创”！

谭先杰教授：“微创”与“巨创”的转变有时就在瞬息之间，很多人都遭遇过。在肿瘤的治疗中，近年强调无瘤化原则。您能就这一问题谈谈吗？

郎景和院士：无瘤技术的概念其实是20世纪提出来的，主要是指在做恶性肿瘤手术的时候，为了减少或者防止癌细胞脱落、种植、播散而采取的一系列措施。无瘤技术的目的一是防止癌细胞沿着血管和淋巴管扩散，二是防止癌细胞在手术新鲜创面上种植。无瘤技术概念和理论都是围绕这两点体现的，无瘤技术是外科医生包括妇科肿瘤医生术中必须遵守的原则。我国的一些肿瘤患者的5年生存率不如国外报道的高，原因之一可能就是我们的肿瘤医师执业制度不够完善，术中无瘤概念或技术的把握不够严格，导致肿瘤的医源性种植、播散和转移。

谭先杰教授： 无瘤化有哪些基本原则呢？

郎景和院士： 国内多个专家都论述过这一问题。大致有几点：肿瘤手术中肿瘤不可挤压原则，屏障肿瘤的隔离原则，尽量锐性解剖原则，减少恶性肿瘤术中扩散原则，减少癌细胞污染原则，肿瘤整块切除原则等。具体就不展开了，据我所知，这一期杂志“专家论坛”的主题就是肿瘤诊治的无瘤化。

四、医学人文观念与医学哲学思想

谭先杰教授： 您关于医学人文的论述很多，还有关于“医学与文学”“医学与哲学”“医学与美学”等的专门讲演。在妇科肿瘤的诊断和治疗中，如何融入人文观念和哲学思想呢？

郎景和院士： 我记得2012年我们就讨论过妇科肿瘤诊断和治疗中的人文问题（参见《中国实用妇科与产科杂志》2012年第5期“院士访谈”专栏，编者注）。我们今天从另外一个角度来讨论。我们知道，医学的永恒价值是真，本源追求是善，最高境界是美。但医学也两大特性：第一，局限性，因为医学的特点是研究人类自身，而人类自身未知数最多；第二，风险性，因为医疗的特点是在活的人体上施行诊断和治疗。实际上，关于真或者真理，是需要质疑、需要反思、需要争论、需要等待的。美国学者罗蒂（Richard Rorty）说，“真理不过是我们关于什么是真的共识，我们关于什么是真的共识不过是一种社会和历史状态，而并非科学和客观的准确性。”妇科肿瘤的诊治决策，手术观念，包括诊治规范和指南，同样如此，需要与时俱进，不断变化。医学是科学、哲学与宗教三个维度的交集，宗教是思考孰与，科学是思考事实，哲学是思考方法，医学是思考爱人。所以，一定要将人文关怀融入诊治过程中。

谭先杰教授：如何理解医学与哲学的关系呢？

郎景和院士：哲学，是对人生的一种反思。但反思的人并不多，有系统反思的思想者更少。哲学，就是"思想我们的思想"，包括思想我们的医学。还有人说，哲学是一种乡愁——思考我们从哪里来？我们到哪里去？

医学与哲学是相互影响的，哲学始源于医学，医学归隐于哲学。希波克拉底说："医学没有哲学的普遍真理不行，哲学没有提供给它的医学事实也不行。"我曾写过一段关于医学的断想：诞生或者生命，或者生存，是宗教的，是神话的，是神秘的，也是科学的，是生物学的；死亡也是神秘的，神话的，宗教的，生物学的和科学的。所以生死是不可避免的，任何过度的治疗，任何过分的干预，终究徒然，医生只是在尽力而为。人和其他生物一样，甚至和自然界的任何物体一样，都是自然的一物，最终要回归到天地，归于尘土，谁都不能扭转这个事实，医生只是尽力来帮助患者减轻痛苦，延长生命。这已经不是纯粹的医学问题，而是哲学问题。理解这一点很重要，无论是医生还是患者。

谭先杰教授：您讲过当前对哲学观念的理解有些偏颇，医学实践也存在弊端。

郎景和院士：是的！实际上，伟大的医学家和医学教育家威廉·奥斯勒在100多年前就曾指出："医学实践的弊端在于历史洞察的贫乏、医学与人文的断裂、技术进步与人道主义的疏离。"这三道难题至今依然困惑着我们现代医学及医疗的发展与改革。在妇科肿瘤的诊治中，出现了技术异化："唯技术论""技术至上""技术经济化"，"医学技术"成为医疗的代名词，医学追求"浮躁化"。还出现了唯"客观"是瞻，见病不见人。如果仅仅让化验报告传达信息、仪器设备示波闪烁，医生的心智会"板结"和"沙漠化"；患者的意念会"孤独"和"迷茫"。我们和患者之间要有交流的艺术，而不只有沉默的技术。我们需要在人与人（患者与医生）之间讲故事，而不是人（患者）和冷冰冰的机器讲故事。

我们在和患者的交流中要注意交流技巧，注意尊重和倾听，注意耐心和接受，既要坦诚地沟通，肯定她对的方面，澄清她模糊的方面，又要注意引导，还要善于总结。“所有医生必须学会交流和处理人际关系的技能。缺少共鸣（同情）应该看作与技术不够一样，是无能力的表现。”这是1989年世界医学教育联合会日本福冈宣言的内容。我的话是：医生给患者开出的第一张处方是关爱！

谭先杰教授：请您用一两句话作个结语。

郎景和教授：医生的培养成长是多方面、全方位的，达到“心近佛，术近仙。”而只有从医学本质上修炼，才能真正提升我们的职业精神、职业智慧、职业洞察和职业能力！

本文于2023年发表于《中国实用妇科与产科杂志》上

医生给病人开出的
第一張处方
是关爱。

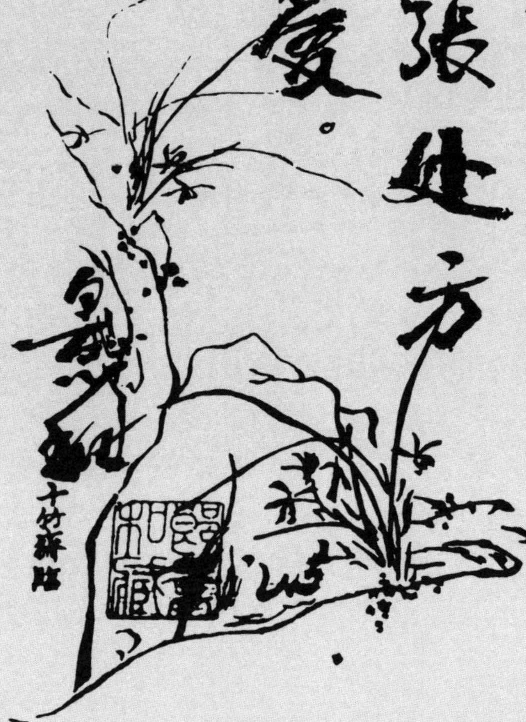

妇科手术大家

也许，我们学习得也不少，
只是实践得不够；
也许，我们实践得也不少，
只是思索得不够；
也许，我们不是记忆得少，
而是忘却得多……

——题记

这是我为我们出版的一本新书《妇产科临床备忘录》所写的条幅，印在封面上。其中之一的意思是，要想掌握的东西多，得与忘却作斗争。不要忘却知识，也不要忘却历史；不要忘却那些技术，更不要忘却那些大师。

大师代表一项技术、一种思想、一个时代。

我要写妇科手术学历史上的几个洋人，大家可能知道，却不详细。但不能数典忘祖、厚洋薄中，我还是要先讲讲对中国妇科手术有贡献的几个中国人。

苏应宽（1918—1998），齐鲁名家，其实他是广东南海人，康有为的同乡。他当过山东省立医院的副院长，20世纪50年代就出版过《妇科手术学》（1958年），到1966年已印刷5次，发行28 640册，内容主要取材于Berkle、Bonney和Te Lende的书，编译得非常好，可以说是那个时代我们唯一能得到的妇科手术参考书。20世纪70年代又改为《妇产科手术学》(1973年),印数是106 500册,大概是妇产科医生人手一册了,相当于“红宝书”。

和苏大夫齐名者是江森,他们是山东的两面旗帜,江比苏小几岁,但他们人品皆佳,合作之好,当为楷模。

江公一直在做手术,有求必应,耄耋之年还极认真地主编《现代妇科进展》。江公是安徽人,会讲上海话,未听过他的山东腔。

柯应夔是天津“方面军”之首领,“协和”1933年毕业生,同期的名家有邓家栋、王跃云等。柯氏的贡献巨大,二十世纪五六十年代,妇产科医生读的书基本都是他的书,如《生理产科学》《病理产科学》《中国女性骨盆》,涉及手术的是《子宫颈癌广泛性切除》,还有后来的《子宫脱垂》。1991年的《临床妇科学》是杜梓柏等继承遗志之作。俞霭峰也是天津派,专攻妇科内分泌学,1973年主编的《妇科手术学》也印了110 000册。当时人们看不到什么书,一时间也是“洛阳纸贵”。

山东的刘新民、天津的糜若然,当时都算少壮,辅助老师做了不少工作。他们两位都擅长绘图。广东李孟达的外阴癌和子宫颈癌手术都做得很出色,手法娴熟、细腻。我将之称为“岭南派”。

上海的张惜阴是妇癌手术的前辈,再版了两次该方面的专著。

张志毅的腹膜后淋巴结清除术为其拿手活,他的腹主动脉旁淋巴结清除手术做得胆大心细,也是国内少有的能做盆腔扩清术的一位。他设计三叶自动牵拉器,刻上了江(森)、郎、张三字。

四川的曹泽毅长于子宫颈癌手术,后来当了部长、会长,还愿意做手术,他主编了《妇科肿瘤学》《中华妇产科学》,是对我国妇产科学的贡献。

浙江杭州的石一复文武双全,著作颇丰,退而不休。

最后,我说说我们“协和”的几位前辈和师长。

林巧稚(1901—1983)是我国现代妇产科的开拓者之一。我20世纪60年代到协和医院,她已不太做手术,听说她动作很快,这从她的日常活动便可理会。她更擅长产科，她指点过我做臀牵引和剖宫产，记忆颇深。

宋鸿钊（1915—2000）以根治绒癌闻名于世，其实他的手术做得相当漂亮，他的视力不够好，但动作却十分到位，他以剪刀剪切腹膜，像裁布一样推剪下去，停止处正是膀胱上缘。我看过他的绘图，如素描般细腻。他曾经想编一本妇科手术图谱，未能如愿，乃为遗憾。

葛秦生原来也攻妇科，她在国内首先报道了皮瓣移植法做人工阴道成形术。

连利娟后来作为“协和”妇科手术的“掌门人”，我们的很多基本手法都是她教出来的。她手术精巧、清晰，出神入化，人工阴道的羊膜法是连大夫首先报道的，例数也最多。

吴葆桢（1929—1992）是一位杰出的妇科专家，中西合璧，今古皆通，做起手术可谓艺高人胆大，建立卵巢癌肿瘤细胞减灭术功不可没。我受其教诲提携甚多，为良师益友。1988年，我们在沈阳做卵巢癌手术表演，录制的录像带和光盘至今畅销不衰。

我之所以陈述如上，恐有挂一漏万，意在对前辈的深切缅怀和思念，他们有的已经仙逝，也是“人由恋德泣，马亦别群鸣”（韩愈《次石头驿寄江西王十中丞阁老》）。有些是我的同龄，都有一种共同的责任在肩。

下面，我进入本文标题的叙述。

Howard D.Kelly（1858—1943）

美国著名的妇产科专家、妇科手术的先驱。我们每天手术都要用的血管钳就叫“Kelly”，发明出自他的手；膀胱颈括约肌的折叠缝合治疗压力性尿失禁，也称为“Kelly氏手术”，也是他的首创。

他可以称得上伟大的教育家，他于1889年霍普金斯医院（Johns Hopkins Hospital）开张时便做了妇产科主任，他的规划和设计是如此影响巨大，妇产科领域的三部巨著《Eastman Williams产科学》《Te Linde妇科手术学》《Novak妇产科病理学》都出自他的学生和助手。

1898年Kelly就出版了《妇科手术学》，这便是至今已风靡了半个世纪的《Te Linde妇科手术学》的蓝本或基础。在Kelly的年代，妇科手术还是非常年轻的学科，但他已经从癌瘤手术的角度认为："从发现和征服方面，整个腹部外科应作为我们的领域。"

Ernst Wertheim（1864—1920）

奥地利维也纳妇科专家，1898年11月16日施行了第一例经腹根治性子宫切除术，至今我们常把子宫颈癌的根治术称为Wertheim氏手术。他解剖了输尿管隧道，解剖了宫旁、宫骶韧带组织及部分盆腔淋巴结切除。虽然，他的第一例患者于术后第八天因严重贫血而死亡，但第二例（1898年12月13日）却生存了六年之久。Wertheim的勤奋和经验是令人钦佩的，他几乎每十天做一例这样的手术，达八年以上。开始手术要个半小时，后来只要1～1.15小时。手术开始阶段，手术死亡率为30%，到1911年他报道了500例手术，死亡率已降至10%。

Wertheim手术后来有许多改进，我们依然叫作魏氏手术。直至1902年，也是维也纳的Schauta发明了经阴道的手术方式，这便是Schauta氏根治术。我在加拿大的伦敦维多利亚医院参加过几例这个手术，但未独立施行过。安徽的张其本教授曾写过一本经阴道子宫颈癌根治术的书。

Bonney William Frances Victor（1872—1953）

英国最伟大的妇科手术学家。他总是衣冠楚楚，风度翩翩，富有教养，兴趣广泛，出生于英格兰切尔西一个医生世家。他与Comyns Berkle爵士合著的《妇科手术教科书》出版于1911年，第五版、第六版是自己完成的，再以后是他的继承者，从第八版开始冠名《邦尼妇科手术学》。邦尼是Wertheim手术的推崇者，1941年他报道了500例子宫颈癌手术，5年治愈率为42%，手术死亡率为14%，这在当时是非常高的水平。邦尼是"保守性手术"的先驱，即保留子宫和卵巢的手术，如子宫肌瘤剔除术、卵巢囊肿剔除术，这两方面的专著分别于1946年和1947年出版。我引用过他的名言：“为了半打纯属良性的肿瘤而切除年轻妇女的子宫，不啻一次外科手术的彻底失败。”令人惊叹的是，1947年在Meddlesex Hospital，75岁的邦尼完成了数量最多（258个）的子宫肌瘤剔除术。

1910年至1945年，邦尼设计了很多妇科器械，如为了减少肌瘤剔除出血用的宫颈钳。他是一位自学成才的艺术家（self-taught artist），他书中的很多图都是自己画的。他的最大兴趣是与夫人共舞，他们没有孩子。他的另一些爱好是飞竿垂钓、听音乐和读密尔顿（Milton）等人的诗。

Richard Wesley Te Linde（1894—1989）

以《Te Linde妇科手术学》闻名于世。他是Kelly的学生和后来者，1939年成为Johns Hopkins医院的妇科主任。《Te Linde妇科手术学》1946年出版，时名《妇科手术学》，至1996年恰值50周年纪念。第一版至第四版为Te Linde主编，以后的主编则是他的继承者，于1977年第五版始用Te Linde为书名。

Te Linde的妇科手术贡献和外科思想在他的巨著中得到完美的体现。他强调妇外科医生须有内分泌学、泌尿学、病理学等坚实的知识基础。他提醒我们，只有三种原因需行手术：挽救生命、解除症状和纠正严重的解剖畸形（现今，还有第四条是为了生育）。否则，手术就可能是错误的。Te Linde指出：手术哲学和手术技巧同样重要。吴葆桢大夫于1982年留美时曾见过Te Linde，并合影留念，我曾见过这帧照片，可惜现在已是人去片无矣！

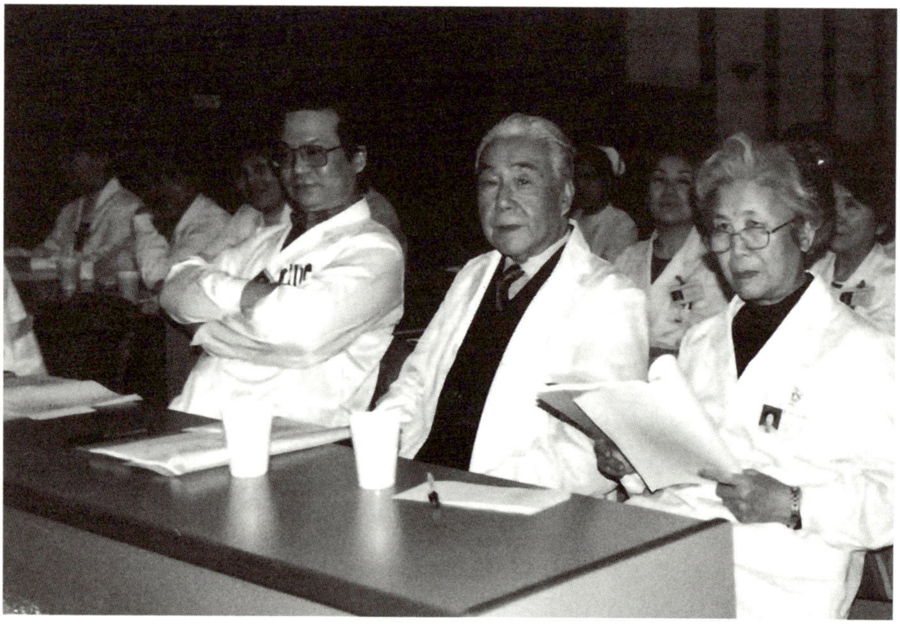

郎景和与宋鸿钊院士（中）、连利娟教授（右1）

培养青年医生：品质比成就更重要（采访录）

在第七届浦江妇科肿瘤和微创国际论坛会议上，医学界妇产科频道有幸对话北京协和医院妇产科主任、中国工程院院士郎景和院士，希望能借助他的视角和经验，探讨时下大家较为关注的医学人文、妇产科男医生的“尴尬”、医患关系，以及青年医生培养等热点话题。

“这根线缝在你的宫颈上，实际上这根线也是勒在我的脖子上。我怕再掉，我怕再松，我怕你再流产。”

在给一名因为子宫颈内口松弛而发生习惯性流产的患者做完手术后，朗景和院士这样对她说道。

这位患者曾怀胎数次，然而每每到第四五个月就会发生流产。为此，她找到了郎景和，向他求助。郎院士在为她实施手术后，直到孩子平安分娩，他才长舒一口气，算是解掉了那根“勒住”他的线。

而从医至今，她并不是唯一一个这样令朗景和牵肠挂肚的患者。而这五十多年来经历过的事、遇见过的人，也牵出了他对医学、对社会的许多思考。

一、“神秘”的中国妇产科男医生

在欧美及日本与中国台湾，70%以上的妇产科医生都是男医生，而在中国大陆这个数字却少得可怜。据2009年中国医师协会妇产科分会调查统计，全国10万余妇产科医生中，男医生仅占10%～15%。

身为男性，在日常工作中却要时常接触女性隐私部位，在外人看来，妇产科男医生这份职业自带一种神秘感，更多时候还会为业外人士所误解。

对此，同样身为妇产科男医生的郎景和院士不以为然，笑着说：“这有什么好误解的呢？在我们看来就是一个器官而已，我没觉得多大问题，而且我们更应该关心的是患者的病情，不是吗？”

郎景和这样的心态并不是在常年工作后形成的。

刚毕业的时候，他就遇到过一位不愿意看男医生的家属，但他当时就想得很开，主动提出给对方找女医生看。回想起这件事时，郎景和院士又一句调侃逗乐了全场：“当时不让我看，现在想找我看都不容易了。”

郎景和坦言，他从来不觉得性别给他工作上带来过什么困扰，还认真地表示自己对这份工作耐心十足，“妇产科男医生对于患者特别关爱，甚至比一些女大夫还会更好。”

他曾参加过一个在广州举办的男医生聚会。会上，他就做了一番即兴演讲，带着调侃的语调称妇产科男医生是更神圣、更纯洁的“男神”。

他解释道，妇产科男医生们面对的都是女患者。一方面，医生本就应该善待自己的患者；另一方面，身为一个男子汉，却跟女患者闹起来，着实是没有绅士风度。

就比如说在产床上，当一些准妈妈忍受不了分娩的疼痛，大喊大叫时，遇到一些不那么讲究的女大夫，可能会被呵斥一道：叫什么叫？谁没生过孩子啊？

“但是我们妇产科男医生不会这么说，我们会更平等地、耐心地看待患者，而不会认为身为女人就应该承受这种痛苦。就这点来说，男医生应该是最没性别歧视的了！”

细数妇产科男医生的好处，郎景和院士半开玩笑地说道：“我当了20多年协和妇产科主任，也喜欢每年招男医生。为什么？因为男医生不耽误干活，他们没有例假、不休产假、也不喂奶，还有力气！所以我觉得妇产科男医生挺不错的，称呼为妇产科‘男神’确实不为过！”

事实上，协和妇产科从创始人、第一代科主任林巧稚开始，就有“每年妇产科都喜欢留一个男医生在科里工作”的习惯。郎景和正是那年被林巧稚挑中的“理所当然”。

对于能跟在林巧稚主任身边学习这件事，郎景和连用了2个“幸运”形容：进入协和工作很幸运，能跟在林主任身边就更幸运了。

而北方人特有的豪爽让他对妇产科也多了一分偏爱：“我认为妇产科挺好，因为它能够解决许多家庭的实际问题。可以理论结合实际，动脑也动手。有孩子了我们就接生，有瘤子了我们就切除，就是这么痛快，我很喜欢。”

朗景和已年逾古稀，至今仍活跃在手术台上，谈及妇产科的故事，显得神采奕奕、精神朗朗，丝毫不输弱冠之年。也许当一个人拥有所热爱的事业时，就是这样一种状态。

除了妇产科，他还将自己的热爱分给了另一件事，那就是文学。而这份热爱也促使他成就了另一个特别的身份——作家。

二、人文素养是一个医生必备的能力

在郎景和写过的许多书中，“一个医生”是比较独特的人文系列，目前大概有10本。

这个系列既不是医学论著，也不是科普题材，而是回到初心，以一个医生的视角去思考社会中医学人文的各种问题，文字或诙谐幽默，或鞭辟入里。

那场广州男医生聚会上的即兴演讲就收录在他的《一个医生的故事》一书中，他以调侃的语调写出了一个妇产科男医生的必备素养，令人捧腹的同时却又引人深思。

“医学的人文性非常强，我们面对的情况是任何其他技术领域不可比拟的，因为我们面对的对象是人。人会有思想，有意愿，有要求，有家庭社会各方面的考虑，所以一个医生看患者，要病根、人都全面了解，才能做一个好医生。”

在郎景和看来，医生是职业，文学是爱好，却也是一个医生必须具备的能力。这种对人性的深刻观察，对社会人情的思考，最终荟萃在了这套人文系列书籍之中。这个系列每年大概出版1～2本，也还在继续。

即使以全职作家的标准来衡量，郎景和也称得上高产，那么他能坚持这么多年笔耕不辍的动力是什么呢？知之者不如好之者，好之者不如乐之者。郎景和坦言自己从中学时代就爱好文学，而工作需要则是让他的爱好有了一个更大的发展空间。

20世纪70年代末，郎景和成为林巧稚的学术秘书。那时，电台、报刊或者会议想邀请林巧稚做科普讲座、报告或撰文，首先得与林、郎二人确定主题、内容，然后由郎景和列出提纲，再和林巧稚讨论，根据她的观点和意图，写出初稿，再念给她审定、修改，最后完成发表或作为报告讲稿。

郎景和的出色表现赢得了林巧稚的肯定，在福建人民出版社邀约《家庭育儿指南》，林巧稚毫不犹豫地推荐郎景和：“让郎大夫去写，他完全可以了。”在之后的岁月里，郎景和把写作从专业学术、科普领域逐渐拓宽至医学人文领域。

数十年职业的感悟，大量而广泛的阅读和写作让他对医学人文有了更深刻的领悟，比产科医生多了几分细腻，比专业作家多了几分深刻，尤其是关于医患关系的思考。

三、医患关系也是人文关系的一种

“其实医患关系没什么特别，就是社会跟人之间的关系。她来看病，我来给她看病，这就构成了患者与医生的关系。大家都是人，我有我的看法，患者有患者的意愿，两者不一样就构成了矛盾。理解不同就构成了问题。”

其中涉及三种“看法”：对医学的看法、对医生的看法、对患者的看法。

多数患者认为，到医院就意味着能搞清楚病因、能治好病。但是，现代医学的发展并非万能，更多情况下，医疗技术只能是治好1/3；改善1/3；而还剩下1/3，即使医生用尽全力，也可能仍然治不好。

然而，在一些患者眼中，治不好，第一反应就是医生有问题、医生有责任。

郎景和对于这种先入为主的判断评价道：“这是不对的。作为医生，我当然要尽全力把你的病搞清楚，并治好，我更要以关爱的态度对待你，这是没问题的。但面对疾病，我们都应该彼此牵手，而不是互相责怪，斩断另一个手。这就叫理解。”

来北京协和医院求医的人大多抱着很高的期望，期望越大，落差就可能越大，也就导致了更大的失望。所以面对患者，包括朗景和在内的协和医院的医生们常会说这么一句话：我们不能保证治好每一位患者，但我们保证好好地治疗每一位患者。

他还记得，曾有一个罹患血管黏液瘤的患者需要动手术，虽然不是恶性肿瘤，但由于增生特别容易复发，且瘤体向盆腔里长，手术挑战很大。甚至一些类似情况的患者还会多次复发，经历两三次手术后瘤体与膀胱粘连，又进一步加大了手术难度。

但是他没有放弃，而是选择告诉患者，这个手术术后可能还会复发，不可能完全根除，但会尽全力做到最好。后来，患者、家属选择了相信他，甚至在几年、十几年，乃至更长的时间都追随他。

“国外常用‘your patient’这个词，这不是一个简单的词，这代表你要对这个患者负责。”在郎景和看来，一名医生对患者负责就如同一名父亲对儿女负责一样。

他说：“医生是一个很好的职业，这个世界上大概没有一个职业能让你如此牵挂你的工作。无论在任何时候，开会、吃饭、睡觉、度假，都可能会一个电话叫到你，只要是一个成熟的医生，都会放下手上的一切毫不犹豫地去解决。所谓金钱、红包，其实都真的不重要。这不是讲什么大道理，而是因为他是我的患者。”

这种信念，被他贯彻到每一个工作细节。即使是一个刚做完小手术的患者，郎景和也一定要等到她状态平稳下来才会离开医院，在临走之前还会特意叮嘱值班医生在九十点打一个电话给他。有时，值班医生没打，郎景和一定会主动打电话过去询问一遍情况才放心。

医生对患者负责，患者对医生信赖，就是郎景和所憧憬的医患关系。

他也将这一理念延续到了新一代青年医生的身上。

四、青年医生的培养，品质比成就更重要

妇产科是一个比较复杂的学科，涉及多个学科的交叉应用。比如，产科是妇产科的基础，内分泌是妇产科的内科，而肿瘤科是妇产科的治疗学基础，涉及开刀、化疗等。这也对妇产科医生提出了很高的要求。

谈及新生代的妇产科住院医生，郎景和还是非常欣慰地表示：“现在的住院大夫都很优秀，比我们那时候聪明，思想也很活跃，掌握东西快，英文也不错，电脑还玩得比我好。”他笑着说，科里电脑有问题了，他经常会跑去病房，拉一个年轻帮手过来捣鼓一番。

而对于底子都很优秀的青年住院医生的培养，郎景和表示自己最看重的还是内在的人文素养，“品质比成就更重要”。

也正因此，郎景和花了很大的精力去推广医生人文素养培养。“最近

十年，医学人文是我除了专业以外更为注重的一个问题，包括反复思考对人的看法、人文的训练，以及学习医学教育家威廉·奥斯勒的理论。我还到处做演讲，现在看来效果不错，医师协会、医学会都开始重点重视这一部分了。”

为了更好地推广，郎景和还担任中华医学会医学人文专业委员会的负责人。在他看来，分子生物学、工艺学、电子、计算机技术等其他学科的发展对妇产科有很大的推进作用，但越是在这个时候，越是要重视人文教育。

“现在我们提倡精准科学转化，‘转化’一去，实际上我认为最基本的就是人文。不要以为数字医学可以解决一切问题，总有‘数字’覆盖不到的地方在向我们呐喊。”

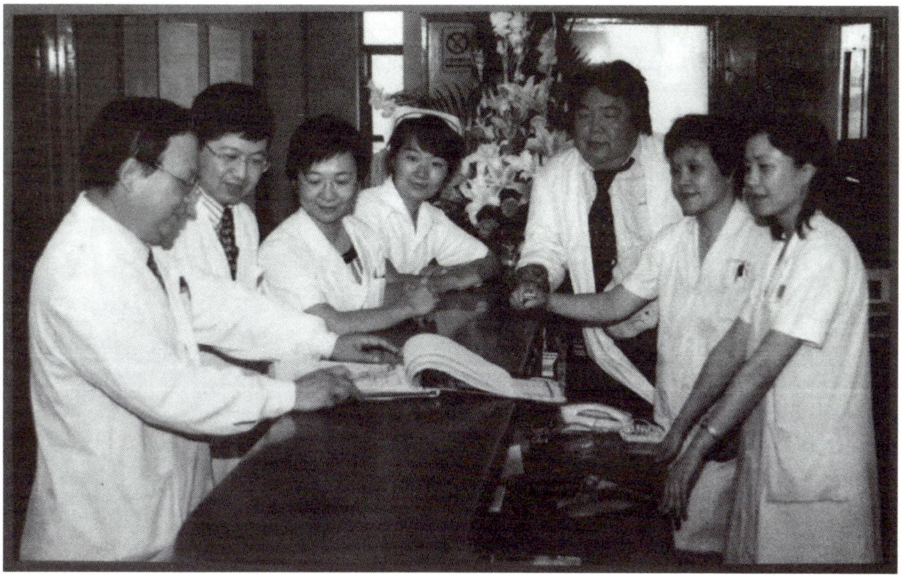

妇科查房：（左起）郎景和、樊庆泊、冷金花、薄海欣、孙大为、刘珠凤、朱兰

本文首发“医学界妇产科频道”

论外科医生

对于一般人，甚至实习医生，外科大夫总是有些神秘感；对于非外科医生，外科也有相当大的风险性。应该说，外科医生需要有特别的人格修养、品德作风，以及技能训练。外科医生手中的手术刀就是剑，用以披荆斩棘于病患毒瘤，不能伤害患者，同时也不要误伤自己。怎样游刃有余，又安全有力呢？本文提出几点，愿与同道商讨。

一、掌握四个基本技能（CASE）

（一）C（Concept，观念）

这里指一个外科医生对于疾病诊断和治疗的正确观念，是施行外科操作的基础。外科医生不是一个只会进行手术的匠人，他应该具有深厚的理论知识，准确地掌握手术适应证、术式选择，以及在何种情况下扩大手术范围或保守处理与适可而止。当然，这一切应从患者、病情和外科原则出发，在术前与术中考虑和作出抉择。

（二）A（Anatomy，解剖）

解剖如同行车路线，陌生或不明则寸步难行。不仅要对通常状况下的解剖了如指掌，而且能够发现和分辨某种变异。特别是在炎症、肿瘤和病变时，解剖不清，组织粘连、糟脆，亦能“开山辟路”，找出门径来。外科医生最好能根据自己的专业进行一阶段局部解剖的训练，有经常研读局部图谱的习惯，要善于在写手术记录时画图、描绘手术情况，培养形象思维能力。

（三）S（Skill，技巧）

切（剪）开、缝合、结扎、止血是基本操作手法，其重要性自不待言，技巧则是各种外科手法的娴熟掌握和灵活运用。技巧还在于把“眼睛”长在刀尖、剪尖和针尖上，动作总是准确无误、恰到好处。技巧还在于，用器械，或者用手指去探、去分、去断、去托时，那种只能意会体验而又难以言传的丰富经验。不能简单地理解，技巧就是动作如何快捷，其实除非一个生手，就切、剪、缝、扎而言，速度的差距是很小的，关键在于每一个动作都“一步一个脚印”，清爽稳妥，看似不快但没有多余动作，不浪费时间。否则，“拖泥带水”，走过去又要回头处理自己弄出来的麻烦，欲速则不达。当今还有许多不断涌现的“特种”技术，如心血管外科、显微外科、腔镜外科、整复再造、导管介入等，都为外科医生充分施展技巧开拓了新领域。

（四）E（Emergency，应急）

这不仅在于如何去处理急诊、急救，还有在手术中遇到的各种难以避免或可能发生的紧急情况，如大出血、脏器损伤，甚至患者危笃。一个称职的司机，不仅会驾车，也应该会修车。一个优秀的外科医生要对术中出现的问题应付裕如，化险为夷。普通外科医生在以急性阑尾炎开腹后发现并不是阑尾问题，应该会去探查和处理宫外孕、卵巢囊肿蒂扭转或黄体破裂等；同样，妇瘤科医生应该自己能缝合血管破口，修补膀胱或做肠管吻合等。这不排除科际帮助和协作，但总是让别人来“保驾”，那么我们将永远没有胆量，不得成熟。

于是，我们要靠一例接一例（case by case）手术的用心积累，使经验丰富起来，做手术时才会如有神韵。

二、处理三个关系（G&G，M&M，Q&Q）

（一）G & G（General and Group，将军和团队）

手术通常是由一个手术组共同完成的，术者是将军，其他人是他的团队成员。手术是一场战斗，紧张激烈，要求指挥员机敏、果断，迟缓、优柔寡断不是外科医生应有的品格。所以外科医生多少有些主观武断，但是他应该尊重他的助手，发挥他们的积极性。默契的合作是必要的，他们的意见和提醒有时可以避免大错。有人这样描述外科医生和实习医生，虽然有失偏颇，但也耐人寻味：外科医生什么都会做，却什么都不知道；实习医生什么都知道，可什么都不会做。

（二）M & M（Major and Minor，大手术和小手术）

年轻的外科医生总想做大手术，年老的外科医生又失去了做小手术的机会，但每个外科医生都是从做小手术开始的。有经验的外科医生甚至深刻地认为小手术是不可小视的，可以套用那句“外（科）事无小事”的话。一个阑尾炎手术做上几个小时，一个阴道壁囊肿竟然做不下来的事并不罕见。皮肤的切开与缝合被认为是最简单的、最初始的外科操作，手术做到缝皮的时候，资深的医师下台了，年轻的大夫谈笑间就完成了。可是，我们却要想到患者对于切口是多么关注：切口多长，缝了几针，愈合的是否漂亮，更不要说伤口感染、裂开和瘢痕。他们无从知道内部的状况，他们看到的手术只是切口。切口是外科医生给患者留下的永久纪念！

（三）Q & Q（Quantity and Quality，数量和质量）

这里讲的数量与质量不仅意味着一个外科医生应该对施行的手术保质保量，从外科医生的培养和成长而言，数量和质量还有另一层辩证关系。外科手术更强调实践和经验，纸上谈兵是不行的。但是单靠重复的“练”

却是不够的，也应强调思考和总结。有出息的外科医生对自己的每一次手术，不论其大小、难易、顺利与不顺利，过后都要“反刍”一番，从中悟出点感受。有意思的手术，记录一式两份，留一份备案供自己总结复习。再经历这样的手术时，自然有进一步的领会。即使做助手或参观手术，也要勤于思考。这样用心的外科医生也许在最初的二三年，由于经验不足，的确不如高他二三年的医生，但经过六七年的认真下功夫，他的本领便不一定亚于高他二三年的医生，甚至会超过他们。有一次，我做腹股沟淋巴结清除，解剖股三角，沿股动脉向下游离淋巴脂肪组织，见一分支，便问助手和参观者“这是什么动脉？”无人回答，我亦未说话。翌日晨查房，我又问“昨天我说的那个动脉是什么？”仍无动静。却有一位年轻医生说他回去查了解剖书，结合术中情况应该是股深动脉。至少可以说这是一位善于学习的年轻医生。

三、避免三件事（NOT）

我将开空手术、遗物及患者死于手术台认为是外科医生的三大忌讳！

（一）N（Nothing to Find）

并不是指某些情况下的探查手术，而是诊断有肿瘤或其他病变，拟行某种手术，可是开进去却什么都没有。这会使术者陷入非常尴尬的境地，也使患者遭受一次不必要的损伤和痛苦。所以，我们一定要在术前详细地询问病史，进行全面的身体检查，以及必要的影像学和其他实验室检查，甚至诊断性腔镜检查，根据病情、时间和条件，尽量做到周全。疑难复杂的病例邀请多科会诊，做出手术方案。不可仓促上阵，或抱着“打开再说”的态度。外科医生是动刀子的，但并不是什么都要动刀子或只会动刀子。让我们记住希波克拉底的格言——请你不要损伤！

（二）O（Foreign Object or Foreign Body）

遗留纱布、纱垫或器械之类是最糟糕、最不幸的事情。无论什么原因，都不应该，也没有理由犯这样的错误，一次也不行，一辈子都不要。每一次手术都要认真清点用物，少了不对，多了也不对。不要以为清点只是护士的事，固执和侥幸是危险的，数字对不上，要用各种方法把它弄清楚，否则将不会安心。若留有遗物，才应了那句话——隐瞒是不能持久的，总有一天会暴露。

（三）T（Dead on Table）

由于病情危重，患者心肺功能不佳、手术复杂、时间长，或术中严重并发症、麻醉意外等，患者可能死在手术台上。无论怎样，这也使外科医生颇为难堪。为了避免这一情况的发生，要做好充分的术前准备，如病情允许，要给予一定的支持疗法，纠正心肺功能衰竭，使患者能够经得起手术。术中要加强监护和麻醉管理，避免严重并发症并有相应的紧急处理措施。如情况使手术难以继续完成，亦应立即停止，积极抢救。要有加强医疗科（ICU），心脏监护科（CCU）医生共同协作，做好急救及转运。

外科医生是个神圣而令人自豪的职业，胆大心细、灵活应变，既动脑又动手，文武相兼，其乐无穷。美国《读者文摘》曾有一则征询：什么人最快乐？答案有三：一是经过千辛万苦把肿瘤切除的外科医生；二是完成了作品，叼着烟斗自我欣赏的画家；三是正在给婴儿洗澡的母亲。外科医生竟名列榜首。

外科医生之乐在于手到病除，为患者解脱痛苦；还在于外科不仅是一门技术，也是一门艺术、一门哲学。经过多年磨一剑，外科医生会有一种“得气”的感觉，一招一式都见功夫，做到得心应手。但学无止境，平生需谨慎，要能有创意、有革新就更难了。

三种外科医生

卵巢恶性肿瘤的诊断，特别是早期诊断及治疗业已成为妇科肿瘤学的重要课题，国内外学者均投入了极大的精力进行艰辛的研究，但卵巢癌预后之改善尚不理想。李孟达教授集自己三十余年之临床经验，撰成此书，乃我国妇科肿瘤学一大幸事。

经典之癌瘤治疗包括手术、化疗药物及放射三种。近年来，生物治疗发展甚速。但对于多数妇科肿瘤，手术切除仍是基本的治疗手段。从某种意义上说，妇瘤科医师是女性盆腔外科医师（卵巢恶性肿瘤的手术亦常超越盆腔之外）。

外科医师可分为三类：一是乐于开刀而不疲，手技好，经验多，但不擅（或无暇）坐而论道或于纸上叙短长；二是理论博广、研究深高，长于讲授，但刀下功夫并不十分精彩；第三种则是两者兼具。笔者并无厚此薄彼之意，无论哪种，居其一者也实不易也，如若文武皆优更难能可贵。

李教授手术娴熟，经验丰富，并长于思索总结，属文武双全、刀笔均锋之能手，令人钦羡，亦为青年医师学习之模范。我观赏李教授手术，手法细腻，清晰流畅，吾称之“岭南派”。而化疗、放疗也是他的拿手好戏。这些在本书中得到了很好的体现，读者可仔细研读，从中获得裨益。外科医生之乐在于手到病除，为患者解除病痛；还在于外科不仅是一门技术，也是一门艺术、一门哲学。经过多年磨一剑，外科医生会有一种“得气”的感觉，一招一式见功夫，做到得心应手。

有幸先一步拜读孟达大作，并推荐给广大读者和同道。而有感所发之议论，但愿不是画蛇添足。

是为序。

本文摘自李孟达所著《卵巢恶性肿瘤的诊断和治疗》序言

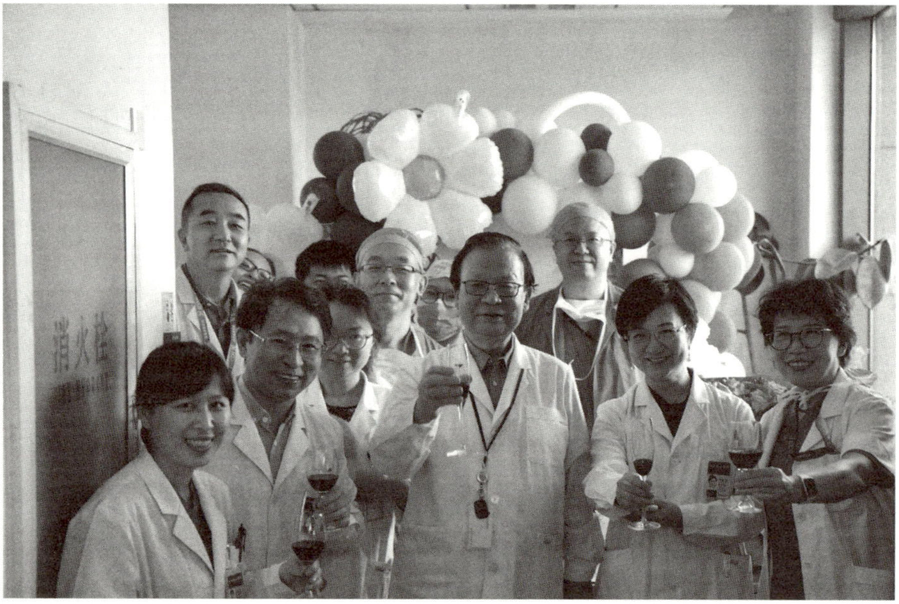

郎景和与同事们在门诊庆教师节（2022）

外科医生的塑造

1984年，我作为访问学者在挪威奥斯陆大学附属肿瘤医院（挪威镭锭医院）学习与工作。弹指34年矣！

挪威，一个美丽、安静、富饶的斯堪的纳维亚国家。肿瘤医院几乎接纳了全国大多数的肿瘤患者，是个具有很高水准的肿瘤诊断治疗及研究中心。

我在这里倒是没有在国内那么忙，每天上午做一两台手术，再查一遍病房，就可以回办公室或实验室做事了，下午三点下班，之后就可以看一会儿书，在阳台上或在草地上轻松阅读，一切怡然自得。医院图书馆提供的书很丰富，有科普，有小说，还可以直接送到病房来，患者及工作人员都可自取自还，还明确规定，小说类书籍看不完是可以带走的。

《如何成为一个外科医生》（*The Making of a Surgeon*）是一本令人很感兴趣的书，像是小说，又像是随笔，一个外科医生讲述自身的经历。正如封面所题：一个见习大夫披露无遗的血泪描述。其中的故事虽然不像后来看到的阿图小说那么惊悚骇然，但也细腻震撼。有的描述让有同样经历的外科医生难免尴尬，哭笑不得："可以开始上台做手术了，紧张得不得了。第一次做阑尾切除，总算把阑尾切下来，抖抖瑟瑟地做荷包缝合。可是最后打结的时候，竟然把一个手指的指套打进去了——好不容易缝的，必须拆开呀！想说可不可以把手套剪掉，指导老师用一把钳子打掉了我的剪刀……"

作者过后的体会是深刻的：我们得学会面对与接受偶然的失败，而不灰心与沮丧；还得有心理准备接受可能的再次遭遇！但要尽量避免重蹈覆辙。

书中的人文思想是值得称道的，有的真可以作为“外科箴言”。如“我们考虑的不仅是疾病，更重要的是患者。”“好的外科医生，相信他所看见的；差的外科医生，看见他所相信的。”“外科大夫有特权进入人体，这使外科变得神秘、神奇。因此，外科大夫应该具有特别的神韵！”外科医生较之其他医生更有冒险性或挑战性！

一个外科医生，和任何人一样，工作中遇到困难、不顺利，或者犯错误都是难免的。当然，人命关天，医生要尽量少犯错误或过失，力求不给患者造成伤害。

外科手术的目标就是：手术的好处和安全性要最大化，手术的伤害和风险性要最小化。作者诺伦·瓦（Nolen Wa）是挪威著名的外科大夫，他在书中对外科手术如何会犯错误、如何避免犯错误等描述详尽、分析到位，令人信服，耐人寻味。他告诫医生：“我们都想把工作做好。但是当我们做了很多手术时，我们所遭遇的危险，就跟做得很少时一样多了。”（In my desire to do a good job，I had done too much，and too much surgery can be as dangerous as too little.）

前些日子，我的一个学生，已经是很不错的副教授了，很高兴地跟我说：“郎老师，我自己做了9个宫颈癌根治术了，都挺好的，没有发生损伤和瘘。”我首先表扬和鼓励他的进步和成绩，接着加了一句：“也许你做的手术还不够多。”

这么说不是泼冷水，是警诫，是共勉。外科医生始终如临深渊、如履薄冰，做得越多，手术越复杂，遇到的风险越多，当然犯错误的机会也会增加。

彼时，我已是从业20年的妇外科大夫了，当然完全理解作者的感受。后来，我写了如下一段话算是与作者的共鸣：我觉得自己像个铁块，注定要经历千锤百炼，直到死去。命运把我丢进灼热的洪炉中，然后再提出来投入冰水中淬火，喷出热腾腾的蒸汽，再在铁块上不断地锤击；又是重新冶炼，又是淬火，又是翻来覆去地锤打……虽然不死，却要历尽磨难。

这就是外科医生的塑造过程吧！

北欧的夏日午后，阳光和煦柔暖，静谧惬意。医院虽然离海边还有一段距离，但鸥鸟还是经常光顾，在周围盘桓。常有鸟儿飞落在我身旁，毫无顾忌地啜饮我的咖啡，然后仰起头啁啾，是向着同伴，还是向着我？

试论外科医生的“台风”

“台风”是素养、品格、个性、技术与经验的综合体现，是外科医生个人风格和全部特质的集中展示。

——题记

一、外科医生的“台风”就是手术台上的作风

无论从事何种职业，也无论做什么事情，都有一个非常重要的作风问题。外科医生在手术台上的作风，就是他的“台风”，不论你是否意识到或注意到，“台风”已明确昭示于众人面前。正像一位教师站在讲台上，一位运动员竞技在运动场上，一位艺术家表现在舞台上……

应该说，外科医生的“台风”是其素养、品格、个性、技术和经验的综合体现，是其个人风格或者全部特质最突出、最集中的展示。因此，看重一个外科医生的“台风”，就是看重外科医生的一个人！培养良好的“台风”，就是造就一个好的外科医生。

“台风”之所以如此重要，是因为手术台是外科医生的主要战场，是“正视淋漓的鲜血，直面惨淡的人生”，只有好的“台风”才能所向披靡，战而胜之。虽然，外科医生的成熟不仅在手术台上，术前诊断、鉴别诊断、手术方式和路径的选择及术后观察、处理也都很重要，但手术台上的成功是决定性的成功，手术台上的失败是彻底性的失败。因此，手术台上

不是我行我素、任着性子、耍耍手艺的事情。严肃规范外科医生的“台风”，严格要求外科医生的手术，乃是一种精神、意志和技能完美结合的铸造。

二、优良的“台风”是这样表现的

优良的“台风”是一种科学、一种艺术、一种哲学、一种人文景观。它常常包含以下诸方面的优秀品质和表达。

（1）睿智、机敏。这是外科医生最堪称道，也是最基本的表现。因为手术台上情势复杂，变幻莫测，术者必须非常敏锐，准确判断，迅速反应，果断处理，始终处事不惊，气定神宁，却又不差之分毫、失之偏颇。

（2）沉稳、练达。这是与上述相辅相成的。表现一种十分严肃、严格、认真、老道。看到这样的外科医生做手术，你会感觉非常可靠，可信赖，踏实放心。整个手术过程会流畅无阻，能化险为夷，能转危为安，看似不慌不忙，实则进展顺利，手术时间反倒可以缩短。

（3）谦和、协作。外科医生是手术的主体，术者无疑是这场战斗的指挥和主要实施者。但手术是一项集体的劳作，任何一个角色都是不可缺少的。术者要有团队精神，尊重助手和护士，尊重麻醉师，重视他们的意见和提醒。我观摩过，或邀请过，或有幸和一些著名的外科医生做手术，他们的友善、谦逊，给人一种有道行的长者风范，技术不仅令人叹为观止，术中的作风也让人尊崇有加。

（4）言教、身教。通常有年轻医生，或在教学医院有实习、见习医生及进修医生参加或参观手术，因此，手术还有示教、表演的意味。外科医生主要是完成手术，但也要牢记教学使命。术者在手术过程中始终要振奋精神，要有一种激情，也可以有点诙谐和幽默，要为医学生讲讲实体解剖，为下级医师讲讲手术技巧，甚至对术中遇到的问题讲讲经验教训。这一定是非常生动、印象深刻的教学活动，也是调动助手和旁观者的参与意识、积极性和活跃情绪的好办法。

总之，成熟的外科医生在手术台上就是舰长，驾驭船舶在惊涛骇浪中前进。同时，营造一种团结、紧张、舒畅、和谐的工作氛围，形成良好的“台风”，组成优秀的手术团队。

三、克服不良“台风”

不良“台风”应该加以克服和改造，这些不良作风大致有以下几种。

（1）慌张、忙乱。似乎缺乏经验，遇事不沉稳，总是慌慌张张，甚至手足无措，或者为了贪图快速，呈现忙乱无序状态，给人一种不安定、不可靠的感觉。往往处处“触礁”，欲速则不达。好像在赶路，好像在比赛，其实都不是，那便成了一种坏习惯，一种不良作风。我很欣赏做显微手术的一句箴言：“请你把手术慢下来”——并不是让你磨蹭，而是让你稳妥。

（2）犹豫、沉闷。并非真的深思熟悉，却是犹豫不决，不知如何或不敢下手；或拖泥带水，不平顺，不流畅；或重复一个动作，像是在踏步不前；或者遇到一点问题、麻烦，便唉声叹气，非常有负面感染力。手术过程显得沉闷，缺乏生气，振奋不了也调动不了大家的情绪，诸如，“唉，怎么搞的！”或惊叫“啊呀，又出血了”……这样的语言和声音显然有害无益，说是涣散和扰乱军心也不为过。

（3）松懈、疲沓。这也是手术台上很忌讳的事。我们说，紧张才有力量，松懈、疲沓、漫不经心，并不意味着轻松、娴熟。更不好的，却是不少见的，在手术中的闲聊，诸如买了什么车，如何考驾照，哪里理发好，评论新上映的电影和电视，绝不是手术室里应有的气氛。有时患者并不是全身麻醉，无菌巾下的患者可以听得清清楚楚，试想会是怎样的感受。有时，患者处于不十分清醒的状态下，医生说的事她可能领会得不全面，造成不少麻烦。有一次，主刀医生让台下护士数一下剔除肌瘤的数目，回答说“差一个”。患者却以为是落掉肚子里一个，始终耿耿于怀，心神不定。最后，还对簿于公堂。

（4）粗暴、无礼。这显然和一个人的修养有关。在手术台上要威风的外科医生不乏其人，稍不顺心（不一定是助手或护士配合不好）便训斥、骂人，摔打器械、扔掷物品。无论你是怎样的外科“大腕儿”，都会给人缺乏修养的感觉，而真正的外科大师恰恰相反，谦和、友善。“凡事要多作自我批评”，这曾是革命领袖的教导，我以为也适用于外科医生的律己准则。打结线断了，未必一定是线不结实，自己的劲儿使得如何？针找不到了，也不一定是护士没有接好，也许自己没有放好……不要总是指责、埋怨别人，良好的合作是靠相互尊重维系的。

四、树立良好的“台风”就是培养优秀的外科医生

如何树立一个好的“台风”呢？主要有以下几个方面。

（1）丰富学识，提高技术，积累经验。这是外科医生的专业和技能基础，如是，才能沉着老练，应付裕如，流畅如行云流水，气度犹信马由缰，别人看来轻松潇洒，实则是胸有成竹。

（2）加强人文修养，提高整体素质。外科手术是技能性很强的工作，但人文修养亦是基本的人身修养。外科医生也要学点文学，通点艺术，讲点哲学，并把它们融入自己的技术实践中去。这样，你的一启齿、一举手、一投足，便会有所改善；你的思想、方法、观念，便会有所升华。手术台展现的不仅是一种技术，也是一种艺术、一种风采。在你讲手术中暴露的重要性时，你不妨引用鲁迅的话：“我家后院有两棵树，一棵是枣树，另一棵也是枣树。”于是，可以说：“手术中最重要的是两条，一条是暴露，第二条还是暴露。”你还可以举引一位哲人的意思而说，“仅仅暴露是不够的”，提醒助手全身心地参加到手术中来。你可以把静脉比作动脉的影子，把某些血管的终末支已经萎陷成韧带说成“干涸的河流”……已故吴葆桢教授在行卵巢癌肿瘤细胞减灭术时，对于肠转移手术可能损伤肠管的态度说成“一不怕，二反对”，不是非常贴切的嘛！他还颇为风趣地说：“对于卵巢癌的广泛转移，我们要消灭一点，舒服一点；消灭得多，舒服得多；彻底消灭，彻底舒服。”谁又能认为这是戏谑呢！

（3）团队精神，集体观念。外科医生首先确定自己的位置，也要认定助手的地位和作用，共同合作，相互照应。即使是术者，人家给你提供方便，你也要给人家提供方便。好像你打完结让他人剪线，总得留个空，看得见。器械护士是你的手术团队的重要成员，要体谅，甚至应该有点宽容，不能让人跟随你上台，总是战战兢兢，动辄得咎，无所适从。

作为外科医生，我们崇尚自己的职业，它的庄严、神圣，给人一种信念；它的挑战、风险，使人增添力量。我们在每一天、每一次手术中，锤打、锻造自己，诚如磨炼一把剑。于是，便形成了术者自己的风格，锻造出一个优秀的外科医生。

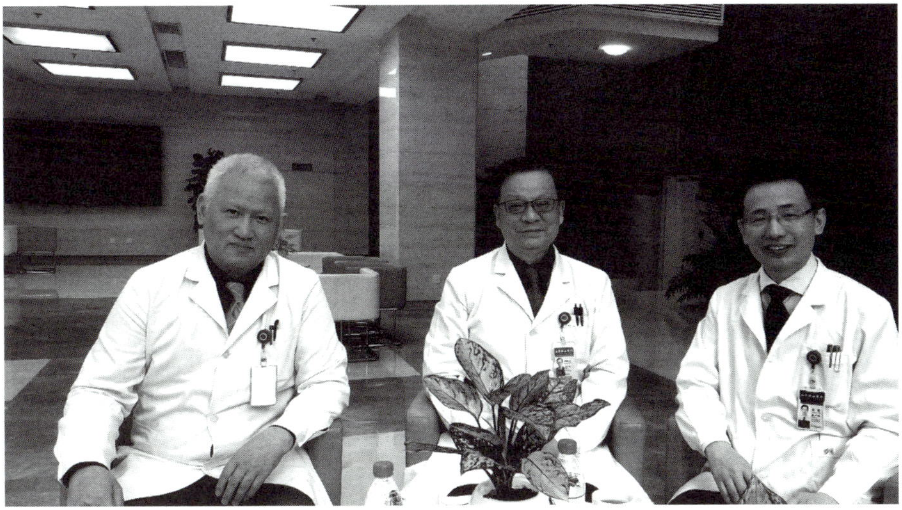

从左到右依次为沈铿、郎景和、向阳。

外科医生与烟、酒、咖啡和眼镜

外科手术，一半是技术，一半是艺术。只有技术，没有艺术，手术难以尽善尽美；只有艺术，没有技术，手术又不能完成。

而统率技术和艺术的是哲学。没有哲学，手术便失去方向，没了灵气。

——题记

这是一个很怪的、有点不伦不类的命题。只是想描述一下、表达一下，外科医生经过紧张和辛苦手术之后的心境、情绪，也涉及一点调适和修养。其实，也是外科医生生活和工作的组成部分。

一、烟

吸烟是人们最常见的嗜好之一，戒烟则是医生对预防肺癌等的最常见忠告。可是，外科医生吸烟的可不算少。前些年，我曾看过一幅漫画，画的是一家肺癌防治研究所，三层小楼。别具讽刺意味的是，每层楼的窗口，都在向外喷吐着浓烟，似乎里面的医生及研究人员等都在吞云吐雾。

并非医生言行不一。医生宣传戒烟是为了人们健康，医生自己吸烟则是个人嗜好。外科医生工作紧张，一台手术下来，体力的消耗还在其次，精神却犹如绷紧之弦，需要松弛一下，吸一支烟显然惬意得很。吴葆桢大夫是外科大师，又嗜烟如命，手术完毕，他赶回办公室的目的就是可以吸烟。国外有的医院手术休息室，医生一边吸烟、一边把手术经过口述到盒式录音带（cassette）里（由专职秘书将cassette的录音打成文字）。因此，一袋烟的工夫便把手术记录完成了，可谓工作、休息两不误，下一台手术又精神抖擞地干起来。

我并无鼓吹吸烟之意。吴大夫因肺癌而逝，他说过每天吸烟两包，长达四十年，这个患病“指数”恐怕在劫难逃。还有一位胸外科老教授，成天给他人开胸切肺癌，自己却是除了上台烟不离口。我们都说，只要你看见他，手里必定夹支烟。他有一个习惯是将烟折成两段，每次只吸半支，即不减少次数，却能减少“剂量”，但后来还是过早地出现“阿尔茨海默”。一位一向衣冠楚楚、修饰有加的教授变得不修边幅、疲疲沓沓，见了还算能认识的熟人，就死缠着给他开药，很有些凄楚。有一次竟在门诊将一杯水莫名其妙地倒在患者的头上，事情就严重了，不得不住进医院。

因此，外科医生还是少吸烟为好。

二、咖啡

茶和咖啡是重要饮品，嗜者众矣。我更喜欢喝咖啡，味道浓重些，更有一点刺激。其实，对咖啡品评的能力平平，什么意大利的、南美的、非洲的，并无多少评价和偏好。说实在的，是愿意欣赏那种氛围，体会那种意境，享受那种情调。

手术下来，办公室一缕咖啡的清香，疲倦顿消。如果是用咖啡壶煮的，整个房间都弥漫着浓浓的香气，会禁不住深深地呼吸，有点飘飘欲仙。略作小憩，信手拿起一本解剖学，浏览着、思索着，真不知是回味手术，还是品味咖啡？是完成手术的快乐，还是享受咖啡的快乐？

晚上，一杯咖啡在案头，会带来不少灵感，下笔如有神。妻子戏曰：这就是你的幸福生活！答：然也。咖啡不会影响睡眠，因为我已经“利用”它了，“消耗”它了，我会睡得更安逸。

有时，赶上周末假日略有闲暇，约几位朋友，也多是外科大夫，到咖啡店里坐一坐，是很惬意的。也不一定是星巴克之类，那有点奢侈，只要安静、咖啡味道不错就可以。谈谈手术的得意之处，有惊无险的场面，兴味和咖啡搅拌在一起，煮沸在一起，使思想格外活跃，观点特别容易交流和渗透。我们会从这种舒畅的交谈中得到启迪，也增进了友谊。

我爱咖啡。

三、酒

人们对酒褒贬不一，正说明事物一分为二。外科大夫工作时间不可以饮酒，至于工作之余则是另外一回事。我曾通过坐车聊天对北京的出租司机做了一点实地调查研究，70% ～ 80%的司机，在紧张的一天下来，太太总要炒两个菜，端上一杯酒，让丈夫松弛一下，解解乏。哪怕是西红柿炒鸡蛋，有了酒就甘之如饴了。而且，北京司机愿意喝“二锅头”，大概因为价格比较便宜，度数也高一些，比较醇浓。我也说，我们外科医生跟你们司机一样，也是每天走钢丝，人命关天，晚上喝两口酒也未尝不可。夏天更愿意喝冰镇啤酒，时间久了，“啤酒肚”也“喝”出来了。

外科医生喝酒误事伤身者有之，我有两个突出的例子：一位是肿瘤外科教授，经验丰富、技术高超，在当地是“一把刀”。也许是平时工作太紧张，养成了饮酒的习惯，后来已经是“不可一日无此君”了，甚至把酒放在办公室抽屉里，稍有空闲，便自酌起来，“总把平生入醉乡”。日久天长，以致手术时手也抖了，更可悲的是患上了肝癌，英年早逝，呜呼哀哉！另一位是妇科肿瘤大家，1984年我赴斯堪的纳维亚，就是要投奔他的名下，他著文二百余篇，颇有建树。可是，当我到了他的肿瘤医院，接待我的却是他的副手。这位副手抱歉地告诉我，专家已无法工作，前些日子到美国开会，因为饮酒过度，竟然无法参加会议，被护送回国。这时我才知道，他是个“沉湎于酒，无复昼夜”的酒仙。我想去看望一下他，被告之“不宜”。令人内心苦涩的还有，我竟然带了一瓶茅台以期馈赠，真奈何也！

所以，我们还是少喝些酒，多吃点菜。

四、眼镜

近视、远视都要戴眼镜，似乎乏善可陈。但也不尽然，现在主张所有的外科医生手术时都应戴眼镜，哪怕是“平镜”也好，是为了防止患者的血液溅到眼睛，防止病毒性等致病性微生物被眼结膜吸收。戴眼镜的人知道，术后镜面常有血点，无影灯上亦是斑斑点点，说明这种机会肯定存在。外科医生刺破手指招致细菌、病毒感染者绝非罕见，大名鼎鼎的白求恩大夫因手术感染而死于败血症，也有外科医生感染艾滋病而蒙冤难辩。

阴道镜使妇科大夫视力的倍数放大，而腹腔镜、宫腔镜是视觉的延伸，我们已经从直接观察，转到荧屏，在二维空间或三维空间立体地监视和施行操作，甚至通过网络支撑远距离会诊、遥控及完成手术。

外科是个庄严而神圣的学科和职业。

外科手术紧张，富于挑战，充满风险。

外科医生生活比较单调，少有浪漫，更少休闲。不知道“充实”二字是评价还是慰藉。

我对上述生活琐事做点议论，权作杂感，是想让我的同行们轻松一下，调剂一下。

麻醉打好了，手术又要开始了，只好搁笔。

妇产科男医生

妇产科原属于外科，后成为一个独立的学科，仍归于外科系统。妇科在某种意义上就是女性盆腔外科。

有的基层医院将妇产科与外科共划一个病区；有的国家和医疗单位又将乳腺疾病划归妇科，如将乳癌划为妇科肿瘤。

我一直将自己视为外科医生。

当然，妇产科又有其特殊性，面对的全部是女性。

下面引用的是作家毕淑敏的文章，她也是医生出身，后来成为一名优秀的作家。这篇文章名曰《男妇科医生》，收录在她的作品自选集《大雁落脚的地方》（中国妇女出版社，1998年出版）。源于她对我的一次采访，当时觉得很轻松，现在看来问答都比较严肃，有的问题的确很冷峻，但我的“临场发挥”似乎还可以。

这里涉及妇产科医生的作为，故引述之。作为“如何做一个外科医生”的补充内容，在征得毕大夫（这样称呼很亲切，是同行嘛！）的同意后，个别处做了少许改动，有的地方还加了注解。

……

他坐在我对面，十分庄重。

他是一位男妇产科医生，在这个岗位上已经度过了三十多个春秋。从翩翩少年到德高望重的医学权威。

全中国大约有九万名妇产科医生，其中男医生不到十分之一。也就是说，在我们广阔的国土上，只有几千名男妇产科医生在这一特殊领域，专心致志地为女性工作着。也许比搞原子弹和航天飞机的人还少吧?

我只能用“庄重”这个词形容他，虽然我刚开始想用“慈祥”或是“温和”。不，“慈祥”太衰迈乏力了，而他不但叫人感觉到无惧可亲，还有一种很内敛的力量，预备着在危难中给你以期望和能够兑现的光明。

至于“温和”，他毫无疑问是和蔼的，但“温和”似乎太单纯、平淡了一些。而对这样一位深谙生死和女性秘密的科学家，你断定自己将得到哲学和生命的启迪。

对话。我的问题时有冷僻和挑战，但他始终是从容不迫的、安详的。于是想，在鲜血淋漓的手术台上，面对泛滥的癌肿，他一定也这般神闲气定。

问：作为一名男性，您为什么挑中了妇产科？是好奇，还是组织决定的?

答：那时我是刚刚毕业的大学生，当实习医生。当征求去向的时候，我填写了外科和妇产科。我比较喜欢外科的手起刀落，更爽快和当机立断，间不容发，治病救人的成就感。

我在国外做研究工作的时候，看到过麦德伍德先生的一句话。

“有两种男人做了妇产科医生。一些是对妇女有一种特殊的敏感和关心，而另一些则是十分谨慎，因为要判断患者是很困难的。换言之，他们处理的每个病例和操作，都不会发生在他们自身。当他帮助患者度过分娩阵痛、卵巢癌、乳腺癌的时候，他可能存在一定的隔距，因为他知道，他是绝不会有此种经历的。”（原话是：There are two kinds of men who go into obstetrics and gynecology.Some of them have a particular sensitivity and caring for women.But then there are others who do it precisely because it’s difficult for them to identify with female patients.In other words，every disease he treats is a disease or a proess that could never happen to him.When he’s helping a woman through a painful labor，or ovarian cancer or breast cancer，he can have that detached stance because he knows he’ll never be sick that way.From M.Medved Hospital）

我想我是属于非常谨慎的那一类人。但我并不认为医生治病的经验仅仅来自感受。你没有得艾滋病，但你要摸索出治疗它的方法。要是只有得过很多病才可以当医生，那么医生早就死光了。

问：随着社会的进步，越来越多的女人要求在手术时保留她们的子宫。您怎么看？

答：以前的患者很惧怕医生，基本上是医生说什么，她们就服从。但是现在不一样了，患者常常提出她们特别的想法。子宫是一个很不平凡的器官，它既关乎本人的机体，也关乎后代。有没有孩子这件事，会影响女人、男人，甚至几代人、娘家、婆家……所以这是一个很慎重的问题。我认为，医生不是修理机器的管道工，面对的不仅仅是一个生了病的器官，而是一个完整的、有血有肉、与周围有着千丝万缕联系的活生生的人……摘不摘除子宫，我主要是依据病情，综合家庭、生育情况、年龄等因素。昨天一个患者强烈要求保留子宫，她对我说，要是切掉了子宫，她就得崩溃……我说，你留下它，就是在身体里埋着一颗定时炸弹。作为医生，我无法答应这种请求，但是你可以到其他医院再看看、听听别的医生的建议。

我的实际意思是——如果你要坚持保留，可以另请高明。因为这也关系到我作为一个医生的原则问题。但话不能那样说，不委婉，对患者太刺激了。当医生的，也应该是语言大师。后来她思索再三，还是接受了切除子宫的手术。我不是一个手术狂。切除是破坏，当可以避免或是能缩小它的危害时，我必尽力而为。我曾经为一个患者在子宫里剔除了二百多个肌瘤，识别出那些大大小小的颗粒，当然比一揽子切除子宫费时费力，操作很麻烦，像在一团海绵状的橡胶里抠除豌豆。这个项目的世界纪录，由英国医生保持着，从子宫里一下切除了258个肌瘤，我们还不曾打破它。

问：在医院，谁是中心？患者，还是医生？或者护士？

答：现在提倡，在医院里患者是中心。

据说医务人员态度不好，可以到消协投诉。

但医生不能等同于饭店服务员、汽车售票员。他所提供的服务，不是普通的商品，而是一种极为特殊的、和鲜血、生命联系在一起的宝贵物质。

医生作为一个行业，是十分崇高的，当然这并不是说看不起普通劳动者。以前那个卖糖的张秉贵老人活着的时候，我常到他的柜台前站着，并不买糖，只是远远地看他举手投足。他微笑着向顾客问好，优美地一抄手，把顾客要的糖一块不多一块不少地抓到秤盘里。那种严丝合缝的劲儿，叫你涌出许多感慨；精致地包扎，微笑着送给你……动作的连贯流畅，叫你顿悟工作是一种享受：敬业的美丽与庄严。

问：当你在台上做手术的时候，是何感觉？

答：我渴望手术。那种充满血腥和药气的氛围，极端安静。没有电话、聊天、无关的话题。没有敲门声，不会有人无端地闯进来，用莫名其妙的事干扰你。你全神贯注，被一种神圣感胀满，很纯净，没有丝毫犹疑，就是全力以赴地救治手术单下覆盖着的这条生命。主刀的时候，妙不可言。所有的人以你为核心，完全服从你的指挥，没有讨论和敷衍，不扯皮。你甚至是很武断的，像至高无上的舰长，其余的人只是水兵。遇到危险，你必须当机立断，操纵着潜艇，在血泊里航行，威武豪迈，有一种“得气”的感觉。

（我常将手术者譬作潜艇司令，其原文如下：In surgery，you have to live with your decisions.Once you’re at the operating table there isn’t an opportunity to fall back on anybody else’s judgment.It’s like a submarine commander.You get used to giving orders and keeping everybody moving along.It doesn’t mean that there can’t be levity or humor，but you knows you’re the guy in charge.Since you’re living by your own judgment almost all the time you get very distrustful of anyone else’s judgment.And that makes surgeons difficult for people to get along with.From M.Medved Hospital）

问：你认为不送红包，医生会不尽心做手术吗？

答：你觉得给医生送红包，医生就会好好做手术；反之，就不负责任。这很难想象。在技术上几乎不成立，因为无法操作。别的行业可能会有一个尺寸、一个波动的范围。给了钱，我就尽心尽力给你办；不给钱，就拖着不办。医生只要一上了手术台，是没有选择的。起码在技术上无法掌握这个幅度。不可能故意不给患者好好做手术，给他点厉害瞧瞧，恰到好处地增添某种痛苦，并不危及他的生命……不，手术无法那么精确地控制，吉凶未卜，台上什么事都可能发生。

问：对于毫无背景的患者，您能否一视同仁？

答：你说的是关系户吧？在我们的登记卡片上，有一行小小的注释，标明这个患者是某某介绍来的，那个是谁谁的门路。有时我会在卡片上看到一位老太太，名字下有一片空白。就是说，没有任何人打过招呼，完全是因为病情笃重，自己住进来的。我就说，现在我同你们打招呼，她没有关系，我给她一个关系——就是我。请特别关照。

当然，我也碰到过给首长的夫人做手术，被人反复叮嘱的时候。我只能回答说，我会特别当心，不要出什么事情。我能做到的就是这些。

问：您当了这么多年的医生，经历了无数的生死，对人生怎么看？

答：我倾向于听其自然。作为每一个人，要注意健康，善待生命；作为一个医生，要竭尽全力去保护健康，拯救生命。有的时候，一切人力都无效，生命自有它的轨道。我经常写一些科普著作，当然我在书里不会这样说。我会告诫大家减肥，不要养成某些不良习惯，比如酗酒、抽烟等。但我自己从来不吃什么补品，患者送给我的补品，因为自己不喜欢补，所以也不愿用它送人，时间长了就招了蚂蚁。我也没有特殊的保健措施，不抽烟，是因为不喜欢那气味，如果接受那味，也许会抽的。我喜欢紧张的活动，白天很忙，几乎没有思索的工夫。我的格言是——紧张有力量。晚上下班回家的路上，是我一天最惬意的时候，骑一辆气不足的26型女车。

问：是特意不把气打足，还是车胎慢撒气？

答：故意不把气打足。这样骑不快，有利于想事。我的很多文章，都是在路上慢慢酝酿出来的。

问：您提到患者送礼品，您是否经常需要患者的感激？当然我指的不是纯物质上的。

答：我通常不接受患者礼品，但也不绝对。比如，一个患者出院几个月后，请我吃一顿便饭，我会接受的。从医这么多年，从患者一个眼神、一个动作，能看出她是否真心诚意感谢你。医生的劳动需要别人的承认和肯定，需要患者由衷的感激。我不喜欢那些表层的感谢之词，哪怕是很贵重的礼物，如果里面没有蕴含真挚的情感，我也不看重。医生在高强度的生死搏斗中，和患者是战友，他需要患者对花费在他身上的心血和劳动，予以理解和敬重。

问：如果有来世，您还会再做医生吗？

答：会。我的两个孩子都不做医生。他们说，不要说自己干，就是从小到大看着你这般辛苦，看也看得累了。医生每天看到的是痛苦和呻吟，听到的是患者的主诉，承担的是责任和压力，医生的工作是很枯燥的。但我会继续做医生，我从这个行业里学到了很多东西，懂得了如何尊重人。科学家也许更多地诉诸理智，艺术家也许更多地倾注感情，医生则必须把冷静的理智和热烈的感情集于一身。

问：我想提一个比较敏感的问题，做妇产科医生，接触的是女性特殊部位。作为男性，是否经受特别的考验？

（一个很刁的问题）

答：这个问题还从未有人问过我。

在生活中，我是一个和常人一样的男子。当我穿上白大衣，就进入了特殊的角色。我是一名医生，我会忘记我的性别，或者说，我成了中性人。白大衣有效地屏蔽了世俗的观念，使我专心致志地面对患者。白大衣对我有象征的意义，是一身进入工作状态的盔甲。当然，还有一些特别需要注意的规矩，比如，为患者检查的时候，必须有其他女医务人员在场；从来不同患者开玩笑，哪怕彼此再熟，也要矜持把握。

对于女性的生殖系统，当我工作的时候，只把它看作一个器官，仅此而已。这对一个敬业的训练有素的医生来说，不是很困难的事。就像一个口腔科医生，让女患者张开嘴，想看的只是她的牙齿，而不是要和她接吻。这些年来，我看过无数的患者，好看的、丑陋的，肥胖的、消瘦的，妙龄少女或是白发苍苍的老媪……在我眼里，她们都是一样的：都是我的患者。

问：妇产科的男医生，会不会碰到障碍？

答：有些女患者不愿找男医生，这在我年轻的时候感觉比较明显。现在年纪大了，在大城市里不成为很大的问题了。我刚当医生的时候，战战兢兢，因为没有经验。但患者把希望寄托在医生身上，使人压力很大。你比她年纪小，又初出茅庐，但她依旧毫不犹豫地把一切告诉你。患者把年轻的医生当成长者，把平凡的医生当成圣人。后来，有了一些经验，胆子大一些了。但医生当得年头多了，又战战兢兢起来，感到生命脆弱、责任重大，医生被赋予特殊的意义，但我知道自己很普通。好像一个怪圈，又回到了原地。

问：你治疗了多少患者？做过多少手术？

答：不知道，没计算过。有人会精确地计算，有人会大略地估计，比如一天大致做了几例手术，一年大约多少天，算出总数。我从来没有计算过。

问：你见过这么多女人，你认为对女人来说，最高贵的品质是什么？

答：（毫不迟疑地）善良，其次是美丽。

问：最后有一个纯属私人的问题，请教于您。我有一位关系密切的女友，各方面条件都很好，大龄、未婚。有人给她介绍了一个男友，也是处处优异，工作为妇产科医生。她无法接受，理由是他对女人懂得太多了，没有神秘感就没有幸福。我觉得这有些先入为主，劝她。她说，你又不是那个男医生，你如何知道他们的心？

答：幸福和神秘画等号吗？什么东西最神秘？是肉体吗？我以为最神秘的是人的思想，身体没有什么可神秘的。女人只靠身体的神秘感吸引男人吗？当身体不再神秘以后，幸福存在何方？人的感情是最神秘的，有感情才有幸福。

手术是劳苦的，手术是快乐的

手术是很惬意的事，写作也是很惬意的事。如果你做了一个成功的手术，如果你写出了一篇有意义的论文，那时的感觉，便是惬意。

手术是很劳苦的事，写作也是很劳苦的事。无论怎样的手术，都须小心谨慎，如履薄冰，如临深渊；无论怎样的写作，都要斟酌再三，皓首穷经。那时的滋味，便是劳苦。

没有劳苦，哪里有惬意？没有惬意，劳苦何以得到报偿！

于是，我们日复一日，年复一年，做手术，写文章，乐此不疲。外科医生的生活与工作，似乎很枯燥，似乎还应该有些别的，可是时间没有那么慷慨，我们只能选择“高尚”。

在《妇科手术笔记》（第一卷）出版两年后，我又将这部二卷奉献给读者，自然是劳苦的、惬意的。这些题目和体裁亦然是笔记性质的，稍用心的读者不难发现，我有意避开一般手术学屡写不辍的内容，更着意于其他书籍所未涉及或涉猎不多的问题，以避免和减少重复，或更突出自己的经验和体会。在陈述上，力求轻松畅达、短小精悍，可信手拈来，几分钟读毕，明了可用。如感兴趣，不妨再静下心思，揣摩品味，会饶有兴趣，不论是初试手术锋芒者，抑或台上老将都会各取所需，心有领悟。

我想做到图文并茂，这并非易事。如果说，手术是外科医生的强项，绘图则不尽然。但绘图应该是基本训练、基本功夫，可以培养形象思维和形象表达能力，也是创造力的一个基础。我甚至有一个志愿，就是做个漫画家，去表达那些耐人寻味的情趣和幽默。

当我们复习国内外妇科手术大师的传记和他们的经典著作时，的确有高山仰止之慨，甚至有一种阅读的“恐惧”，因为我们会发现，很多思想早已被大师们表述过了。知识之无穷尽，学海之无涯际，发展之无限速，我们依然会为之激励、为之启迪、为之振奋。于是，追忆先哲，实际上是一种聆听、一种对话。

我有一个习惯，或者癖好，就是看书先看序、跋，因为它们可以让你透视作者在正文中未能尽现的思想。所以，我也企冀读者不要疏漏前言、后语，所谓高山流水多在山水之外也。

本文摘自《妇科手术笔记》（第二卷）序

“内异症”之歌

对于你，
我们曾经一片迷茫。
像站在大海边，望洋兴叹！

有一天，
我们发现了一条河道。
——那也许是海水的来源？

我们溯流而上，
历经艰辛困苦。
当我们以为是源头的时候，
面前却是巍峨的雪山。
——又是新的挑战！

远方的白云飘散，又是迷雾一片。
不知是困惑，
还是召唤……

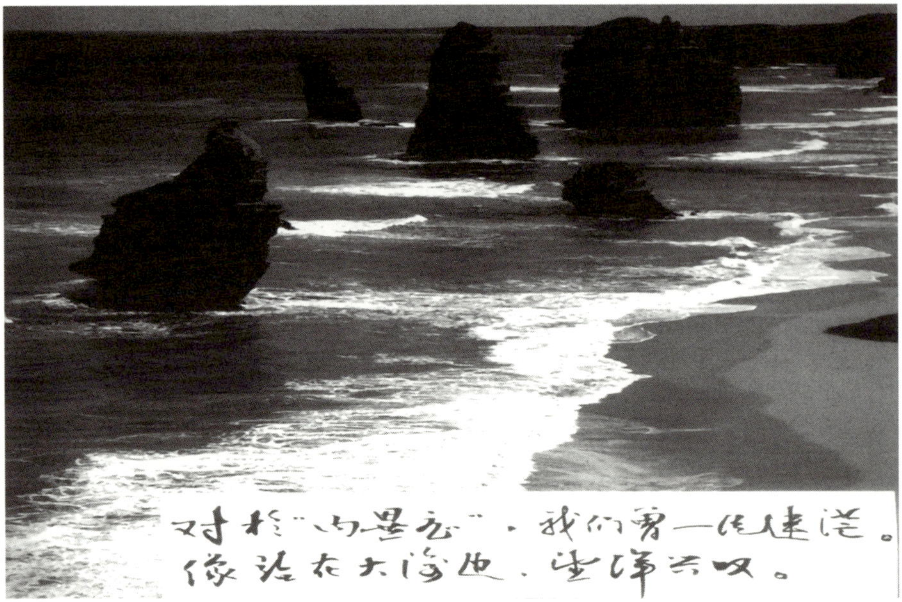

对于"为什么"，我们有一些迷茫。像站在大海边，望洋兴叹。

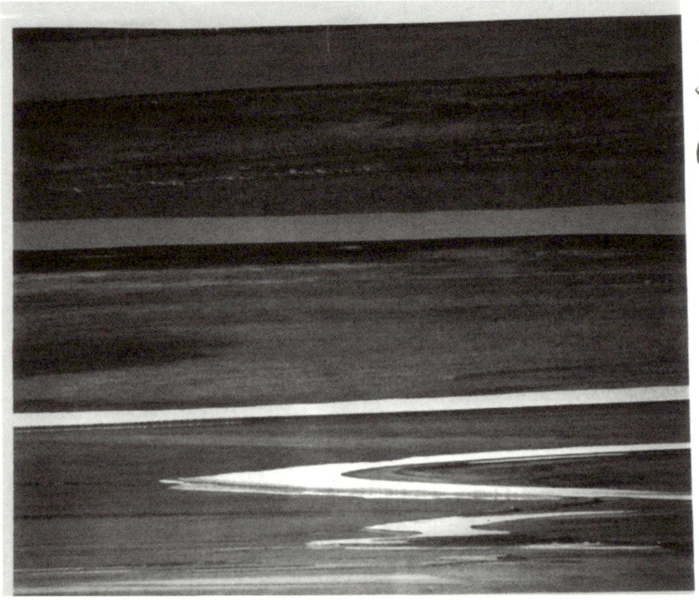

有一天，我们发现了一条河道——那也许是海水的来源？我们溯流而上，历经艰辛、风险。

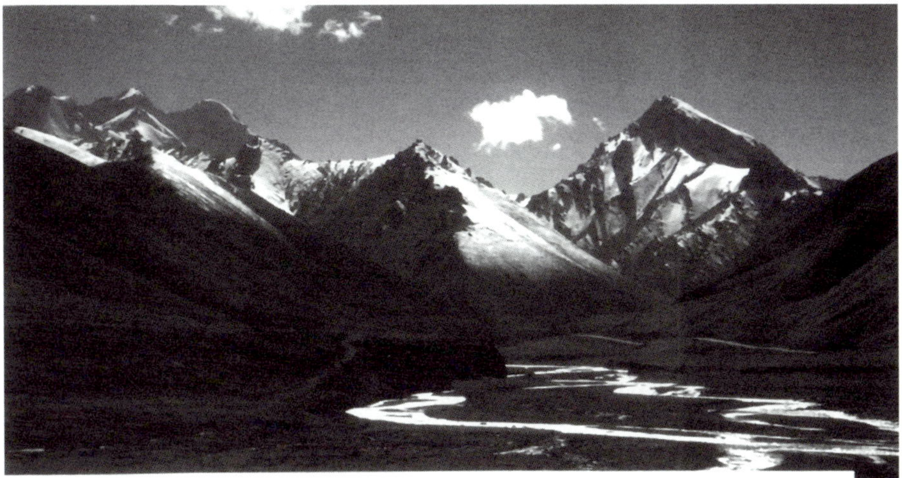

当我们认为是源头的时候，面前却是巍峨的雪山——
又是新的挑战！远方的白云飘散，
不知是倒悬，还是召唤。

缓和医疗之理解和责任

缓和医疗并不是人们很生疏的概念，但对其认识还很不够，对其理解或有偏颇。无论是医生，还是公众。

一、人文观念是缓和医疗的本源

所谓缓和医疗，是指对慢性疾病，不可自愈或难以治愈之症，或者是疾病晚期患者及年迈体弱者，医疗不力或救治无方，为尊重病患及家人的意愿，为减轻其痛苦和症状，改善生命或生活质量的一种医疗对策。

其实，晚期患者或临近死亡，或称濒死，是正常的生命过程。缓和医疗也是医疗过程，包含心理调适，营养支持、症状缓解，康复保健，改善预后，延长生命，以及慰藉家人等。

这些和缓医疗之对策和措施是人文观念和人文关怀，也是医学及缓和医疗的本源。正如特鲁多的墓志铭所阐述的，“有时是治愈。常常是帮助。总是去安慰”。

“和缓是悉”，由来久矣。早在我国南朝，谢灵运在《山居赋》中写道：“雷桐是别，和缓是悉。”雷、桐是古代的两位药学先祖，和、缓是古代两位名医，药神辨识草药之别，医圣明确病患之悉。尽管如此，可到后来，神药无力，圣医无方。此时，或者“古方治今病，和缓技亦穷”，或者人们还在留恋是否“如彼久病者，不敢忘和缓”呢？还是”疏瀹（音同药）费虽多，尺寸皆有功”呢？

于是，我们必须承认，此时的最好医疗是人文关怀，是“和缓是悉”。这就是医圣和、缓留给我们的无价财富与医疗真谛！

二、缓和医疗是终极关怀的实施

缓和医疗涉及两个重要的概念：一是临终关怀（terminal care or hospice care），一是终极关怀（ultimate concern）。二者是不同的，临终关怀更侧重于具体的医疗措施，“临终”二字又显得狭隘、刺耳和难耐，最能表达和派上用场的即是缓和医疗。而终极关怀则是对于生命的终极认识，比如生老病死、苦难痛殇。终极关怀其实是个哲学问题，亦是我们现今惯常的所谓“三观”（世界观、人生观、价值观），这里侧重于对生命、身体、生活、健康、疾病与死亡的认识、理解和态度。这是每个人都必须面对，必然要经历和选择的。

诞生或者死亡，发育或者缺陷，健康或者罹病，是科学的、生物学的、哲学的，也是自然的、宗教的、神秘的。医学当然要遵循自然规律和生命规律，但也有可能打破生死的自然轨迹，或者可能误导人类抗拒必然的生命过程。问题是要真正理解生命的意义及死亡的意义。作为医者，我们确实在寻找消除病痛、延长生命的药物和方法，但也应该避免无意义的，甚至善意的扰乱。健康长寿，无疾而终，长生不老，万寿无疆，不过是敬语和神话。

有了对于终极关怀的认识和理解，有了对于临终关怀的具体医疗措施，我们对于缓和医疗就有了更深层次的认识和领会，也有助于我们更好地开展缓和医疗工作。可以认为，终极关怀是临终关怀或缓和医疗的目标和升华，临终关怀或缓和医疗是终极关怀的体现和实施。

三、科学的认识论和医学的发展观

医学是一个复杂的认识系统，是自然科学、社会科学或者人文科学的结合，它关乎国家、民族，社会、家庭，健康、幸福。所谓“天地神圣，生命至上”。

为此，我们要实施全生命周期的健康管理。所谓全生命周期，就是从生到死的人生各个阶段。缓和医疗可能多数是在年长者，但在生命的各个阶段都会遇到不同的健康问题，都有同样重要的意义。

医学的认识和实践有两个明显的特征：一是局限性，二是风险性。所谓局限性，就是认知的局限，由于人体的复杂性，由于人与环境（自然与社会）的交叉性，形成了诸多的影响和变数。因此，我们对于疾病的认识和处理，可能是局限的、片面的，甚至是错误的；二是风险性，因为医疗的对象是活的人体，诊断、治疗、药物、手术等都会有风险，是“危险的丛林”。先哲告诫我们，临床工作“如临深渊，如履薄冰”，要“戒慎恐惧”。

近二三十年，医学在其他各个学科，特别是在遗传学、分子生物学、机械工艺学等的推动下，于颠簸中快速发展。诚然，这给医疗带来了很大的推动，但也带来了诸多问题。过度诊断，过度治疗；过分相信、过分依赖机器检查和化验报告；脱离临床、脱离实际等倾向日趋严重。数字化冲淡了医学的人文观念，隔离了医生和患者。这给临床医学，或缓和医疗带来了巨大影响，却也进一步体现了缓和医疗的重要性，促进了缓和医疗发展。

缓和医疗方兴未艾，缓和医疗是个幸运者，缓和医疗也是个逆行者。缓和医疗必须紧密联系临床，走到患者床边去做面对面的工作；没有脱离临床、脱离患者的缓和医疗；缓和医疗要进行多学科的合作（MDT），共同管理生命周期各个阶段的各种问题；无论是大医院、小诊所，缓和医疗都同样重要，都要建立与发展。北京协和医院是全国疑难重症的诊治中心，是医疗、教学和科研的结合与转化基地，一定会有更多的需要缓和医疗处理的患者，任重道远。

缓和医疗不是一枝奇葩的花朵，而是一片关爱的森林。

本文为宁晓红《缓和医疗》一书的序言

念孟达

惊悉孟达教授仙逝，不胜悲恸！孟达是卓有建树的妇科肿瘤学家，施术、著文、教人均顺达极致，令人钦羡，视为榜样！

孟达为人真诚慷慨，正直侠义，是我们的尊兄良友！孟达的逝世是妇产科学界、妇产科队伍的重大损失。我们永记孟达，学习孟达。

请继红教授转达对中山大学肿瘤医院、孟达亲属亲切的慰问，望节哀顺变！

郎景和

2021年2月15日

7：29p.m.

25年前为李孟达教授《卵巢恶性肿瘤的诊断与治疗》一书写的序：孟达是文武双全、刀笔均锋的“岭南派”……（载于《一个医生的哲学》，1998年）

斯人去矣，奈我何如?

我与孟达结识于40年前，与宋（鸿钊）大夫、吴（葆桢）大夫同去广州，宋大夫给我介绍孟达的第一句话就是“他手术做得好！”

后来，我们去广州，都是孟达尽地主之谊，走遍珠江三角洲所有的县（不夸张），做手术、讲课；吃各种粤菜，孟达是美食家，到北京只吃涮羊肉、烤鸭。

孟达的广东普通话不好懂，我却可以当“翻译”，比如他说“顺怕猪疗”，乃是“顺铂周疗”之意。一次他到北京，我们全家请他吃饭。席间，他对我女儿说：“到我们家去玩，我们家钱都是你的。”我女儿惊诧，心想，你与我父亲好，也不能把你们家的钱全给我呀！

原来，不是“你的”，是“女的”（他妻、他二个女儿）。不是“钱”，是“全”。

——我们家全（钱）都是女（你）的。

陪他到十三陵游玩，他说：“咱们骑老头吗？”

听不懂？原来是说：“咱们骑骆驼吗？”

刘继红是孟达的研究生，毕业答辩时，我与宋大夫赴穗参加，研究卵巢癌铂化疗。接受提问环节，孟达会忍不住“抢答”，大家反倒听不懂，要么高深，要么口音。

后来继红去澳大利亚Felix处学习，我与孟达去悉尼聚会。在Felix家的游泳池游泳，发现孟达还是水中高手！

孟达的字写得很帅，行云流水！

孟达古今皆通，一次吴葆桢、孟达和我讨论“孟达”。三人大笑，齐声说：我们不评三国孟达，只喜欢李孟达！

那年，在广西南宁开妇科肿瘤会，我与孟达主持，会议对复发性卵巢癌的诊治，提出“三定”：定性（是否为复发）、定位（复发在何处）、定型（铂类敏感型、耐药型），乃为日后之准则。后来，又加入“定法”（治疗方法）。孟达功不可没！

我与孟达在广东很多县一起开刀，甚为和谐愉快。常有助手妨碍视线，孟达的口头禅是“X大夫的头”——不说别的话。

孟达做腹主动脉旁及盆腔淋巴结清除术，娴熟流畅，一边做、一边说“一路走上去！”（讲课也是说“一路走上去！”）。

难忘“一路走上去！”

孟达聪慧干练，当过院长助理，做多年科主任，培养众多精英学子，使中山大学肿瘤妇科成为学界劲旅！

孟达家乡是广东梅州（以前称梅县），是客家之都。有叶剑英、曾宪梓等名人，海外客家人达数百万，吃苦耐劳、团结齐心，开辟了海外中华之乡。

孟达曾住广州番禺，他几次说：我带你去吃很有特色的菜肴，叫“流浪”（谐音），全是特别的脏器熬制，如卵巢、睾丸等，一直未如愿以偿———没有机会，也不够勇敢。

孟达是较早下基层，帮扶及推广技术的妇科专家，他走遍广州各县，近的番禺、江门、顺德等，远一点的开平、南海（康有为、苏应宽故乡），或粤北。所以，这些基层医院的妇科手术基本是“李氏”手法——可以告慰孟达教授！

孟达擅长手术，勤于笔耕，也吸烟（少许），也饮酒（少量），喜欢美食、喜欢打牌……别以为大牌专家只会手术！

孟达对宋大夫尊崇有加，到广州后，孟达代替我，“负责”搀扶宋鸿钊大夫，以尽地主之谊、弟子之情。那天雨夜，我们冒雨而归，孟达搀宋大夫大胆地向“明亮处”走去，正是水洼之地——原来孟达也是近视＋白内障，只不过比宋大夫“略逊一筹”。

孟达对妇科肿瘤诊治研究贡献卓著，曾任全国妇科肿瘤学组（GOG）组长（另有曹泽毅一届、石一复一届、郎景和两届），后GOG独立为妇科肿瘤分会。孟达获“林巧稚杯”实至名归。

1975年我陪林（巧稚）大夫、宋大夫走访各地，在广州见到林剑鹏，朴实无华，推出一个小板凳，端上三杯茶、摆一盘苏打饼干、一瓶果酱招待我们。

孟达家也一样简单清净……

孟达虽没赶子曰诗云的教育，但精读古典，忠孝重义，对老母妻小爱意无限、关怀备至。我多次去李家，亲睹孟达对母亲毕恭毕敬，唯诺是从。李母的家常菜是中原风味，这在广州更令人喜爱。

念孟达诗二首

孟阳痛失良友
达人文武全能
走出客家岭南
好高驾鹤远行

岭成峰亦树成林
南国木棉火样红
英才舍得西天去
雄关只当故人停

从昨晚七时，继红含泪送来孟达逝世的消息，整整24小时了。心情沉重，哽咽无声，断断续续，未做大文章，只能发些小文，寄托哀思：

一篇悼文、一首藏头诗，14则短句。

亦难抒悲恸之情，

只虔诚祈福孟达——

一路走好，

天堂快乐！

2021.2.16 7：14p.m.

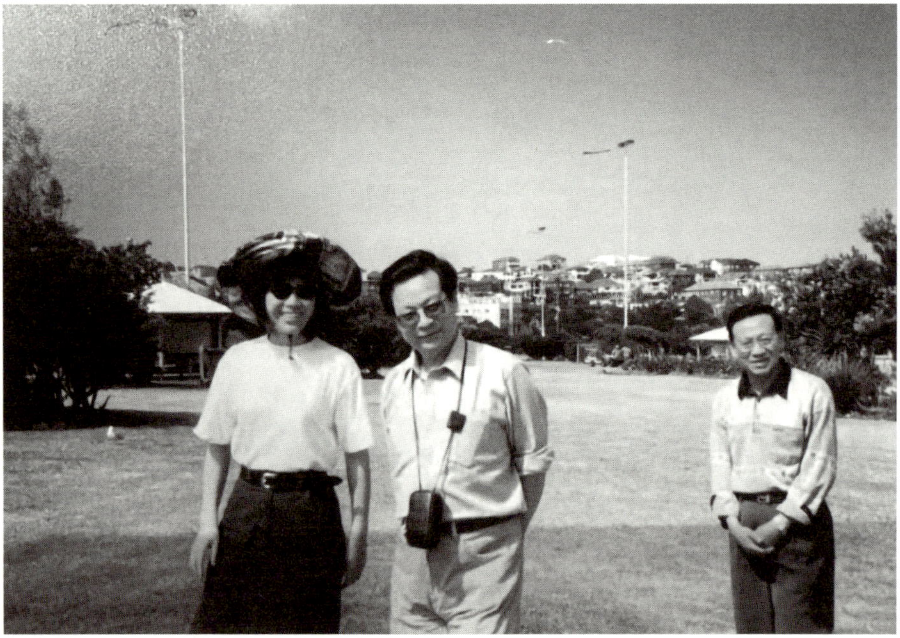

1987年郎景和与李孟达教授、刘继红教授于澳大利亚

纪念林大夫，学习林大夫

当我们重新修订第三版，而将第四版呈现读者时，历史又翻开了新的一页——我们进入了二十一世纪。

新世纪面临的医学问题主要有人口增长和老龄化，计算机技术的广泛应用和信息“爆炸”，遗传学的深入研究及至人类基因图的完成，以及医疗卫生保健系统的改革等。这为医学的发展和医生的责任提出了新的挑战。

癌瘤或者癌病仍是人类的主要杀手，除肺癌、肠癌，女性的乳癌和生殖道肿瘤的发生仍会上升，这将是妇癌工作者的沉重任务。

妇科肿瘤诊治的传统观念仍然是普查普治、早诊早治，近年又在治疗方面，强化了现代观念，这就是微创化、个体化、人性化和多元化。内镜手术、经阴道手术、介入治疗［超声介入、高强度聚集超声（HIFU）及放射介入］等为我们提供了更多更好的微创技术，但微创是一个基本概念、是一项外科原则。诚如医圣希波克拉底所言“请你不要损伤！”同样是肿瘤诊治的箴言。所谓个体化和人性化系指在诊治的规范原则下，因人、因时、因地之不同，采取相应的对策，并注意保护及改善患者的生活质量，尊重病家意愿和要求，重视保留其生理和生育功能。现今的治疗亦提倡多种方法、多种途径及联合治疗，强调支持治疗，以及精神心理的关怀和照料。

在为此而实施的妇科肿瘤诊治现代策略是注重筛查。液基细胞学检查及人乳头瘤病毒（HPV）检测为宫颈癌筛查提供了简便有效的方法；子宫内膜癌的筛查亦在推行新的尝试。唯卵巢癌尚待研究更特异的标志物。癌前病变与交界瘤的处理业已成为重要的防治癌瘤的重要程式。保留生理生育功能关键在理念、手术和化疗选择及子宫、卵巢，甚至卵子的保护。难治性及复发性癌病的处理依然是最棘手的难题，逐渐形成的原则、方法及深入的基础研究均有助于攻克这些堡垒。此外，加强妇科肿瘤医师的人文修养对于诊治决策的建立至关重要，包括医师的哲学理念、医患关系、谈话与交流等。

正是在这种情势的影响下，在现代观念和现代策略的推动下，《林巧稚妇科肿瘤学》第四版诞生了，是应运而生，是水到渠成。

在过去的七年里，北京协和医院妇产科及妇科肿瘤专业组，老中青学者密切协作，临床与基础研究深入结合，使妇科肿瘤的诊治水平又提升了一个新的台阶。该科承担了多项关于妇科肿瘤的国家级科研课题，特别重视宫颈癌的普查普治，是最早引入液基细胞学、（TBS）分类及HPV DNA检测的单位，并承担了北京市科技项目“北京城乡子宫颈癌前病变发病调查及早诊早治”，以及卫生部十年百项项目，推行子宫颈癌预防（CCP）的规范化。取得部分成绩：如进一步重视妇科恶性肿瘤保留生理生育功能的临床研究；逐渐建立形成青少年妇科肿瘤学及肿瘤内分泌学亚专业；将正电子发射计算机体层扫描术（PET）引入诊断与追随；负责多项新的化疗方案的临床试验和推广实施；率先开展保留子宫的子宫颈根治术，以及将腹腔镜手术引入妇科恶性肿瘤的治疗；对和肿瘤有密切关系的子宫内膜异位症的发病机制提出了新的观点；甚至报道了有效治愈少女外阴横纹肌肉瘤、母婴同患胎盘绒癌等少见及罕见病例……凡此种种，都在第四版书中得到了很好的体现，使其成为特色的、新颖的，具有实用性和学术价值的参考书。非但如此，主编还邀请了科外、院外、市外的著名流行病学家、细胞学家、病理学家、免疫学家、肿瘤药物学家、放射学家等撰写有关章节，使内容更丰富、充实，颇具权威性。

正是在全科同道的齐心努力下，近年的妇科肿瘤的基础与临床研究，多次获得国家级及部市级奖励，出版不少有价值的书著，如《卵巢肿瘤的基础与临床研究》（连利娟主审、郎景和主编，2001年）、《妇科肿瘤——面临的问题和挑战》（沈铿、郎景和主编，2002年）、《临床妇科肿瘤学》（PJ.Disaia，WT.Greasman著.郎景和、沈铿、向阳主译，2003年）、《滋养细胞肿瘤的诊断与治疗》（宋鸿钊、杨秀玉、向阳主编，2004年）及《子宫颈病变》（郎景和主编，2005年）等。这些成果既是同仁辛勤劳动的结晶和阶段总结，又在本版书中再次得以升华与体现。

诚挚感谢主编连利娟教授。连大夫作为林大夫之后的老主任，著名的妇科肿瘤学家，颇多建树。开始协助林大夫编撰《妇科肿瘤》，后主编第二、第三版《林巧稚妇科肿瘤学》，获卫生部医药卫生杰出科技著作奖和北京市科技进步奖。而今虽年事已高，却壮心不已，殚精竭虑，带领我们再版本书。她极端认真负责，事无巨细，精益求精，堪称楷模。我们把这一再版过程当作一种学习、一种领教、一种锤炼、一种提高。

正像主编在前言所详尽追忆的，林大夫不仅是中国现代妇产科学的开拓者，也是妇科肿瘤学研究的先驱。今年恰值林大夫诞辰105周年，本书的出版亦是对林大夫的最好纪念。我们还深切地怀念对妇科肿瘤学发展与本书各版作出卓越贡献却已仙逝的宋鸿钊教授、吴葆桢教授、王元萼教授和夏宗馥教授，他们的名字和事迹将铭刻于后来者的心里！

一本书就是一部历史，它是跋涉者的足迹，它是攀登者的血汗！我们奢求于它的，仅仅像是长途中或者远航中可以提供的路标和指南，哪怕只是一种参照和参考。我们也期冀所有的同道和有识之士创作出像《Te Linde's妇科手术学》《Berek & Novak's妇科学》《Disaia & Creasman妇科肿瘤学》《Bonney's妇科手术学》《Williams产科学》那样的巨著，以闪耀中国妇产科学之光华！

本文摘自《林巧稚妇科肿瘤学》第四版序

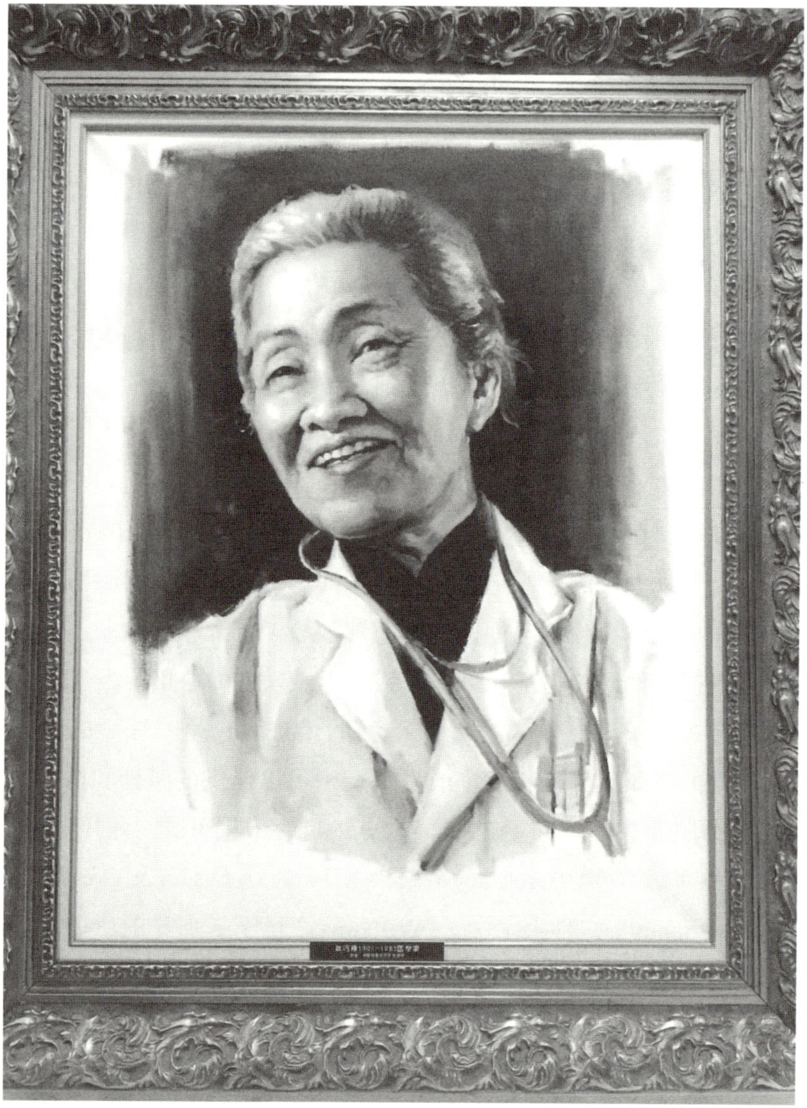

林巧稚大夫

随林大夫“南下”

1972年秋天，敬爱的周总理关心医疗卫生事业，特别是妇女保健事业，关心林大夫，指令由当时的卫生部安排林大夫到全国各地走一走、看一看。宋鸿钊大夫和我陪同前往。我们南下中国，从天津、郑州、南京、武汉，直到广州。这是一次难忘的旅行，难得的向林大夫、宋大夫学习的机会。当然，我的主要任务是照顾两位老人。

我们的第1站是天津，天津医大的俞霭峰大夫是著名的内分泌专家，与葛秦生大夫齐名。他和林大夫一道为敬爱的邓颖超大姐看过病，那张照片我们一直都珍藏着。俞教授虽然不在协和，但对林大夫尊崇有加，谈话间表现了对林大夫的无限敬仰。

到郑州，很有意思。因为，当时林大夫是全国人大常委会委员、全国妇联的副主席，所以当地政府非常重视，特意进行了一次爱国卫生运动——全市性的清洁大扫除。我们在河南医学院附属一院见了吴义勋主任，他是宫颈癌的专家，手术做得不错。林大夫谈到了宫颈癌的防治，认为筛查更为重要。因为林大夫在20世纪60年代，曾经主持过全国性的大规模宫颈癌筛查。

到达南京，我们去了鼓楼医院看了刘本立教授，刘比宋还年长一岁，1914年生。老友相会，交谈甚欢。刘教授很洋派，他的著名译著《疑难产科问题》，我至今都还保留着，时不时地翻阅学习。我们还看了高琴大夫，特别是军区总医院的何碧辉大夫，何碧辉可是林大夫的厦门同乡。她有留学美国约翰·霍普金斯大学的背景，却在军区总医院当主任，看来真不容易。她有一堂课让我们记忆犹新，非常有趣：她穿着很华丽的连衣长裙，伸开双臂，说自己就像一个子宫，长裙就像阔韧带，两只手就像是输卵管，左右手各拿一朵鲜花，说那是可以开花、结果的卵巢。南京给我们了深刻的印象，以后我们中华妇产科学会会议有几次都是在南京钟山宾馆召开。我们还参观了南京长江大桥，陪同人送了一沓很漂亮、很精致的明信片，大家在桥上一张一张地浏览。有一张照片是劳动者穿着工作服、戴着安全帽的照片。有个年轻人说，这个不好看。林大夫马上搭话，哎，可不能说耶。这最好看的就是工人，否则我们怎么会有这么好看的南京长江大桥！随便一句话，让我记住一辈子。

到了武汉，也有不少老朋友，如搞计划生育的吴熙瑞、搞肿瘤放疗的张练等。张练潇洒豁达，爱说爱笑，很像吴大夫，可惜那次吴大夫没有一起来。我们后来都成了忘年之交。

广州是最后一站，我们逗留的时间也较长。下榻于当时最好的广东迎宾馆，我们的邻居有当时的外贸部部长李强和著名华裔作家韩素音。早餐时都会见面，大家都谈得很愉快。我去办理入住手续，有一件事得回来请示林大夫。我说，林大夫咱们的餐饮费是有3种，6块钱、8块钱和12块钱的。您说，定什么好呢？林大夫笑着说，郎大夫吃12块、宋大夫吃8块、我吃6块的，怎么样？当然是说着玩，花钱都是林大夫的。当时，我的月薪是56块5，宋大夫是240，林大夫是350……林大夫还有全国人大常委会的特别补助100元，但是林大夫从来都没有拿过。

在广州我们看到了协和毕业的林剑鹏，系谭道彩、李孟达的主任和老师。林剑鹏也是福建人，一口浓重的闽南话。家里相当朴实，就让我们坐在小板凳上，招待的是苏打饼干和果酱。室内却温暖如春，如同在家中。我们还看了当时开始进行人工助孕技术的庄广伦，和他的小实验室，他给我们看了解冻的精子库的精子，还有其他要做的事情。我代林大夫、宋大夫写了留言，庄先生言称鼓励很大，并印入他的著作中。他也是继张丽珠教授之后的"试管婴儿之父"。在中山医院我们还看了开始进行血管介入化疗的刘天麟教授，他是从股血管插管进行盆腔化疗，在当时也算是有开创性意义的工作，宋大夫也给他提了一些建议。

10多天过去了，跟林大夫和宋大夫在一起非常轻松愉快，林大夫、宋大夫都是对生活饮食起居几无特殊要求，非常随意的长者。林大夫虽然是福建人，但是在北方生活久了，也喜欢吃面食，上来馒头、花卷儿都是顺手拿起，自然习惯，谈笑风生。

过去40年了，林大夫的音容笑貌犹在眼前。

往事如烟，往事也不如烟。

2022年12月22日晨

求善　求真　求实　求学

——写给青年医生

不是说从事其他职业不好，而是表达我们对从医的热爱。只有热爱这个职业，做好医生，才能体悟、理解做医生真好。诚然，做个好医生也挺难。做医生就是要毕生求善、求真、求实、求学。

一、心地善，心气和

1. 心善气和，源于情怀

我们说临床工作有三条基线；第一，就是心地善良，医生给患者开出的第一张处方是关爱；第二，要心路清晰，从繁杂的现象中理出诊治方案；第三，要心灵平静，我们会遇到各种各样难治的疾病，也会遇到各种各样难处的患者或病家。

我们的座右铭是“慈善为医”“悲怜为怀”。印度湿婆大佛（Shiva Budder）的宗旨是“创造、破坏和修复”，这也正是一个医生要实践的。我们还说“心近佛，术似仙”，其实，佛就在我们心中，我们自己的心就是佛！我们还可以用4个字来表达一个妇产科医生之所为，就是“寻生救苦”：寻生命之声，我们去接生；救伤痛之苦，我们去看病。

2. 心善气和，出于敬畏

我们敬畏生命，生命属于每个人，只有一次而已；我们敬畏患者，患者把生命交给我们，患者是医生最好的老师；我们敬畏医学，医学是一片未知数最多的瀚海，是一项庄严的事业；我们敬畏自然，自然是规律，自然是法则，必须去寻觅、遵从、适应。也许，当前社会的弊病之一是不知敬畏、恭诚与感恩，道德与自律也是必须认识与践行的。当今，科学技术的高速发展与人的善和情怀是相同的，还是相悖的？还是可以统一的？正如孔夫子所言，君子不器，工具只限定于技能和专业，缺乏良知和判断；而君子有良知觉悟之能、有悲怜慈善之心，有道德，有修养，有理想，君子用器而非器也。因此，我们的道德修养是最基本的，当然医生尤应如此。

3. 心善气和，忠于职守

爱人助人，知人为人，是医生的职业，或职业本质。无论战争与和平，疫情与肇事；病房与门诊，手术与产房，医生的工作就是救死扶伤。因此，医生要有：人性——仁心、仁术，爱人、爱业；悟性——反省、思索，推理、演绎；理性——冷静、沉稳，客观、循证；灵性——随机、应变，技巧、创新。伟大的医学家、医学教育家奥斯勒（W.Osler，1849—1919）说，医生应该是不竞争、不喧嚷的，他们的天职就是扶伤、救穷、治病，最好的医生也是最不为人所知的医生。一个医生，其日常生活，旅行外出，何时何地，何种情况，遇有危难之急，医生都会出于职业的敏感、职业的责任，毫不犹豫，奋不顾身，迎难而上。这应该是医生的职业本能和友善习惯，医生是看到别人痛苦，就会产生解除别人痛苦之愿望的人。人工智能、数字医学和机器人会帮助医生做很多事，但缺乏人性化。ChatGPT 也不会有灵魂和感情，那是数字演算、信息演绎、组合演戏，不能也不应该代替医生与患者面对面看病、治病，特别是对患者的同情、关爱与责任。

二、说真话，办实事

1. 医学求真

医学求真务实，来不得半点虚假，这是一个准则，从基础研究到临床实践都是如此。避免片面性、局限性和主观性，是克服虚和假的关键。从理论到实践，从基础到临床，中间是有沟壑的，我们要理解这种沟壑，弥平这种沟壑。相反，不求真的后果是必然惨痛的。

因为医学有两大特点：一是医学的局限性，医学的特点是研究人类自身，而人类自身的未知数最多；二是医学的风险性，医疗的特点是在活的人体上实行诊断和治疗。所以张孝骞大夫告诉我们，临床医生要“如临深渊、如履薄冰”。甚至用“戒慎恐惧”4个字来表达医生的身心状态！

我们也知道，在医学发展和医疗实践中，有时并不是研究者和医生的不真，而是认识事物的过程，或者可能会在一段时间里经不起时间的考验。

因此，我们对于真理，或者在实践中的认识是有个过程的，正如美国哲学家罗蒂（Richard Rorty，1931—2007）所说，真理不过是我们关于什么是真的共识，我们关于什么是真的共识，不过是一种历史和社会状态，而并非科学和客观的准确性。因此，“真”是需要质疑的，反思的，争论的，甚至是要等待的。医学发展的理念告诉我们，医学是一个不确定的科学和可能性的艺术（奥斯勒）。我们处于后奥斯勒时代了，如何善待和思考医学是一个非常重要的哲学命题。

2. 医疗务实

此处的实是实在的实，实践的实。医学的首要特点是实践性，经过5～8年的医学生时期，进入临床后的医生在未来的5年中，即住院医生阶段，实际上是把书本知识印证、转化为临床技能，需要刻苦的训练和认真的实践。读书、攻研也只是在“壳内”吸收营养长大，必须“脱壳”“蜕变”才能成熟、飞翔。这是一个无法超越的过程，无论如何聪明都难以速成，可谓羽化莫急。法国哲学家卢梭（J J Rousseau，1712—1778）说，大自然希望儿童在成人之前就要像儿童的样子，如果打乱了这个次序，就会造成早熟的果实，既不丰满，也不甜美，而且很快就会腐烂，将会造就一些年纪轻轻的博士和老态龙钟的儿童。

3. 医生做事

现在都在讲，从所谓“经验医学”向“实验医学”的过渡和转化，但是经验仍然是第一位的，最重要的。经验是实践，经验靠积累，经验需升华。医生之做事是实实在在，认认真真；不含糊，不敷衍；不搪塞，不拖拉；不怕困难，不计报酬；不怕劳累，不嫌脏苦。医事无小事！所谓小事也要认真去办，切除大瘤子是大事，缝合小伤口也是大事；助孕是大事，避孕也是大事。而且，一个医生答应患者的事要及时去办，也许你很忙，但是患者记得的、想着的就是你说的话、你办的事。我担任科主任20余年，任何地点、任何时间，这三个电话绝不怠慢：急诊室、手术室和产房。

临床医生要重视临床研究，不鄙薄日常工作。宋鸿钊大夫的绒癌研究，就是以丰富的临床材料进行发病机制、流行病学、临床分期、各种转移的表现与诊治，以及大剂量化疗、保留生育功能的治疗及后代随访，俾使被称为癌中之王的绒癌，从90%的死亡率转为90%的治愈率，为中国获得世界级声誉。子宫内膜异位症的研究，也是通过大量的临床资料和实验室研究提出“在位内膜决定论”，揭示在位内膜的黏附、侵袭和血管形成的生物学特点与差异，诠释异位内膜的所谓“生根、生长和生病”的过程。

三、既动脑又动手

咋到协和就选了妇产科？一方面是被林巧稚大夫看中，另一方面是觉得妇产科不大不小，动手动脑。当然，任何一个科的大夫都是手脑兼用的。这里专门讲动手或外科手术。

1. 外科三要素

即决策、技巧和解剖。毋庸置疑，解剖是所有医学的基础，即人体的组织器官结构。对于外科，解剖是施术路线。而对于一个完美的手术，决策占75%，技巧占25%。诊治中的责任心、技术水准、临床经验及思想思维能力和方法（后者便是哲学理念）都非常重要。决策是思维判断和统筹设计，我们通常讲科学探索未知，哲学探究思辨。

2. 临床决策的基本原则

包括：充分的事实和证据，周密的设计和方案，全面的考量和评估，审慎的实施和操作，灵活的应急和应变。

其中，决策是手术成功的关键，决策是选择适宜的治疗方案，即手术适应证、术前的评估和准备、麻醉方法、切口和入径、术中可能遇到的问题和对策，以及术后的处理和随诊等。正如抗日战争时期，毛主席所著《论持久战》，那就是抗日战争的伟大决策。因此，一个医生要养成白天看病开刀、业余反刍检讨的习惯。保持清清楚楚地解剖，明明白白地手术，勤勤恳恳地工作，开开心心地生活。外科是神圣的，外科医生有特权进入人体，只有敬畏与爱护，不可以有任何技术和器械的炫耀。

3. 外科或外科手术基本点

一是观念，是指对实施外科的理解或者和患者所罹患疾病的诊治原则和治疗规范。二是解剖，解剖当然是医学的，更是外科的基础。解剖也是一门艺术，所以医生还应该有善于和能够绘图的技能。三是技巧，手术技巧包括手术的基本技能操作、经验和熟练程度及艺术。四是应急，所谓应急应变，是对误区和陷阱的认识，规避和处理，以及并发症的防治。如此，一例一例地完成手术，一例一例地积累经验。

因此，在临床上，医生就要将最有把握实行的方式给患者，同时也一定应该是患者最情愿接受的方式，既保证有效性，也保证安全性。最好的一开始就给予，一开始给予的就应该是最好的。这个方法、这个手术适合这个患者和她的病，而不是让这个患者和她的病，适合你的方法、你的手术。同时，你的临床诊治要符合规范化、个体化、人性化和微创化。手术的选择有适应证和禁忌证，也应该还有“不适应证”。手术的选择，是4个因素，即患者和她的病，以及术者和他给予的术式，而不仅仅是某个疾病与某种手术。

4. 技巧

技巧可以是基本功，也可以是功夫，也可以是艺术。技巧是各种外科基本手法（切剪、缝合、结扎、止血等）的娴熟掌握和灵活应用。技巧是由经验和熟练升华而成，内涵观念和体验。技巧和动作快捷不是一回事。技巧建立在对妇科手术的深刻理解之上，常常带有手术者的独特性，资深医师应该形成自己的手术风格。

熟能成巧，熟练是一种能力。

技巧还是熟练地施行各种手术方式，经阴道、内镜及开腹，或者联合。有些需要新的、特殊的训练（如单孔、机器人），从学习、掌握到熟练。技巧是需要手脑配合、人机配合、团队配合的。

熟能生巧，熟练是一种艺术。

5. 外科原则和外科医生修养

实施外科手术要遵循规范化、个体化和人性化，人性化当然也包括微创化。规范化是诊治原则，是基础，是守则。个体化就是要因人而异、因患者和疾病、因医生及其技能而异。人性化就是以人文为本，体现人文关怀，包括微创化。

外科医生的修养除了技术训练和经验积累，还必须具备哲学理念、人文思想及美学观点。因此，一个外科和外科技术或外科智慧，应该有三个层次：第一就是知识层次，知识是智慧的基础和原料，必须有自己的体悟、创造和升华。第二就是运用层次，实践出真知，实践检验真理，智慧不会从天而降。第三就是心灵层次，即知识和经验的“心灵化”，表现出来的就是心领神会，探迹索引，神机妙算，创造发明。于是，外科医生就可以做到“三不”了，即不慌、不乱、不急。不慌是一种底气，不乱是一种能力，不急是一种境界。外科如此，又何止于外科呢。

6. 外科的发展和外科医生的境界

从人类洪荒时期受伤时的烧灼与压迫的自救和互助，到文明社会的外科学专业；从理发师的刀剪，到现代科技的各种医疗器械与机器人的手术应用。手术的“道法”并没改变——道法如天，天道自然。

医圣希波克拉底说：“药治不好的，要用铁；铁治不好的，要用火”。这个铁就是外科，这个火就是各种能量。时至现代科技发展的今日，我们仍然确信一些外科大家所预言，手术不是做得越大、越复杂越好，而是要逐渐少做手术，做小手术，甚至不做手术。这才是外科发展的方向和境界。

外科医生随着临床经验的积累、实践的感悟、理性的升华，逐渐达到三种不同的境界。第一，得艺。外科技术熟练流畅，可以排遣疑难，进而独立胜任业务，可谓“外科入门”，大约在10年，所谓十年磨一剑。英国医学杂志（BMJ）的测试，恰恰也是10年。第二，得气。也许这是一个比较玄虚的概念，其实是对于技术的有灵有悟，排忧解难，应急应变，可谓“登堂入室”，又过去10～20年。第三，得道。有精有神，提炼升华，探微揭秘，发展创新，当可“位居中堂”了。可以认为，得艺及得气之初，皆为匠；得气之后，并进而得道，乃为师、为家。但“十年磨一剑，百岁难成仙”矣！乃为日标，须毕其工于一生。如果说外科解剖刀就是剑，那么外科医生就要把整个生命精华都调动起来，倾力锻造，像干将、莫铘那样，把自己炼铸进这把剑里去。

四、活到老，学到老

孔子在《论语·雍也篇》明示：知之者，不如好之者；好之者，不如乐之者。道出一个医生的职业历程，也是医生的生命历程。因为，医生就是要活到老，学到老，还要做到老。学习医学时间长，课业重；从事医疗成熟慢，困苦重；成就医生需终生，责任重。

1. 知之

（1）人学是医学本源。我们可以认为医学是人类情感的一种表达，是维系人类自身价值，并保护其生存、生产能力的重要手段。自从有人类开始，便有了医学。尽管它的起动是原始的、落后的，甚至是自然性的、不自觉的，如对出血的局部压迫、病灶的烧灼、疼痛的针砭等，也会遇到缺乏“人道”的“医疗”服务。但救死扶伤毕竟为人性善良的体现，进而成为文明社会的一种责任。

（2）终极关怀——关于生死痛殇。而非临终关怀。生命，或者诞生，或者生存，是宗教的、神秘的、神化的，却也是科学的、生物学的。死亡，也是宗教的、神秘的、神化的，却也是科学的、生物学的。人本身就是自然中的一物，大概终归要回归天地。问题是要真正理解生命的意义，即生存与死亡的意义。作为医者，我们的确在寻找消除病痛、延长生命的方法，但我们应该避免无意义的，甚至是善意的扰乱。我们不能保证治疗好每一个患者，但要保证好好治疗每一个患者。

（3）医学是仁学。中国古代政治家、哲学家说：“做人要通天理、近人情、达国法。”做医生也当如此——天理就是自然规律，疾病的发生、发展过程；人情就是人的思想、感情、意识、意愿、家庭与社会背景；国法就是诊治规范、技术路线、方法技巧及方针政策等。所以，治疗并不总意味着治愈某种疾病，更意味着关爱、体恤、减轻痛苦。医生的注意力要集中到患者的体验上，而不仅仅集中到疾病的过程本身。

2. 好之

医学是一个要终身学习的职业——要读书，要看文献，除了自己的专业，要懂相关的遗传学、生物化学、基因学等，要紧跟时代快速发展，要紧跟现代科技进步。还要继续实践——要看门诊，要管病房，要做手术，还要做实验，要写文章，要写书，要做讲演，还要……肝胆外科之父吴孟超先生96岁还在做手术，还要学哲学、文学、艺术……医生一生都在辛劳地工作。我们常常无法做伟大的事情，但可以用伟大的爱做些小事情。（格雷莎，M T Calcutta，1910—1997）

3. 乐之

医学家不老，在于工作，在于学习，在于心态。医者是善者、行者、乐者。真善美是人的优秀品质，科学求真，艺术求美，医疗求善。真善美是做人的追求，更是一个医生之必备。文学的情感、音乐的梦幻、诗歌的意境、书画的神韵，一定会给医生疲惫的头脑及紧张的生活带来清醒、睿智、灵性与快乐。

最后，我想再奉献给青年医生两个“定律”：第一个定律是我从医六十年所得出来的一个观念，就是说一个医生诊治的患者、施行的手术越多，他可能遭遇的问题越多；一位资深医生，他的资格越老，所犯的错误可能会越来越大。从来就没有常胜将军，这点必须警惕和注意。第二个定律是大家所熟知的“墨菲定律”，即当一件事情有变恶之可能，问题就迟早会发生（凡是会出错的事，就一定会出错）。亦即要消除一切可能发生问题的潜在危险，这是做医生时刻要谨记的。

医生总是在学习着、工作着，也总是在快乐着。因为，无论我们走了多远，都没有忘记为什么出发。这就是，不忘初心、砥砺前行！

做医生真好（诗）

——如果你想当个医生
如果你想当个好医生

也许我们要用一生来感悟、来理解医生这个职业。
做医生真好，
做个好医生也真难。
要一辈子，求真、求实、求学、求善。

首先就要：
心气和，心地善。
心善气和，源于情怀；
心善气和，出于敬畏；
心善气和，系于职责。

我们从心底里就是至善为人，悲怜为怀；
创造、修复、消灾。
为寻生命之声于善，为救伤痛之苦于爱。

我们把自然的影响视为天地的力量，
于是我们，

敬畏生命、敬畏医学、敬畏疾病、敬畏自然。
也应该敬畏患者、敬畏医生；
只有互相敬畏，才能和谐相处、天高云淡。

医生的职业本能是助人和友善，
又何止是职业，应是人性和习惯。

佛说：我只做一件事，苦和苦的解脱。
医生说：我只做一件事，病和病的消除。

这就是我们的目标，我们的观念。

医生说真话、办实事，
来不得半点浮夸，要不得丁点虚假。

我们知道有不少风险和局限，
也正因为如此，我们更知道谨慎实践；
我们知道有不少可能和无限，
也因为如此，我们更知道积累经验。

我们知道，十年方可磨炼一剑。
我们更知道，百岁难成仙。
我们知道，
会遇到各种各样难治的疾病。
也会遇到各种各样难处的患者。

面对疾病，我们都会不慌、不乱、不烦；
面对社会，我们都会不急、不躁、不怨。

我们始终保持心灵平静、心路清晰、心地善良。

这是底气、能力和格局，
这是气质、力量和界限。

医生还得善于学习，
学习哲学、学习艺术、学习文学；
真心的活到老、学到老，不停歇地实践。

医学家都不会老，
在于工作、在于学习、在于祈愿；
善者、行者、乐者，必定心宽体健。

医学很伟大，医生可小哉！
我们只能用伟大的爱做些小事。
却不论走了多远，
都没有忘记为什么出发，
都会永远向前！

我读威廉·奥斯勒

一个外科医生眼中的奥斯勒

——威廉·奥斯勒的生命以引人注目的方式点燃了他的医学和文化的时代，希望也能照亮我们的时代奥斯勤认为科学家及其科学技术发现了一个协助、补充和武装医生，但不能取代医生与病人面对面的工作。

奥斯勤作为教师的革命性影响是，以让学生和医生从病人床边去学习医术。

谨录奥斯勤之言

二〇二一年九月六日

白崇和

人们对奥斯勤的崇拜比我们想像更为广泛、更发自内心，更少私利和张扬。

国内（主要是医药、医学界）对其学习的还很不够，又是一种精神缺憾。

读《奥斯勤》之文

郎景和

二〇二一年九月六日秋雨

郎景和藏

奥斯勤第一个吸引我们的个
性优点是真实、有趣以及与
孩童在一起的魔力，
他的大量异想天开的手发笔记、
速写、素描和备忘录都同样生动
出彩。
谨以奥斯勤之二六
白景知

二〇二一年九月六日

霍普金斯医院与奥斯勒同为"四大金刚"的成员（病理学家）说之：奥斯勒的生涯是性格与现实的绝配，几乎完美无瑕地用天赋和秉性适应生活事业和周遭环境。

"读"与奥斯勒"之五

景和

二〇二一年九月书

美国著名诗人惠特曼写到：

诗人把它从框框中抽出、并给它框起来……

奥斯勒走上前去、并说：

我认出了你……

（惠特曼乃是奥斯勒的病人）

读“奥斯勒”之后

二〇二一年九月五日

景和

與斯勤有着充滿戲劇、動力
和復雜的人生和持久性影响
力。
他的生涯、他的著作表達的
是：生死的終極力量、救贖的預
張與轉弃。

此說與斯勤勤

二〇二一年九月五日

景和

奥斯勒是深情、极富感染力的
人文学家。
以把科学、医学、文学高度理想化、
把医疗、日常生活、思想感情完美
结合。
在医疗实践中流淌、
给予生命和生存艺术。

郎景和

学习奥斯勒之二

二〇二一年九月五日

奥斯勒究竟发现了什么？

很少。

也许，我们并没有问对问题。

他不是实验科学家，作为临床医生，他竭尽全力治愈和讲授疾病救治的科学与艺术。

正在翻译和阅读《奥斯勒》

二〇二二年九月五日 思和

威廉、奥斯勒的生命以引人注目的方式点燃了医学和文化的时代。

希此书也能照亮我们的时代。

读大奥斯勒书之七

二〇二一年九月六日 思和